OBSERVATIONS

SUR

LA CURATION

des

MALADIES CANCÉREUSES

Paris. — Imp. Émile Voitelain et Comp., rue J.-J. Rousseau, 61.

OBSERVATIONS

SUR

LA CURATION

des

MALADIES ORGANIQUES

DE

LA LANGUE

PRÉCÉDÉES DE CONSIDÉRATIONS SUR LES CAUSES ET LE TRAITEMENT

des

AFFECTIONS CANCÉREUSES

EN GÉNÉRAL

PAR

LE DOCTEUR DÉCLAT

PARIS

Adrien DELAHAYE, Libraire-Éditeur

Place de l'École-de-Médecine

1868

1869

DE LA CURATION

DES

MALADIES DE LA LANGUE

I

Dans un mémoire sur les *nouvelles applications de l'acide phénique* (1) j'ai rapporté deux cas d'affection cancéreuse de la langue, et j'ai fait mention de douze autres malades atteints de cette maladie, auxquels je donnais ou avais donné des soins.

Depuis l'impression de mon travail, le hasard et peut-être aussi la notoriété qu'ont acquise les faits que ce travail renferme, m'ont procuré l'occasion d'observer un certain nombre d'autres malades atteints d'affections de la langue, sur lesquels j'ai pu poursuivre une expérimentation commencée sous des auspices favorables, et qui a réalisé une partie des espérances que mes premières tentatives m'avaient fait concevoir.

Sans doute, les résultats que j'ai obtenus sont loin de combler tous mes désirs et de répondre complétement aux nobles aspirations de la médecine ; mais tels qu'ils sont, ils m'ont paru consacrer un progrès important dans la thérapeutique des affections organiques, et je crois devoir les signaler à toute l'attention de ceux de mes confrères qui s'intéressent aux per-

(1) Paris, 1865, chez Adrien DELAHAYE, libraire-éditeur, place de l'Ecole-de-Médecine.

fectionnements de notre art, qui veulent y concourir eux-mêmes ou tout au moins en faire profiter leurs clients. D'ailleurs, l'observation attentive de chaque nouveau cas particulier et une expérience qui s'agrandit chaque jour me suggèrent des modifications qui me font espérer que ces résultats deviendront plus satisfaisants dans un avenir prochain.

Les observations cliniques qui servent de base à ce nouveau travail ne sont pas aussi complètes que l'exigeraient les principes rigoureux d'observation adoptés aujourd'hui dans la science, et que, pour mon compte, j'approuve entièrement. Je n'ai pu, notamment, me livrer, faute de temps et d'une suffisante confiance dans mon habileté, à l'examen microscopique des productions qui ont passé sous mes yeux (1), ce que j'aurais désiré faire, malgré la faible importance pratique que j'accorde à cet examen ; je n'ai même pu faire qu'une fois l'examen nécroscopique ordinaire de celles de ces productions qui ont entraîné la mort des malades. A bien des égards donc, ces observations ne me satisfont pas moi-même. J'espère, toutefois, que ceux de mes lecteurs, — et tous les médecins sont dans ce cas, — qui connaissent les difficultés de l'observation complète, dans la pratique privée, laquelle présente tant d'exigences et demande tant de ménagements, seront indulgents pour ces observations ; ils trouveront même, j'ose le croire, qu'au milieu d'une pratique très-active et très-absorbante, qu'il ne m'est pas permis de négliger ni de restreindre, j'ai donné, en recueillant et en mettant au net les faits que je soumets à leur appréciation, une aussi grande preuve de dévouement à la science que me le permettaient les conditions difficiles dans lesquelles je me suis trouvé placé. Grâce à Dieu et à de persévérants efforts,

(1) Cet examen a été fait chez deux malades, une fois par M. Broca, à ma sollicitation, et une autre fois, chez un malade auquel s'intéressait mon ami, M. de Castelnau, par M. Ch. Robin. Dans ces deux cas, du reste, le résultat de l'examen a été celui que l'on pouvait prévoir *à priori* ; en sorte que l'absence de cet examen ne peut nuire en rien aux déductions que j'aurai à tirer des faits que je rapporte.

ces conditions s'améliorent assez pour que je puisse consacrer désormais plus d'instants à la science, et si la faveur publique réserve une seconde édition à ce travail, comme elle a bien voulu en réserver une à mes *nouvelles applications de l'acide phénique*, je ne désespère pas de justifier cette faveur, en montrant que je n'ai pas seulement fait de la science pour faire de la pratique, mais aussi de la pratique pour faire de la science.

Les difficultés de la pratique privée sont telles, surtout à Paris, que, malgré tous mes soins, toute mon activité, je n'ai pu recueillir, même incomplets, que la plus petite partie des faits que j'ai vus, et que, notamment, je n'ai pu suivre que quelques-uns des quatorze malades que j'ai mentionnés dans mon livre sur l'acide phénique.

Malgré ce qui leur manque et malgré leur nombre restreint, les observations qui servent de base à ce nouveau travail n'en forment pas moins la collection la plus considérable qui existe sur les maladies organiques de la langue, et il me paraît possible d'en tirer des enseignements précieux.

Dans les ouvrages de médecine, les faits sont trop souvent considérés comme une luxueuse superfluité; à mon sens, elles en sont la partie essentielle, celle que le lecteur devrait toujours lire de préférence, car les faits apportent avec eux des éléments de conviction que les plus éloquentes généralisations ne possèdent pas. Je me permets donc, une fois encore, d'appeler l'attention du lecteur sur ceux que j'ai consignés dans ce travail. Pour ne rien laisser d'incertain ou de contestable dans l'enseignement qui résulte de leur analyse, je m'efforcerai de n'en tirer que les déductions rigoureusement légitimes. Les faits sont toujours complets, à certains points de vue, et pourvu qu'on se borne à les considérer sous ces points de vue et qu'on n'en force point les conséquences, ils conservent toujours leur valeur.

II

Mon unique ambition étant de concourir aux perfectionnements de la pratique de la médecine, c'est-à-dire de la partie de cette science directement utile aux malades, je pourrais, à la rigueur, me contenter d'une des conséquences des faits que je rapporte, à savoir : l'utilité à peu près constante et la fréquente efficacité radicale de la nouvelle méthode de traitement que j'ai appliquée contre une maladie universellement tenue pour incurable. Mais, dans une science aussi compliquée que la médecine, et où l'art tient encore une place si grande, qu'un de nos thérapeutistes que la mort nous a prématurément enlevé, Trousseau, a pu dire qu'elle était exclusivement un art, il est difficile de trouver une question tellement isolée et simple, qu'elle n'en soulève pas une ou plusieurs autres, auxquelles elle est indissolublement unie. Celle que j'ai essayé d'éclaircir dans les pages qui vont suivre est loin de faire exception à la règle générale ; la méthode de traitement que j'ai appliquée n'a point été, en effet, ainsi que cela est souvent arrivé, le résultat du hasard ; elle est la conséquence d'une idée que je me suis faite des causes et de ce que quelques-uns appellent la *nature* des maladies, idée dont je ne prétends pas, assurément, avoir la priorité, mais que j'appuyerai peut-être sur des probabilités plus grandes qu'on ne l'a fait encore, sans parler même du grand argument, en sa faveur, qui résulte de l'efficacité de mon traitement, d'après cet aphorisme, l'un des plus profonds de la médecine : *natura morborum ostendit curatio.*

Cette idée est celle qui attribue au parasitisme la plupart des maladies, et le cancer en particulier ; les conséquences thérapeutiques de cette idée ne sont donc pas spéciales aux maladies organiques de la langue ; elles s'appliquent à tous les

cancers et à beaucoup d'autres maladies, quoique les cancers
de la langue soient peut-être ceux où elles s'appliquent avec
le plus d'avantages, pour des raisons que j'aurai soin de développer ultérieurement.

L'idée de parasitisme, pour être même incomplétement ex-
posée, demandait nécessairement la critique des doctrines, et
surtout des doctrines micrographiques récentes, qui ont été
professées sur le cancer; j'ai donc été conduit à examiner
sommairement ces doctrines, et à prouver qu'elles ne sont pas
établies sur des bases solides : la seule incurabilité, à peu près
universellement reconnue, des maladies organiques de la
langue aurait déjà suffi pour cela; mais il y a bien d'autres
raisons décisives contre ces doctrines, qui ont manqué de
dominer, un instant, une portion de la pathologie, mais dont
l'étoile a grandement pâli, depuis la grande discussion académique de 1854, sur le cancer.

Quant aux faits qui témoignent en faveur de la méthode
parasiticide que j'ai proposée, et par conséquent en faveur de
la doctrine qu'elle implique, j'ai lieu d'espérer que ces faits
ne laisseront de doute dans l'esprit d'aucun lecteur impartial,
retranchât-on de ces faits tous ceux qui peuvent ne point
paraître, au premier abord, suffisamment concluants. Je n'en-
trerai pas, pour le moment, dans le détail de ces faits, mais
je crois utile de dire, dès à présent, que sur les dix-neuf malades (des trente-sept dont je rapporte les observations), qui
ont suivi mon traitement pendant un temps suffisant pour
qu'on en pût bien constater les effets, dix-neuf dont quinze
complètement guéris, en ont éprouvé les plus grands avantages, et quatre seulement ont succombé aux suites de leur
mal; et, dans ces cas même, j'ai la conviction d'avoir procuré
quelque soulagement aux malades et d'avoir prolongé leur
existence. Même chez ceux, au nombre de cinq, dont l'état
était si grave, qu'ils ont succombé sans qu'il restât à aucun
traitement le temps d'agir profondément sur le mal, et que,

pour ce motif, je ne fais pas entrer en ligne de compte, le traitement phéniqué a encore produit un bien relatif, en sorte que j'ai eu la satisfaction de constater que ce traitement n'a été complètement inutile à aucun des malades qui s'y sont soumis.

Après cet aperçu sommaire, nous allons, maintenant, entrer dans quelques détails sur la théorie et la pratique dont le cancer a été l'objet.

III

Mon intention, on le suppose bien, n'est pas, à propos des maladies d'un seul organe, de discuter à fond toutes les questions qui se rattachent à l'histoire générale du cancer; mais je devrai pourtant effleurer les plus importantes de ces questions, dire ce que j'en pense, et démontrer que ce que j'en pense est juste; cela est absolument indispensable pour prouver que ma méthode (1) de traitement a réalisé un progrès important et procuré des guérisons qu'on n'a jamais obtenues, que les hommes les plus instruits ne cherchent même plus, depuis longtemps, à obtenir si ce n'est à l'aide de la méthode des opérations, la pire de toutes, en général, ainsi que nous espérons le prouver ultérieurement.

Il me faudra donc, ai-je dit, effleurer les principales questions qui se rattachent à l'histoire du cancer, et, puisque je crois avoir guéri des malades atteints de cette terrible maladie,

(1) On me permettra de dire « ma méthode » sans exiger que je donne une nouvelle démonstration de mes droits à la priorité d'application de l'acide phénique à la thérapeutique, et notamment à la thérapeutique des affections organiques; c'est une question aujourd'hui jugée par quiconque n'est pas dénué de tout jugement et de tout sentiment d'impartialité. Il est donc parfaitement inutile d'y revenir. Ceux que cette question pourrait intéresser et qui ne seraient pas fixés encore, voudront bien se reporter à mon mémoire sur les *applications de l'acide phénique*.

montrer, d'abord, que je ne me suis pas fait illusion et que ce sont bien des malades atteints de véritables cancers que j'ai traités. A la rigueur, j'aurais pu me dispenser de faire cette démonstration en ce qui concerne les cancers de la langue, puisque la presque universalité des praticiens pensent que cancéreuses ou non cancéreuses, les maladies chroniques, non syphilitiques, de cet organe sont toujours incurables. Mais cette preuve indirecte ne saurait me suffire; d'ailleurs, comme je suis loin de borner l'application de ma méthode de traitement aux cancers de la langue; que j'en ai, au contraire, traité beaucoup d'autres et guéri quelques-uns, je dois placer ici des jalons pour l'histoire de la thérapeutique générale du cancer et en poser les indications, pour le cas où les circonstances ne me permettraient pas de réaliser l'intention que j'ai d'écrire un jour cette histoire, lorsque mon expérience aura acquis une étendue qu'elle n'embrasse pas encore, et qu'il me sera permis de consacrer plus de loisirs à la science.

IV

Qu'est-ce donc que le cancer en général, et le cancer de la langue en particulier? Telles sont les questions préliminaires que j'ai à résoudre, avant d'exposer ma nouvelle méthode de traitement, d'en faire connaître les résultats.

A cette question, *qu'est-ce que le cancer?* la réponse, quoiqu'en disent des novateurs de mérite, n'était pas extrêmement difficile, il y a trente ans, après les travaux de Bayle et de Laennec, pour ne parler que des médecins français: le cancer, sous le règne de ces grands observateurs, qui est celui pendant lequel nous avons commencé l'étude de la médecine, était :

Une maladie le plus ordinairement (1) caractérisée par l'évolution de deux tissus de nouvelle formation, sans analogues dans les tissus normaux de l'économie, et pour ce motif *hétérologues*, affectant la marche et donnant lieu aux phénomènes pathologiques suivants :

1° Ces deux tissus se forment aux dépens des tissus normaux qu'ils envahissent; ils se les assimilent; ils les détruisent; ils ne les écartent pas, ne les repoussent pas, ils se substituent à eux;

2° Ces tissus ont une vitalité, un mode de formation, d'organisation, de nutrition assez propres, pour se ressembler beaucoup dans les divers organes où ils se forment, souvent pour être complétement identiques d'aspect, malgré la différence des tissus où ils se développent;

3° Livrés à leur évolution naturelle, ils affectent une marche presque constamment envahissante, présentant seulement parfois des temps d'arrêt, même des rétrogradations dans quelques-uns de leurs phénomènes, mais non une rétrogradation totale, par conséquent, sans résolution; très-rarement même restent-ils longtemps stationnaires;

4° Ces deux tissus sont assez différents, surtout à une certaine période de leur évolution; cependant, à leur début, ils sont durs tous les deux (2) au point qu'il serait fort difficile, sinon impossible de distinguer, même à la dureté et à la vas-

---

(1) Je dis le plus ordinairement, car les médecins de ce temps et même leurs prédécesseurs avaient reconnu et distingué des cancers fibreux et fibro-cartilagineux, et aussi un cancer spécial de la peau, que les micrographes ont rayé, sans motifs suffisants, de la liste des cancers.

(2) M. Lebert croit, il est vrai, que les tissus cancéreux, même l'encéphaloïde ne se ramollissent pas, et que les mots période de *ramollissement de l'encéphaloïde* consacrent une immense erreur; quand l'encéphaloïde est ramolli, c'est qu'il l'était dès le début; mais nous croyons, avec l'universalité des cliniciens, que l'erreur est du côté de M. Lebert, et que jamais ou à peu près, l'encéphaloïde n'est mou à son début.

cularisation, ce qui est ou sera un encéphaloïde de ce qui est ou sera un squirrhe; ils se ramollissent tous deux plus tard; cependant, le ramollissement est généralement peu prononcé dans le squirrhe, ou même assez souvent n'a pas lieu ;

5° Quand ces productions ont leur siége près de la périphérie de la peau ou d'une muqueuse, elles s'ulcèrent et les ulcères auxquels elles donnent lieu ont des caractères spéciaux et une marche envahissante comme les productions elles-mêmes ;

6° Quand ils disparaissent et que les malades sont rendus à la santé, c'est que ces tissus se sont détruits spontanément ou l'ont été par les secours de l'art.

Nous verrons, en parlant du traitement, quelles restrictions il y a à faire à ce principe, incontestable du reste, dans sa généralité ;

7° Mais quand l'art se borne à les détruire mécaniquement, ils se reproduisent à peu près toujours, soit sur la place qu'ils occupaient, soit dans le voisinage, soit dans des points plus ou moins éloignés ;

8° Non-seulement, quand on les enlève, ils se reproduisent, mais quand on en a enlevé un, c'est l'autre qui peut se manifester à la récidive, de même qu'ils peuvent se rencontrer tous les deux ensemble dans la même tumeur; cette circonstance est néanmoins rare ;

9° Tous deux altèrent, quoique à des degrés divers et avec une rapidité bien différente, la constitution des malades, et tous deux semblent dus à une altération primitive de l'économie; tous deux semblent se transmettre par hérédité ;

10° Puisqu'on a vu qu'ils ne rétrogradaient jamais définitivement dans leur marche, on a pu prévoir que tous deux sont à peu près incurables et entraînent à peu près constamment la mort.

Tel est, moins la description anatomique de chacun de ces tissus et de ses variétés, et moins les douleurs qu'ils déterminent et qui ont encore leur importance, tel est l'ensemble des

caractères auxquels tous les cliniciens reconnaissaient le cancer, il y a trente ans, et auxquels la plupart d'entre eux ont
encore la prétention de le reconnaître aujourd'hui. Dire que ces
caractères sont toujours si bien dessinés, si complets, qu'on ne
puisse jamais éprouver la moindre hésitation à se prononcer, en
présence d'une tumeur ou même d'un ulcère qu'on suppose
cancéreux, ce serait prétendre à une précision qui n'existe
malheureusement pas encore en médecine ; on ne saurait même
prétendre à une telle précision, quand on peut joindre à l'examen séméiotique du malade l'examen anatomique du tissu.
Mais, abstraction faite de cette précision, encore inconnue dans
notre art, nous croyons qu'on trouve, dans les caractères que
nous venons d'énumérer sommairement, les bases d'un diagnostic aussi légitime que celui que tous les médecins, sans
exception, considèrent comme suffisant dans l'immense majorité
des maladies, dans le rhumatisme et la fièvre typhoïde, par
exemple. Pour mon compte, le diagnostic m'a paru suffisant.

Mais telle n'est point l'opinion d'une catégorie, d'une petite
catégorie d'observateurs qui, à la suite de leur chef, M. Lebert,
ont la prétention de faire *école* et d'avoir opéré une révolution
radicale dans l'histoire et l'étude du cancer. Quelque petite que
soit cette école, par le nombre du moins des observateurs dont
elle se compose, il faut que l'ancienne se justifie devant elle
et maintienne les droits de la vieille médecine, très-injustement
contestés ou plutôt niés par cette école, dite des micrographes, quoique les observateurs dont elle se compose ne soient
que des ouvriers de la deuxième heure, en fait de micrographie. Cette justification, nous devons le dire, a déjà été à peu
près complétement faite dans la grande discussion qui eut lieu
à l'Académie de médecine de Paris, en 1854, pas assez complétement cependant, parce que la défense de la médecine a surtout, sinon exclusivement été faite par un chirurgien, qui
n'était pas parfaitement au courant des questions de médecine générale, et qu'en outre, ce chirurgien, malgré son

grand talent a été malheureusement amené à user de sub-
terfuges (1) et d'équivoques, qui ont nui aux arguments
excellents, irrécusables qu'il a réunis dans ses discours.

Je ne développerai pas cependant, ainsi que je l'ai précédemment dit, tous les arguments qui justifient l'opinion des anciens
praticiens sur le cancer, et de ceux qui adoptent leur doctrine ;
il suffira au but que je me propose de montrer les erreurs et les
inconséquences de la nouvelle école ; s'il m'est donné, un jour,
de traiter du cancer en général, il sera temps d'entrer dans des
détails qui seraient déplacés dans un opuscule consacré à un
sujet aussi restreint que celui des maladies organiques de la
langue.

Avant d'entreprendre cette réfutation sommaire de l'École
micrographico-médicale dont M. Lebert est le chef, j'éprouve

---

(1) J'éprouve un vif regret d'avoir à m'exprimer ainsi sur le compte d'un
homme que la mort devrait protéger. Mais ce n'est pas ma faute si les circonstances ne m'ont pas permis de qualifier plus tôt la conduite que M. Velpeau a
tenue à mon égard, comme à l'égard de beaucoup d'autres, et si je dois tarder
encore la justification de mon jugement sur lui. Je crois respecter les morts autant que qui que ce soit ; mais mon respect ne va pas jusqu'à leur sacrifier la
considération des vivants [passage raturé]

Au reste, le jugement que je porte ici sur le savant chirurgien n'a rien de bien
nouveau : il a été nombre de fois formulé de son vivant, tantôt d'une manière
parlementaire, tantôt d'une manière violente, notamment pendant la grande discussion de 1854 sur le cancer, à l'Académie de médecine ; et depuis sa mort même,
ce jugement a été exprimé de nouveau d'une manière bien sanglante, puisqu'il l'a
été par un membre très-rapproché de sa famille, par le frère de sa femme. Voici,
en effet, ce qu'on lit dans le *Moniteur scientifique* du 15 déc. 1867, t. IX, p. 107 :

« M. Velpeau avait de la valeur de M. Guérin *la plus haute opinion*, et s'il venait le contre-carrer, quand il voulait faire de la chirurgie, c'était plutôt *par habitude que par une conviction bien arrêtée.* Donner à M. Guérin le fauteuil qu'occupait M. Velpeau à l'Académie, ce ne serait donc pas affliger son ombre courroucée,
mais l'honorer et *la faire sourire, selon nous !* »

Ainsi, pour le docteur Quesneville, beau-frère de M. Velpeau, ce chirurgien
faisait de l'opposition aux personnes, non parce qu'il croyait l'opposition juste,
mais parce qu'il en avait pris l'habitude et contre toute justice, et dans son for
intérieur, il riait de son iniquité. J'espère qu'après un pareil jugement, le mien
paraîtra bien modéré.

le besoin de dire toute l'estime que j'ai pour la personne de cet honorable et savant observateur, toute l'admiration même que m'inspirent ses laborieuses, persévérantes et délicates recherches; partisan du progrès en toutes choses, nul n'a accueilli avec plus de sympathie que moi les faits intéressants ou curieux dont M. Lebert et quelques-uns de ses disciples ont doté l'anatomie pathologique; mais ce légitime tribut d'éloges sincèrement donné, je ne puis me dispenser d'ajouter que les recherches micrographiques, si curieuses soient-elles, non plus que beaucoup d'autres encore plus curieuses, plus importantes ou plus difficiles, n'apprennent point à raisonner, et que lorsqu'on les a faites ou qu'on s'en est pénétré, il n'est pas moins facile que lorsqu'on les ignore d'enfreindre les règles de la logique. Cette infraction, l'école micrographique l'a commise plus d'une fois ou pour mieux dire, elle la commise une première fois, quand elle a voulu établir la base même de son système, et cette première fois a entraîné toutes les autres. C'est ce qui ressortira clairement des rapides considérations qui vont suivre.

V

Ce que les micrographes appellent *l'ancienne école* ou même assez dédaigneusement *l'école clinique* reconnaissait donc, comme chacun sait, le cancer à l'ensemble des phénomènes que je viens de résumer. Sans représenter la perfection, cet ensemble, ai-je dit, suffit ordinairement aux exigences de la pratique et place, dans tous les cas, au jugement des cliniciens les plus judicieux, l'histoire du cancer au niveau de celle de la plupart des maladies qui passent pour assez bien connues. Or, veut-on savoir comment les micrographes jugent la doctrine ou pour mieux dire l'état des connaissances des médecins qui les ont précédés? Qu'on en juge :

Voici d'abord comment s'exprime M. Lebert :

« Lorsqu'on n'a pas d'autres termes de comparaison en anatomie morbide que l'aspect, la couleur, la consistance, le volume, en un mot *les caractères purement extérieurs*, on doit nécessairement confondre entre elles des lésions foncièrement différentes et séparer au contraire les formes variées d'une seule et même altération. » (LEBERT, *Mal. cancér.*, p. 13.)

Cette première appréciation se présente sous une forme modeste et pourrait donner à croire que M. Lebert n'est qu'un adversaire très-modéré de ses prédécesseurs et un novateur de peu de prétentions ; mais déjà, sous cette forme si circonspecte, perce une grande ambition, entée sur une fondamentale erreur. Tous les caractères que nous avons énumérés, en y ajoutant même ceux de la dissection anatomique ordinaire des tissus cancéreux, M. Lebert appelle cela des « *caractères purement extérieurs*, » c'est-à-dire, en résumé, des caractères superficiels, qui n'ont que peu ou point de valeur, les caractères *intérieurs* ne commençant, naturellement, qu'aux limites franchies par le microscope. Il y a, dans cette première appréciation, une erreur ou plutôt un vice capital de philosophie qui explique toutes les erreurs subséquentes dans lesquelles est tombé M. Lebert et ses adhérents avec lui.

Dans quelle philosophie naturelle M. Lebert a-t-il vu que les caractères *extérieurs* fussent moins importants que les *intérieurs?* où a-t-il vu, surtout, que les caractères résultant de la dissection anatomique d'une tumeur fussent des caractères *extérieurs?* Si l'*intérieur* commence, pour M. Lebert, seulement où l'œil nu cesse d'y voir, il lui fallait d'abord procéder à la réforme de la langue ; nous ne croyons pas que la réforme eût été heureuse, et M. Lebert en est sans doute bien convaincu ; mais du moment qu'il ne la faisait pas, il valait mieux, sans tenir au sens usuel des mots, et se borner à dire qu'on a tout simplement regardé un peu plus avant que les autres; le mérite aurait été moindre, mais du moins il eût été vrai.

Malheureusement l'ambition du microscope était plus grande ; il voulait absolument opérer une révolution :

« Deux idées fondamentales, dit ailleurs M. Lebert, nous ont dirigé dans ces efforts ;

« La première est la supériorité que nous reconnaissons à la méthode employée en histoire naturelle et à la nécessité de son application à toute science d'observation et par consé-quent à la médecine.

« Dans cette méthode, il s'agit non-seulement de constater rigoureusement chaque phénomène, d'arriver à des généralités par la *comparaison* bien plutôt que par les *vues de l'esprit* et de les établir par l'analyse et la coordination de tous les caractères bien plutôt que par des principes trop absolus et trop théoriques, ce qui arrive lorsqu'on ne prend qu'un seul caractère comme point de départ d'une classification.

« La seconde, c'est l'obligation imposée pour ainsi dire à tout médecin de chercher autant que possible l'application utile et pratique dans ses investigations scientifiques » (Lebert, *Malad. cancér.*, p. 16.)

Je ne suis pas absolument certain que de Jussieu et Cuvier fussent entièrement satisfaits de la manière dont M. Lebert entend la méthode naturelle ; mais ce n'est pas ce qu'il importe de rechercher pour le moment, pas plus qu'il n'importe d'exa-miner si la *comparaison* diffère beaucoup d'une *vue de l'esprit*, comme le dit implicitement, mais très clairement M. Lebert ; ce que nous voulons seulement faire ressortir dans ce passage, c'est que M. Lebert croit avoir appliqué à la médecine la *méthode naturelle*, tandis que tous ses prédécesseurs n'auraient forgé que des *systèmes*, et qu'il a cherché l'application *utile* et *pratique* de ses observations, tandis que ses prédécesseurs avaient sans doute observé par *pure curiosité*. Nous verrons, dans un instant, que les disciples de M. Lebert ont encore accentué davantage, en quelque sorte, la prétention d'avoir introduit dans la médecine la méthode naturelle, et nous dirons alors ce qu'il faut penser de cette prétention. Bornons-nous, pour le moment, à examiner celles de M. Lebert.

Ayant défini, à sa façon, la méthode naturelle et le but de ses recherches, on doit supposer que M. Lebert va tracer du cancer un tableau tout nouveau, plus clair, plus saisissant, plus pratique que celui dont nous avons présenté la réduction, d'après tous les auteurs; voici, en effet, le tableau de M. Lebert; il le place à l'entrée, c'est-à-dire à la première page de son livre :

« Le cancer est une maladie spéciale (1), différente de toutes les autres, se développant en vertu d'une prédisposition particulière. Le caractère fondamental du cancer comme tissu est de constituer une véritable substitution d'une matière nouvelle aux tissus normaux au milieu desquels il est déposé. Aussi le tissu cancéreux est-il différent *dans son aspect à l'œil nu* et dans ses éléments microscopiques de tous les autres tissus tant normaux que pathologiques. Cette substitution montre une tendance prononcée à la propagation, d'abord locale, en faisant disparaître de plus en plus les tissus qui l'entourent en atteignant ensuite par irradiation des parties voisines un peu plus éloignées telles que les glandes lymphatiques, la peau, le tissu cellulaire sous-cutané ou sous-muqueux, etc., et en se propageant en dernier lieu à l'économie tout entière. Cette infection générale entraîne le dépérissement et produit en outre très-fréquemment des dépôts cancéreux secondaires dans les par-

---

(1) Spéciale n'est pas ici l'équivalent de locale, puisque M. Lebert admet, avec juste raison, que le cancer est une maladie générale, *totius substanciæ;* mais dans ce sens, *spécial* ne veut rien dire autre chose sinon *distinct,* et alors je voudrais bien savoir en quoi le cancer diffère de tout autre maladie, et quelle est celle qui n'est pas spéciale, du moment qu'on peut la distinguer de toute autre? Ce n'est pas moi qui l'ai dit, mais je me plais à le répéter : l'insuffisance de philosophie conduit à toutes les confusions et à toutes les erreurs.

ties éloignées du siége primitif de la maladie. Le cancer récidive à peu près constamment après les opérations, soit dans le voisinage du point primitivement affecté, soit dans un ou plusieurs autres points plus éloignés. Il conduit enfin fatalement à la mort.»

Un peu plus loin, M. Lebert entre dans quelques détails sur les caractères du cancer qu'il a sommairement énumérés dans le passage précédent, et il ajoute, sur l'anatomie des tissus cancéreux, les développements suivants :

« Les caractères constants et fondamentaux sont *bien simples :* une trame molle ou plus ou moins dure, presque homogène, d'apparence fibreuse, généralement infiltrée d'un liquide trouble, lactescent et blanchâtre, tout à fait fluide ou mêlé avec une substance molle et incomplètement transparente. Ce tissu, avec sa trame solide et son suc infiltrant, *différencie le cancer de tous les tissus de l'économie.* Qu'on le compare, en effet, aux tissus simples, tels que le tissu cellulaire, fibreux, musculaire, cartilagineux; qu'on les compare ensuite à des tissus plus composés, aux membranes séreuses, muqueuses, au tissu glandulaire : *il suffira toujours d'avoir les notions les plus élémentaires en anatomie générale,* pour ne retrouver nulle part des caractères du tissu cancéreux. On pourrait objecter que, si celui-ci diffère des tissus normaux à l'état de développement complet, il offre cependant de la ressemblance avec les tissus embryonnaux. Il faut avoir peu présent à l'esprit le développement des tissus et des organes pour commettre une pareille erreur, et si cette comparaison a eu pendant longtemps des partisans, c'est qu'on n'avait pas suffisamment étudié la vraie texture des tissus naissants des êtres vivants en voie de formation. » (LEBERT, *Malad. cancér.*, p. 9.)

Que trouve-t-on dans ces passages, sinon l'ensemble de caractères qu'on peut lire, exposé en termes plus heureux, dans tous nos bons auteurs, surtout dans Laennec et dans

M. Cruveilhier, à qui l'on doit la mention du suc cancéreux auquel on attribue, d'ailleurs, une importance un peu exagérée? Absolument rien; je me trompe, on y aurait trouvé, si j'avais allongé un peu la citation du premier de ces deux passages, les lignes suivantes :

« Chacun de ces caractères, pris isolément, *les éléments microscopiques exceptés,* n'a aucune valeur pathognomonique, et encore verrons-nous plus tard qu'il y a des circonstances dans lesquelles les cellules cancéreuses n'offrent point leur aspect typique. » (LEBERT, *loc.* cit., p. 2.)

Les caractères microscopiques, quoique sujets à faillir, érigés en caractères pathognomoniques, voilà la véritable pensée dominante qui se trouve au fond de ces passages comme au fond de tout l'ouvrage de M. Lebert, malgré des restrictions nombreuses et de nombreuses protestations de respect pour la Clinique, qui semblent être dues au désir de ne pas choquer trop ouvertement les principaux représentants des opinions reçues, mais qui ne font, en réalité, qu'entraîner l'auteur dans de nombreuses contradictions. L'opposition de M. Lebert aux anciennes idées, ou plutôt aux anciennes connaissances est si radicale ; il est, au fond, si peu disposé aux transactions ; il se croit appelé à opérer une réforme si absolue, qu'il emploie les termes les plus énergiques pour rompre avec la médecine classique ; pleine de modestie et de circonspection, celle-ci avait employé les mots de *bénignité* et de *malignité,* n'osant pas toujours se prononcer sur le caractère cancéreux ou non cancéreux de certaines productions, mais croyant pourtant reconnaître, dans ces productions, à certains égards douteuses, des caractères qui les rendaient dangereuses pour la vie des malades, et qui, sous ce rapport, capital en clinique, les rapprochait du cancer proprement dit. Cette classification était donc innocente, modeste et, assurément, utile, puisqu'elle ne préjugeait rien et se bornait à rappeler ce que les praticiens et les malades avaient le plus d'intérêt à connaître. Ceux qui l'employaient n'y attachaient pas d'autre importance. Or, veut-on savoir comment M. Lebert en parle, dès les premières pages de son livre, sauf à y revenir maintes fois ailleurs ?

« Nous *stigmatiserons,* dès à présent, dit-il, comme contraire à une saine classification la division des tumeurs en bénignes et malignes. » (*Malad. cancér.*, p. 4.)

Nous stigmatiserons ! Ne dirait-on pas que les pauvres médecins et chirurgiens qui ont proposé cette classification, comme une sorte de témoignage de leur ignorance et des imperfections de la science, ont tenté de renverser l'ordre moral et scientifique !

Les disciples de M. Lebert ne se sont montrés ni moins sévères pour leurs devanciers, ni moins ambitieux. Voici comment s'exprime un des plus distingués, on pourrait même dire le premier d'entre eux :

Parlant d'abord de l'époque qui a précédé celle des grands anatomo-pathologistes contemporains, « en *accumulant hypothèse sur hypothèse,* dit M. Broca, *subtilité sur subtilité,* on n'était arrivé qu'à la *confusion et à la contradiction.* D'où venait cette impuissance ? De la méthode suivie par les chirurgiens. Exclusivement préoccupés des caractères cliniques, ils classaient les tumeurs d'après les symptômes, sans se préoccuper de la *nature* des lésions. Ils avaient échoué pour avoir négligé l'anatomie pathologique. » (Broca, *Dict. de Méd. vét.*, t. III, p. 3.)

Hypothèse sur hypothèse, subtilité sur subtilité ! Lors même que la critique serait entièrement vraie, ne serait-elle pas un peu sévère ? Quoi qu'il en soit, M. Broca, un peu plus philosophe que son maître, ne se borne pas à stigmatiser, — ici, c'est à peu près le mot, — la médecine et la chirurgie classiques des Corvisart, des Desault et des Boyer, voire même un peu celle de Dupuytren, il nous dit, en deux lignes, d'où venaient leurs erreurs : c'est qu'ils ne se préoccupaient pas de la *nature* des lésions, c'est-à-dire qu'ils négligeaient l'*anatomie pathologique*.

Je ne voudrais pas garantir que Bayle, Laennec, Desault, Boyer, Dupuytren et d'autres se soient occupés de la *nature* des lésions, car ce mot *nature* que mon savant confrère emploie un peu à tout propos (1), est un des plus vagues et des plus malheureux en médecine, tellement malheureux, que ce qu'il y aurait de mieux à faire, ce serait de l'en bannir ; je ne voudrais donc pas garantir, je le répète, que les devanciers de M. Broca aient étudié la *nature* des lésions ; mais qu'ils ne se soient pas préoccupés des lésions du tout, l'accusation me paraît un peu violente, et il se trouvera, croyons-nous, peu de médecins pour l'approuver. Même avant Bayle et Laennec, M. Broca l'ignore

(1) Sans préjudice de ce que nous dirons bientôt à ce sujet, voici quelques échantillons de la philosophie, toute physique, de M. Broca :

« Nous désignerons les productions accidentelles d'après la *nature* des éléments qu'elles renferment » ; mais « il est impossible de songer à donner à chaque pseudoplasme un nom exprimant la *nature* de tous les éléments qu'il renferme ! »

« Hétéromorphe veut dire forme différente, rien de plus ; il ne signifie pas différence essentielle, *nature* opposée. »

« C'est la *nature* du blastème *et de la tendance* » — (la nature de la tendance ! je copie exactement), — dont il est animé, qui constitue la *nature* du travail morbide, et qui constitue *par conséquent* la *nature* des tumeurs. »

« La distinction des *espèces* pathologiques » — (c'est l'auteur qui souligne) — « repose sur la *nature* des éléments autogènes. »

« ..... Il est bien entendu que nous ne comparons ici que des tumeurs de même *espèce*, dues à des causes de même *nature*. » — Et M. Broca déclare que les causes des tumeurs et spécialement du cancer, dont il s'agit spécialement dans ce passage, « sont inconnues ! »

« Les éléments adventices peuvent modifier les caractères et même la marche des tumeurs ; mais il n'en modifient pas la *nature*. »

« L'expérience a démontré qu'il y a souvent tout un abîme entre deux productions accidentelles, semblables d'ailleurs par la *nature* de leurs éléments. »

J'ai ainsi compté jusqu'à *quarante-six* natures, dans les cent cinquante premières pages du livre de M. Broca ; c'est un assez joli chiffre, pour un écrivain qui ne fait pas profession de métaphysique.

Ou je me trompe fort, ou mon savant confrère aura bien de la peine à édifier, sur toutes ces natures, une doctrine d'une *nature* limpide. Nous chercherons à établir plus loin, à notre point de vue, s'il y a réussi, quant à présent.

moins que moi, on avait fait de l'anatomie pathologique ; seulement les bons esprits de ce temps, pas plus que ceux du nôtre, ne font consister la *nature* des maladies dans la *nature* des lésions, d'abord parce qu'ils ne savent pas très-bien ce que signifie le mot *nature*, appliqué aux maladies et aux lésions, et ensuite, parce que les lésions étant des effets, ce ne sont pas elles qui peuvent constituer la nature des maladies, si nature il y a, et si, par nature, on doit entendre, comme je le suppose, ce qu'il y a de particulier dans une maladie, ce qui la distingue de toute autre, ce qu'il suffirait de connaître pour savoir qu'une maladie est curable ou incurable, et pour la guérir, dans le premier cas. En adoptant une philosophie contraire, M. Broca tombe, non seulement dans ces confusions et ces contradictions qu'il reproche, non tout à fait sans raison, à ses devanciers, et pour lesquelles son esprit, d'habitude si lucide, semble si peu fait ; mais de plus, il vogue à pleines voiles dans la pure métaphysique, ce qui est un tort grave pour tout le monde, mais surtout pour un savant comme M. Broca, qui reproche à ses contradicteurs de n'être pas des « professeurs de physique. » Laissons, pour le moment, cette philosophie, très-peu physique, sur laquelle nous allons avoir à revenir, et achevons l'exposé des prétentions du très-distingué disciple de M. Lebert.

M. Broca arrive à l'époque de Laennec et de ses contemporains ; il leur accorde d'avoir compris qu'il fallait, avant tout, — avant tout est de trop, historiquement et scientifiquement, — déterminer la structure des tumeurs pour en faire une étude complète ; il rappelle les deux tissus *hétérologues* (1) définis par Laennec (squirrhe et encéphaloïde) ; leur fait une très-mauvaise objection, en disant qu'ils ne comprennent ni le cancer hématode, ni le cancer mélanique, ni le cancer colloïde, —

---

(1) Hétérologue, c'est-à-dire différents des tissus normaux de l'économie, par opposition à *homologues*, nom que Laennec donnait aux tissus morbides semblables ou analogues aux tissus normaux.

objection qui ne serait, du reste, pas moins applicable, ainsi que nous le verrons, à la classification des micrographes qu'à celle de Laennec; il leur en fait une autre qui n'est pas beaucoup plus fondée, en disant « qu'on ne parvenait guère à décrire les deux tissus » admis, et il continue, enfin, sa critique par les lignes suivantes, bien étranges sous la plume d'un esprit aussi distingué :

« Peut-on sortir de cette difficulté en ajoutant aux deux tissus de Laennec quelques autres tissus, tels que le tissu colloïde et le tissu mélanique? Non, car s'il y a dans l'espèce humaine des tumeurs mélaniques évidemment malignes, on trouve fréquemment chez les animaux des tumeurs mélaniques parfaitement bénignes, c'est-à-dire n'exerçant sur l'ensemble de l'économie aucune action nuisible particulière. Il en est de même du tissu colloïde qui tantôt est bénin, tantôt malin. D'ailleurs, *en prenant les choses à un point de vue plus élevé, on ne comprend pas que la* MÊME MALADIE *puisse être constituée dans les divers cas par des lésions aussi étrangement dissemblables.* Quoi! *le tissu squirrheux* serait *absolument différent du tissu encéphaloïde,* et cependant ces deux tissus donneraient lieu à une maladie *absolument identique?* Mais *s'il en était ainsi, l'*ANATOMIE PATHOLOGIQUE *ne mériterait plus* AUCUNE CONFIANCE! Il faut de toute nécessité que les *lésions* ESSENTIELLES, *soient les mêmes ou que les maladies soient dissemblables.* Or, il est positif que les maladies ne sont pas dissemblables. Le squirrhe tue exactement de la même manière que l'encéphaloïde, le cancer héréditaire revêt indistinctement sur divers individus de la même famille, tantôt la forme encéphaloïde, tantôt la forme squirrheuse. On enlève un squirrhe et c'est un encéphaloïde qui se reproduit sous la cicatrice et dans les ganglions. A l'autopsie, enfin, on trouve quelquefois plusieurs centaines de tumeurs dans les viscères, les unes franchement encéphaloïdes, les autres franchement squirrheuses; il y en a beaucoup qui participent à la fois des caractères du tissu squirrheux et de ceux du tissu encéphaloïde. En veut-on une nouvelle preuve? On rencontre tous les jours des malades qui ont été guéris quelque temps auparavant, et chez lesquels la récidive est survenue après l'ablation totale de la tumeur. On examine ces malades, on les suit jusqu'au moment de leur mort, et finalement on en fait l'autopsie; eh bien, aucun caractère chimique ou anatomique ne permet de deviner si la tumeur primitive était squirrheuse ou encéphaloïde. »

« Cela démontre sans réplique l'unité de la maladie cancéreuse. » (BROCA, *Nouveau Dictionnaire de Médecine vétérinaire*, t. III, p. 5.)

Malgré des velléités mordicantes auxquelles une plume aussi facile que celle de **M.** Broca a bien de la peine à échapper, mais que, fort heureusement, elle ne pousse pas aux dernières extrémités, on ne peut se défendre, et je ne cherche nullement à me défendre d'une grande estime pour le talent de ce savant professeur; mais j'avoue que ce sentiment me gêne pour l'appréciation du passage qu'on vient de lire; je vais l'essayer cependant, en tâchant de concilier la mesure que commande le mérite de l'auteur avec les exigences de la science et de la raison, que sa sévérité me reprocherait certainement d'avoir trahie, si je les défendais trop mollement. Ces exigences sont grandes, il faut bien le reconnaître :

Que dire, en effet, pour respecter la raison et la science, d'un raisonnement comme le suivant :

« On ne comprend pas que *la même maladie* puisse être constituée par des lésions aussi étrangement dissemblables que le squirrhe et l'encéphaloïde ;

« S'il en était ainsi, l'anatomie pathologique ne mériterait plus *aucune confiance ;*

« Or, il est démontré *sans réplique* qu'il en est ainsi ;

« Néanmoins, l'anatomie pathologique mérite toute confiance ! »

Voilà à quoi se réduit, dans son squelette, le raisonnement principal de ce singulier passage, pour ne pas nous occuper, quant à présent, des erreurs de fait et de détail qu'il renferme. La parure dont l'avait revêtu M. Broca n'était pas de nature à exercer de grandes séductions ; mais on voit que, dépouillé de ses ornements, ce raisonnement rend vraiment inutile toute critique.

Il faut tout dire cependant, car nous serions au désespoir de commettre la moindre apparence d'injustice à l'égard de M. Broca ; la parure dont nous avons dépouillé sa doctrine à deux faces, n'est pas la seule dont il l'ait revêtue ; il lui en a donné une autre sur les vertus séduisantes de laquelle il a sans doute compté beaucoup, mais qui est encore bien insuffisante pour en cacher les difformités. Cette parure, c'est que les lésions *essentielles* qui doivent, DE TOUTE NÉCESSITÉ, être les mêmes, pour que les maladies soient les mêmes, existent en effet dans le squirrhe et l'encéphaloïde ; seulement on ne les connaissait pas, on ne les avait jamais vues, etc... C'est le microscope qui les a dévoilées ! Dès lors, tout se simplifie, tout s'harmonise, tout se *naturalise*, et la classification des tumeurs devient parfaite ; voici comment M. Broca annonce cet heureux événement :

« L'étude microscopique des tumeurs, *faite sans idée préconçue*, dévoila des différences notables de forme et de volume entre les diverses espèces de cellules pathologiques ; puis l'examen à l'œil nu permit de reconnaître que des différences extérieures coïncidaient avec celles que révélait le microscope ; ainsi, *pour la première fois*, les tumeurs se trouvèrent divisées *méthodiquement* en un certain nombre de groupes *bien définis*. » (BROCA, *Nouv. Dict. de Méd. vétérin.*, t. III, p. 10.)

Ainsi donc, c'est *parce que* le microscope, *appliqué sans idée préconçue*, a révélé des différences notables — et sans doute aussi des analogies, — entre les diverses cellules pathologiques, que le squirrhe et l'encéphaloïde, dont la réunion sous une même dénomination était autrefois le comble de la déraison, forment désormais un « groupe bien défini » et appartiennent à « *une maladie* ABSOLUMENT IDENTIQUE ! »

Quand une fois les micrographes se sont accordé à eux-mêmes ce point important, ils deviennent moins sévères envers l'anatomie pathologique ordinaire et la clinique, et ils ne sont même pas éloignés de chercher à étayer le microscope de l'une et de l'autre. M. Lebert avait déjà dit : « Je cherche à démontrer que déjà à l'œil nu, on peut distinguer, dans la grande majorité des cas, le *tissu* cancéreux de tout autre *tissu* pathologique. » (*Maladies cancéreuses*, p. 18.) Et M. Broca répète à son tour le même aveu, mais en faisant un mot en l'honneur du microscope : « Le microscope, dit-il, a rendu de si grands services qu'il a presque cessé de nous être utile ; il nous a enseigné à nous servir de l'œil nu. » (*Traité des tum.*, p. 40.) Avant le microscope, l'œil nu n'y voyait pas clair, et encore aujourd'hui, faut-il faire une réserve, c'est que l'œil nu n'y voit clair que lorsqu'il confirme tout ce que le microscope établit ou plutôt ce que M. Lebert et ses disciples lui font établir ; car, on le sait, tous les micrographes ne voient pas de même ; c'est à cette condition qu'on réhabilite la clinique et l'anatomie pathologique ordinaire : « La clinique, dit M. Broca, mise simultanément à contribution, découvrit de notables différences, sous le rapport des symptômes et surtout sous le rapport de la gravité, entre les tumeurs de ces divers groupes » — les groupes bien définis. — (*Dict. de Méd. vét.*, t. III, p. 11.) Ainsi, la clinique, qui n'avait rien distingué avant le microscope, distingue maintenant les groupes bien définis par lui ; elle sait se servir de l'œil nu ; mais elle est une clinique nouvelle, car après le groupement micrographique, bien défini,

« La doctrine classique du cancer et la doctrine unitaire des micrographes allemands (1) disparurent du même coup. » — Voilà un bon coup ! — « A leur place s'éleva une doctrine nouvelle et NATURELLE, c'est-à-dire basée sur l'*ensemble* des carac-

____

(1) Car il y a une doctrine de micrographes allemands, dont font partie M. Muller et M. Virchow, et qui n'admet nullement la spécificité des cellules cancéreuses.

tères *anatomiques*, microscopiques et cliniques, et non plus COMME ON L'AVAIT FAIT JUSQU'ALORS, *sur un seul ordre de caractères.* » (*Dict. de Méd. vétérin*, t. III, p. 11).

M. Broca renouvelle donc, comme je le disais il y a un instant, ou plutôt continue, malgré beaucoup de concessions qui ne se trouvent que dans son plus récent travail, où elles forment de flagrantes contradictions (1), la prétention élevée par son maître, M. Lebert, d'avoir fondé sur le microscope une doctrine naturelle ; nous allons apprécier dans un moment toutes ces prétentions, que nous avons surtout exposées jusqu'à présent ; mais disons d'abord comment la *nouvelle* doctrine apprécie l'accueil qui lui a été fait.

On le comprend sans peine, des prétentions aussi élevées, des procédés aussi violents n'ont pas été accueillis ni subis sans mot dire, au gré des novateurs. La résistance s'est donc manifestée, et il n'est pas sans intérêt de voir comment elle est appréciée par l'éloquent disciple de M. Lebert ? Son appréciation complétera, du reste, l'idée que la nouvelle école se fait de la méthode naturelle en médecine.

« Tant que la micrographie était restée à l'état de science spéculative, les chirurgiens l'avaient accueillie avec une curio-

____

(1) Pour n'en citer qu'un fragment : « Les classifications, quoique basées principalement sur l'observation anatomique, dit-il (lisez microscopique, puisque pour l'anatomie ordinaire, cela n'a jamais fait question), ne peuvent se passer du contrôle incessant de l'expérience clinique, » — ce qui veut dire l'expérience tout court. — « Il est donc indispensable, quand on se trouve pour la première fois en présence d'un tissu accidentel non encore décrit, d'attendre, avant de le classer et de le caractériser, le témoignage de la clinique. » Et pour preuve, M. Broca cite l'erreur *célèbre* — il paraît que l'erreur est célèbre — de M. Lebert et de lui-même, qui avaient considéré les tumeurs fibroplastiques comme très-bénignes, parce qu'elles sont formées d'éléments homœomorphes, tandis qu'elles sont, au contraire, d'après le témoignage de la clinique, fort malignes, aussi malignes que le cancer, et je dis *malignes*, car M. Broca, en faisant la guerre à ce mot, ne le *stigmatise* pas ; il le trouve utile et s'en sert.

sité bienveillante. Ils avaient même accepté avec satisfaction la théorie unitaire de Muller, qui paraissait confirmer leurs idées traditionnelles sur le cancer (1). Mais lorsque des applications pratiques se dressèrent devant eux, *lorsqu'ils virent paraître des* ESPÈCES NOUVELLES QU'IL DEVENAIT NÉCESSAIRE DE DISTINGUER AU LIT DU MALADE, *lorsqu'ils virent leurs diagnostics* INFIRMÉS CHAQUE JOUR, par le témoignage du microscope, alors la résistance commença. » (BROCA, *Traité des tum.*, t. I, p. 40.)

Ainsi, voir :

Des applications pratiques *se dresser*,

Des *espèces* nouvelles apparaître,

Des distinctions de ces espèces devenir nécessaires, au lit des malades,

Des diagnostics infirmés, *chaque jour*, par le microscope.

Voilà donc les motifs de la résistance aux prétentions des micrographes! on avouera que les motifs ne sont guère nobles, s'ils sont vrais (2), mais on avouera aussi que s'ils ne sont pas réels, les micrographes ne brillent pas par la charité. Or, quoique je n'aie pas été payé pour être trop charitable, je n'hésite pas à déclarer que les motifs , ou plutôt le seul motif qu'allèguent les micrographes, c'est-à-dire l'intérêt mercantile, enté sur l'ignorance et la paresse, est un motif imaginaire, et, par conséquent, une accusation injuste envers l'immense majorité des praticiens, à la loyauté desquels je me plais, ici, à rendre témoignage ; quant aux moyens de résistance, M. Broca ne les expose pas avec beaucoup plus d'exactitude que le motif :

(1) La théorie cellulaire ne confirmait nullement, ni ne paraissait confirmer les idées traditionnelles sur le cancer, pas plus qu'elle ne confirme quoi que ce soit ; la théorie cellulaire peut être résumée par ces quatre mots qui ne sont pas nouveaux : tout est dans tout : cela confirme la doctrine classique sur le cancer comme cela confirme tout, ce qui veut dire que cela ne confirme rien.

(2) On verra, quand nous parlerons du traitement, que M. Broca et les micrographes ne sont pas les seuls à rapporter à de pareils motifs certaines opinions chirurgicales.

« Bientôt on objecta, dit-il, que les observations microscopiques étaient inutiles, que les tissus pathologiques étaient
caractérisés par leur couleur, leur consistance, leur structure
extérieure, en un mot par les caractères que constate l'étude
faite à l'œil nu, et non point par les apparences moléculaires
des atômes que montre le microscope. L'objection n'était pas
entièrement sans valeur, car *il est certain que la spécificité des
formes s'arrête à un certain degré de petitesse*, et qu'à côté des
éléments anatomiques proprement dits, on trouve dans la plupart des tissus et des *blastèmes*, des granulations moléculaires
beaucoup *plus petites* qui n'ont AUCUNE FIXITÉ et AUCUNE SIGNIFICA-
TION. On pouvait donc se demander, *jusqu'à un certain point*, si
les noyaux et les cellules étaient situés en deçà ou au delà de
la ligne de démarcation qui sépare l'organisation proprement
dite des ébauches les plus inférieures où la matière organique
n'a pas encore de formes caractéristiques. (BROCA, *Traité des
tum.*, p. 40.)

C'est « pour répondre à cette objection spécieuse, » — singulière réponse ! — que M. Broca s'est « attaché à démontrer que
les différences anatomiques appréciables à l'œil nu coïncident
le plus souvent avec les différences élémentaires que révèle le
microscope (*ibid.*). » Déjà M. Lebert (voir la page 24),
s'était déjà attaché à « démontrer qu'on peut distinguer à
l'œil nu » ce qu'on distingue au microscope ; c'est la même
chose dite en d'autres termes !

Si cela avait été entièrement vrai, le microscope aurait été
inutile, mais comme cela n'est vrai qu'en partie, le microscope
est en partie trompeur ; dans l'un comme dans l'autre cas,
ce serait une singulière manière de prouver que les cellules
cancéreuses sont ou ne sont pas placées à la limite de petitesse
de la spécificité des formes, que de démontrer que les différences cliniques coïncident ou ne coïncident pas avec les différences microscopiques.

Sans doute, ainsi que M. Broca le reconnaît, l'objection qu'il mentionne n'est pas « entièrement sans valeur »; elle en a même une très-grande, et ce n'est pas ce qu'il lui oppose qui pourrait la diminuer beaucoup; mais cette objection, surtout ainsi formulée, n'est ni la seule que les cliniciens aient faite, ni la seule qu'ils puissent faire; c'est ce que nous espérons prouver sans trop de peine, en serrant, maintenant, d'un peu plus près la doctrine fort hétérogène, sinon hétérologue ou hétéroclite, des micrographes, et en passant, ensuite, en revue, une à une, les principales propositions, très-contradictoires, sur lesquelles elle prétend s'appuyer. Ces propositions sont même tellement contradictoires, on l'a déjà pu voir par celles que nous avons citées, qu'en vérité, la réfutation deviendra impossible, quand on les aura placées les unes à côté des autres; car après la confrontation de ces propositions il ne restera rien, et quand il ne reste rien, il n'y a rien à réfuter. M. Broca dit quelque part, dans son livre, que les hypothèses de ses devanciers, se détruisent l'une l'autre, ce qui est une erreur : de deux hypothèses contraires, l'une peut être une erreur et l'autre peut être une vérité, comme elles peuvent être des erreurs toutes deux; mais ce qui serait détruit, ce serait une théorie fondée sur des hypothèses ou des propositions contradictoires les unes des autres; c'est précisément le cas de la doctrine micrographique, à supposer qu'il y ait, dans la micrographie, un corps d'idées qui mérite le nom de doctrine.

Cela ressort si évidemment, ainsi que nous l'avons dit, de la comparaison des principales propositions des micrographes, que nous aurons à peu près tout fait pour notre démonstration, quand nous en aurons placé le tableau sous les yeux du lecteur; c'est ce que nous allons faire. Nous aurions voulu disposer dans un ordre logique les éléments de ce tableau; on reconnaîtra probablement que ce n'est pas tout à fait notre faute si nous n'y avons pas réussi. Nous ne reproduirons pas ici toutes celles des propositions des micrographes relatives à la nature des maladies, à la nature des tumeurs, à la nature des causes, à la nature des éléments, à la nature des blastèmes, et même à la nature de la tendance des blastèmes et des éléments, ni à plusieurs autres natures, mais nous engageons le lecteur à se reporter à ces propositions (page 19); elles complèteront avantageusement le tableau suivant :

TABLEAU DES PRINCIPALES PROPOSITIONS DE LA DOCTRINE MICROGRAPHIQUE.

I.—La méthode naturelle doit être appliquée à toute science d'observation et par conséquent à la médecine.

II. — La micrographie, en faisant disparaître la doctrine classique sur le cancer, a substitué à un système artificiel la méthode naturelle.

III. — Le système classique classait les choses et les phénomènes d'après un seul caractère ; la nouvelle méthode les classe d'après l'ensemble des caractères *cliniques, anatomiques* et *microscopiques ;*

IV. — La nature des maladies consiste dans la nature des lésions ;

V. — La nature des lésions consiste dans la nature des éléments ;

VI. — Il *est certain* que la spécificité des formes s'arrête à un certain degré de petitesse ;

VII. — Les cellules et les noyaux cancéreux sont placés précisément à ce degré, ni en deçà ni au delà? ce sont des *éléments* anatomiques ;

VIII. — A côté des éléments anatomiques *proprement dits,* on trouve des granulations beaucoup plus petites qui n'ont aucune signification ;

IX. — Les éléments se forment dans des blastèmes ;

X. — Les blastèmes ne sont pas un produit de l'observation et sont souvent indémontrables ;

XI. — Il y a autant de pseudo-plasmes (lisez : blastèmes pathologiques), qu'il y a de productions morbides ;

XII. — Il y a des différences notables de forme et de volume des cellules dans les diverses espèces pathologiques ;

XIII. — L'examen à l'œil nu permet de reconnaître des différences extérieures coïncidant avec ces différences ;

XIV. — La clinique découvre aussi de *notables* différences symptomatiques coïncidant avec ces différences anatomiques et microscopiques ;

XV. — La nouvelle méthode a établi des espèces nouvelles ;

XVI. — Les caractères microscopiques sont pathognomoniques du cancer.

XVII. — Cependant, ils peuvent manquer quelquefois (1).

XVIII. — Dans les mêmes maladies, les lésions *essentielles doivent nécessairement* être les mêmes ;

XIX. — Le squirrhe et l'encéphaloïde sont des maladies ou sont une maladie absolument identique ;

XX. — Le squirrhe est l'expression d'une cause moins spé-

(1) Il faut lire ces choses-là textuellement pour les croire ; ainsi :

On a déjà lu que les caractères du cancer, considéré isolément, *les caractères microscopiques exceptés*, ne sont pas pathognomoniques (voyez p. 17) ; on a lu, dans le même passage, qu'il est des circonstances où les cellules cancéreuses n'offrent point leur aspect typique ; maintenant on va lire que ce serait une hyperbole étrange que de prétendre le contraire.

« Je me suis bien gardé, écrit M. Lebert, de dire que ces cellules avaient des caractères chimiques, physiques ou autres, tels qu'on ne pourrait les rencontrer, nulle part dans la nature ailleurs que dans le cancer. Loin de mon esprit cette étrange hyperbole ! mais ce que je puis dire et affirmer, et je ne saurais trop le répéter, c'est qu'un produit morbide étant donné, le pathologiste clinicien, suffisamment versé dans les études microscopiques, peut, dans la grande majorité des cas, déterminer, d'après l'examen au microscope, s'il s'agit d'un cancer ou non. Je n'ai jamais prétendu autre chose. » (LEBERT, *Mal. cancér.*, p. 19.)

M. Lebert n'a jamais prétendu autre chose : ainsi, les caractères microscopiques sont pathognomoniques du cancer... sous-entendu : quand on les rencontre ! et encore, s'ils l'étaient, quand on les rencontre !

cifique, d'une diathèse moins franchement cancéreuse que l'encéphaloïde ;

XXI. — Le squirrhe tue comme le cancer, etc. ;

XXII. — Le cancer et le cancroïde ou épithélioma sont deux maladies très-différentes ;

XXIII. — L'une est *hétéromorphe*, l'autre est *homœomorphe;*

XXIV. — « Le mot hétéromorphe est l'expression exacte d'un fait ; il veut dire *forme différente*, rien de plus ; il ne signifie pas différence essentielle, nature opposée, contradiction absolue ; il n'implique pas l'idée d'un monde à part soustrait aux lois ordinaires ; il ne désigne que la forme, non l'essence. »

XV. — Le cancroïde de la langue, des lèvres, de la verge, de l'utérus, etc., est constitué par les mêmes lésions élémentaires que les cornes, les verrues, les durillons et les cors aux pieds.

Arrêtons, ici, ce tableau qu'il serait facile d'étendre encore avec des éléments pareils. Nous ne pensons pas que le lecteur en demande davantage. Voilà deux douzaines bien comptées d'aphorismes, et un vingt-cinquième par dessus le marché que le lecteur trouvera probablement assez clair pour ne point exiger de commentaires ; il me faut bien pourtant en donner quelques-uns, ne fût-ce que par acquit de conscience, et aussi par considération pour les promoteurs de la nouvelle école, car notre considération, pour eux, nous nous plaisons à le répéter, est sincère, malgré leurs étranges aberrations ; mais dans ces aberrations mêmes, on ne saurait sans injustice méconnaître le cachet de beaucoup de talent et le produit d'un grand travail, deux choses toujours dignes d'estime. Commentons donc, en commençant par le commencement.

Nous allons transcrire de nouveauchacune de ces propositions, à mesure que nous les examinerons, afin d'éviter au lecteur l'inconvénient d'interrompre sa lecture pour se reporter à chaque proposition discutée.

Prop. I. — *La méthode naturelle doit être appliquée à toute science d'observation et par conséquent à la médecine.*

Prop. II. — *La micrographie, en faisant disparaître la doctrine classique sur le cancer a substitué à un système artificiel la méthode naturelle.*

Prop. III. — *Le système classique classait les choses et les phénomènes d'après un seul caractère, la nouvelle méthode les classe d'après l'ensemble des caractères cliniques, anatomiques et microscopiques.*

M. Lebert paraît toujours fermement convaincu d'avoir appliqué la méthode naturelle à la médecine et à l'étude du cancer en particulier. Quant à M. Broca, s'il a pu le croire dans les ardeurs de son néophytisme, il est singulièrement revenu de ses illusions, malgré ses terribles accusations contre le prétendu *systématisme* classique.

« Quand nous employons ici, dit-il, les expressions de genre, d'espèce et de variété, nous ne leur donnons pas le sens précis qu'on leur accorde en histoire naturelle, attendu que les productions accidentelles n'ont pas le même degré de fixité que les êtres normaux. » Et plus loin : « Quoique nous nous soyons efforcé d'appliquer à la classification des productions accidentelles les principes de la méthode naturelle, on ne doit pas s'attendre à trouver ici une relation constante entre la marche clinique d'une tumeur et la situation qu'elle occupe sur notre tableau..., etc. » Nous arrêtons là la citation, car notre savant confrère intercalle souvent tant de questions dans une question, il prouve si souvent par ce qui est à prouver, qu'il faudrait parfois un volume pour réfuter une seule de ses propositions; à propos de méthode naturelle, par exemple, il parle, entre autres choses de la marche *clinique* d'une tumeur; serait-ce donc que les tumeurs, — ou toute autre maladie, — auraient plusieurs marches? Qu'est-ce donc que la clinique, pour mon savant confrère? Mais ne nous arrêtons point aux incidents et félicitons-le d'avoir reconnu qu'il n'a point réussi à appliquer

la méthode naturelle à la classification des productions accidentelles. Ce dont nous ne pourrons pas le féliciter, non plus
que son maître ou ses confrères en micrographie, c'est de
l'avoir tenté, attendu qu'une pareille tentative est tout simplement un non sens.

Quel est le but de la méthode naturelle ?

Mon savant confrère dit que c'est de classer les choses et les
phénomènes d'après l'ensemble de tous leurs caractères. C'est
là une première et capitale erreur : la méthode naturelle ne
classe ni les choses ni les phénomènes; elle ne s'en occupe
même pas; elle classe des *êtres* animaux ou végétaux, et elle les
classe d'après leurs plus importantes, leurs plus nombreuses
ressemblances, leurs plus grandes affinités; mais jamais ni
Bernard, ni Antoine-Laurent Jussieu, les fondateurs de la
méthode naturelle, ni Cuvier, leur imitateur, ni Linnée, leur
prédécesseur, quant à la zoologie, — (ce qu'on oublie généralement), — n'ont eu l'idée d'appliquer la méthode *naturelle* à la
classification de la sensibilité, ou de la contractilité, ou de l'intelligence, ou de la diarrhée, ou de la constipation, ou même de
la fièvre. Il n'y a que le célèbre Pinel qui ait eu cette idée singulière (les micrographes voient qu'ils ne sont pas les premiers
en date), et, franchement, le résultat qu'il a obtenu n'aurait
pas dû lui créer des concurrents.

Depuis lui, les nosologistes ont bien essayé cependant, sans y
réussir, de classer les maladies par groupes se rapprochant par
le plus grand nombre possible de caractères; mais ils n'ont pas
poussé la prétention jusqu'à donner leurs classifications comme
des applications de la méthode naturelle. Non-seulement ils
n'ont pas eu cette prétention, mais s'ils ont parlé d'*espèces* en
nosologie, c'est seulement par extension et en indiquant ce
qu'on peut entendre par ce mot, en médecine, peine que n'ont
pas même prise les micrographes. Nous dirons plus loin quelles
sont nos idées sur cette question importante.

Voilà pour le point de vue général; quant au point de vue

spécial au cancer, M. Lebert et ses élèves n'ont pas plus que les cliniciens appliqué une méthode se rapprochant de la méthode naturelle ; ils ont même fait tout le contraire, car il est radicalement faux que ce qu'ils appellent les cliniciens, voire même les cliniciens *exclusifs*, aient jamais classé ou plutôt défini le cancer d'après un seul de ses caractères, tandis qu'il est parfaitement certain que les micrographes l'ont fait et le feraient peut-être encore, si l'on n'avait réprimé les trop grandes exagérations du microscope ; aujourd'hui, plusieurs micrographes sont disposés à réduire cet instrument à sa juste valeur, et nous accorderons que ceux-là appliquent une méthode plus naturelle que leurs devanciers non micrographes, puisqu'ils ajoutent un caractère de plus à ceux que possédaient nos prédécesseurs ; c'est là, nous l'avons déjà dit, un progrès réel que personne plus que moi n'est disposé à reconnaître avec empressement, mais dont il ne faudrait même pas vouloir grandir l'importance, en parlant des caractères *cliniques, anatomiques* ET *microscopiques;* ces mots tendent à établir une sorte d'égalité entre ces trois catégories de caractères ; or, ces trois catégories n'en font que deux, car les caractères microscopiques ne sont qu'une partie, — et pas, tant s'en faut, la plus importante, — des caractères anatomiques, et les uns et les autres réunis sont loin d'égaler l'importance des caractères cliniques. C'est ce que nous établirons clairement un peu plus loin, puisque cela peut encore être douteux pour quelques théoriciens, car nous n'admettons pas qu'un seul médecin pratiquant puisse conserver l'ombre d'un doute sur ce point.

Si je ne m'abuse, voilà suffisamment jugés les trois premiers aphorismes de la micrographie ; passons aux deux suivants.

Prop. IV et V. — *La nature des maladies consiste dans la nature des lésions.*

— *La nature des lésions consiste dans la nature des éléments.*

On pourrait aller longtemps de la sorte avant de trouver

la fin de ce chemin ; on passerait par : la nature des éléments consiste dans… ; la nature de… consiste dans la nature
de…, etc., etc. Nous éviterons d'entrer plus avant dans ce
sentier labyrinthique où l'on rencontrerait tout, excepté le
fameux fil conducteur.

Du moment que le mot nature se rencontre dans une proposition, on est à peu près sûr de perdre son temps en la discu-
tant, car l'on est à peu près sûr de tomber dans la métaphysique.
Ce malheur, qui est arrivé quelquefois à M. Lebert, qui est arrivé
à M. Broca, presqu'à chaque ligne, dans les 200 premières
pages de son *Traité des tumeurs*, pourra nous arriver aussi,
malgré tous les efforts que nous ferons pour résister à la puissance de l'exemple ; mais nous ne succomberons pas du moins
cette fois, et comme dire : que la nature des maladies consiste
dans la nature des lésions, et que la nature des lésions consiste
dans la nature des éléments, c'est ne dire absolument rien du
tout, tant qu'on n'a pas nettement défini ce qu'on entend par
toutes ces *natures*, nous éviterons, quant à présent, de discuter
sur le néant, ou ce qui est la même chose, de faire de la métaphysique, et nous bornerons ici l'examen des aphorismes 4 et 5.

Prop. VI. — *« Il est certain que la spécificité des formes s'arrête à un certain degré de petitesse*. — Si les micrographes et
M. Broca en particulier, en sont si certains que cela, ils
auraient bien dû nous dire les motifs de leur certitude ; les
micrographes sont, assurément, des gens fort savants et fort
véridiques, mais leurs devanciers n'étaient pas tous des
ignorants et des imposteurs, et cependant les micrographes
ne les ont pas crus sur parole ; ils ne peuvent donc trouver
mauvais qu'on ait pour eux les mêmes exigences.

Prop. VII. — *Les cellules et les noyaux cancéreux sont placés
précisément à ce degré, ni en deçà ni au delà ; ce sont des éléments anatomiques*. — On est d'autant plus en droit d'avoir des
exigences, que la septième proposition de la micrographie,
admise sans plus de preuve que la sixième, est évidemment une

erreur; nous aurons occasion de le démontrer assez, un peu plus loin, pour pouvoir nous dispenser d'y insister ici.

PROP. VIII. — *A côté des éléments anatomiques proprement dits, on trouve des granulations plus petites qui n'ont aucune signification.*

Cette proposition ne serait-elle pas tout aussi erronée que la précédente? Sur quelles garanties les micrographes affirment-ils, avec assurance, que les nombreuses granulations, plus petites que les cellules n'ont *aucune signification?* D'abord, pour être conséquents avec eux-mêmes, ils auraient au moins dû dire que « les noyaux » qui, aujourd'hui, paraissent seuls être caractéristiques et qui sont plus petits que les cellules; mais qu'on prenne les noyaux ou qu'on préfère les cellules, si la proposition était aussi démontrée que hardie, elle serait parfaite; malheureusement, si la hardiesse en est grande, la démonstration en est absolument nulle. Mais si rien ne prouve la proposition, elle, du moins, prouve que les micrographes ont eu la prétention de poser les colonnes d'Hercule, non-seulement de la science cultivée avant eux, mais même de la micrographie présente et future : ils ont voulu que ce qu'ils avaient distingué fût tout ce qu'on pouvait distinguer, et que le reste n'eût aucune signification; c'est triste pour les micrographes à venir.

Les prétentions, du reste, n'ont rien d'illicite, quand elles sont fondées; elles ne sont qu'un peu choquantes; mais où elles deviennent fâcheuses, c'est quand rien ne les justifie, à plus forte raison quand tout semble les condamner, et c'est malheureusement le cas de celles qu'affiche la huitième proposition; c'est ce que nous allons voir, dans un instant.

PROP. IX, X et XI. — *Les éléments se forment dans des blastèmes.*

Les blastèmes ne sont pas un produit de l'observation et sont souvent indémontrables.

Il y a autant de pseudo-plasmes (lisez : blastèmes pathologiques) qu'il y a de productions morbides.

Nous résisterons encore, pour cette fois, aux entraînements de la métaphysique, et, puisque les blastèmes ne sont pas un produit de l'observation, nous renoncerons à rechercher s'il y en a autant ou plus que de productions morbides, et s'il y a plus de pseudo-plasmes que de néoplasmes ou de plasmes tout court, et si tous ces blastèmes, plasmes, néoplasmes et pseudo-plasmes, sont d'une *nature unique* ou de *natures diverses*, et nous nous bornerons à faire remarquer qu'ils ne sont certainement pas d'une *nature claire* et surtout *positive*.

Prop. XII. — *Il y a des différences notables de forme et de volume des cellules dans les diverses espèces pathologiques.*

Nous voilà arrivés à la proposition fondamentale de la micrographie ; mais comme elle se rattache à beaucoup d'autres, par cela même quelle est fondamentale, nous ne pourrons la discuter sans empiéter sur le domaine de plusieurs des suivantes ; il n'y aura pas à cela de grands inconvénients, si nous parvenons à voir un peu clair dans cette base de la *doctrine* et de la *méthode nouvelle*, méthode et surtout doctrine (1) encore maintenant bien obscurcie par les nuages de la métaphysique.

Que chaque espèce pathologique soit produite par un plasme particulier, c'est peut-être très-joli pour ladite métaphysique ; mais du moment que ce plasme n'est qu'une de ces *vues de l'esprit*, indémontrables, — dont M. Lebert, cependant, ne veut pas, fussent-elles démontrables, à moins pourtant qu'elles ne s'appellent *comparaison*, — cela ne peut intéresser en rien la médecine.

Mais qu'on trouve dans les productions pathologiques des cellules spéciales à chaque espèce, c'est différent ; des cellules

---

(1) Il semblerait même qu'aux yeux de ses fondateurs, la micrographie ne serait pas une seule doctrine, mais en renfermerait plusieurs, et même plusieurs de *générales* : « Il nous reste encore dix observations à analyser, dit M. Lebert (*Malad. cancér.*, p. 678), qui, tout en offrant quelques particularités, viennent cependant encore confirmer nos *doctrines générales* sur cette matière. »

cela se voit et se touche ; cela présente, par conséquent, un intérêt réel. Seulement, pour bien mesurer jusqu'où s'étend cet intérêt, il faut savoir ce que sont ces cellules, quelles sont leur fixité et leur spécificité ; quelle est surtout leur fréquence, dans les productions cancéreuses ; ce que c'est qu'une *espèce*, et si les productions cancéreuses sont une espèce. Dans la solution de ces questions gît toute la doctrine micrographique ; on comprendra donc que nous les examinions avec quelques détails.

Les fauteurs de la théorie cellulaire ont eu tort de prendre pour base de leur prétendue doctrine cette fameuse proposition : *tout est dans tout*, laquelle n'est qu'une creuse rêverie métaphysique ; mais ce qu'on ne peut souvent se dispenser de faire, c'est de remonter aux principes généraux, quand on veut discuter un cas particulier ; car si l'on n'est pas d'accord sur la base fondamentale d'une science, ou si, tout au moins, on ne s'entend pas sur le sens des faits ou des propositions primordiales qui en sont la base, on peut discourir éternellement, sans plus s'entendre qu'un Lapon et un Madécasse qui se verraient pour la première fois, et qui ne seraient jamais sortis, l'un de sa tanière, l'autre de ses forêts. Or, il est étrange que les micrographes n'aient pas cru devoir commencer par ce commencement indispensable, afin d'établir la légitimité de la prépondérance qu'ils accordent aux caractères microscopiques. Ils ont bien accusé leurs prédécesseurs de s'être plongés dans un abîme de confusion ; mais c'est tout : ils n'ont rien fait eux-mêmes pour en disperser les nuages ; ils ont bien dit qu'ils appliquaient la *méthode naturelle*; mais ils ont totalement oublié de le prouver, ou plutôt ils ont laissé entrevoir assez clairement que cette méthode n'est point applicable là où ils avaient des prétentions de l'appliquer, prétentions qui se sont réduites, ainsi que nous l'avons démontré ci-dessus, à de simples affirmations, à de puériles velléités. Mais s'ils n'ont pas appliqué la méthode naturelle, ils ont du moins déclaré que leurs principes étaient de classer les maladies *d'après l'ensemble de leurs caractères* et non *d'après un seul ;* en cela, ils ne faisaient rien de bien nouveau, car, nous l'avons déjà dit aussi, il ne s'est jamais trouvé, malgré leurs inconcevables accusations, un seul pathologiste, classique ou non classique, qui ait voulu classer les maladies d'après un seul symptôme, d'après l'état du pouls, par exemple, malgré l'importance attribuée, à une certaine époque, à ce caractère. Mais ce qu'il y a de plus piquant, dans les accusations des micrographes, c'est qu'eux-mêmes ont fait en réalité ce qu'ils reprochent injustement aux autres : à l'encontre de leurs déclarations, de leurs accusations et de leurs prétentions à l'application de la méthode naturelle, ils ont réellement classé les productions morbides d'après un seul caractère, puisque non-seulement ils ont posé ce caractère comme *pathognomonique,* mais qu'ils ont prétendu établir des *espèces* morbides *nouvelles* (et quelles espèces !) en se fondant sur lui. Sans doute, ils n'ont pas toujours été fidèles à la logique de leurs déclarations, ainsi que nous allons le voir ; sans doute, dominés par la force des choses, ils ont été conduits à placer, parfois, au dernier rang ou peu s'en faut, ce prétendu caractère primordial et pathognomonique, et ils sont ainsi tombés dans de flagrantes contradictions ; mais l'inconséquence ne saurait être une excuse ni surtout un argument, et il n'en reste pas moins avéré qu'ils ont reproché à leurs devanciers une faute lourde dont eux seuls sont coupables. Ces propositions vont être de plus en plus justifiées à mesure que nous allons entrer dans les détails.

Il semble que la première condition que dussent remplir des réformateurs qui prétendaient établir des espèces nouvelles, c'était d'abord de bien définir ce qu'ils entendaient par espèces ; or, ce n'est pas précisément ainsi qu'ils ont procédé, M. Lebert ne paraît pas même avoir songé à définir l'espèce, quoiqu'il s'imagine avoir inauguré la méthode naturelle en médecine. M. Broca dit bien que l'espèce pathologique ne saurait avoir le sens précis qu'il a en histoire naturelle ; il indique,

ainsi, ce qu'il ne faut pas entendre par espèce morbide, mais il
est loin de dire aussi clairement ce qu'il faut entendre ; or, c'est
là l'essentiel. Voici comment il résume ses idées sur ce point
capital :

« Nous ferons reposer nos grandes divisions sur les caractères de l'homœomorphisme et de l'hétéromorphisme, de
l'homologie et de l'hétérologie ; pour établir nos genres et nos
espèces nous nous attacherons à l'étude des éléments autogènes,
et nous les classerons comme l'histologie classe les éléments
des tissus normaux ; les éléments adventices enfin nous servi-
ront à distinguer les variétés. »

Ceux qui voudraient chercher dans cet exposé de principes
de classification matière à critique, pourraient se donner libre
carrière ; mais ceux qui voudront y chercher l'indication claire
et positive de ce qu'il faut entendre par *espèce morbide* seront
plus embarrassés. Ce que l'auteur ne dit pas d'une manière
nette, on croit parfois le trouver assez clairement exprimé, d'une
manière implicite, quand il ajoute ce qui suit à ce qu'il a dit
sur le sens qu'il ne donne pas à l'espèce pathologique. (Voy.
ci-dessus, p. 32.)

« Voilà pourquoi nous avons désigné l'élément *caractéristique* de chaque tumeur sous le nom d'élément *autogène* et non
point le nom d'élément *spécifique*. Cette dernière dénomination
ne convient parmi les tumeurs solides qu'aux éléments hétéromorphes du cancer et du tubercule, parce que n'ayant point
d'analogues dans l'organisme normal, ils forment réellement
des espèces distinctes et que d'ailleurs ils sont la manifestation
anatomique de deux diathèses qu'on ne peut refuser de considérer comme des espèces morbides. » (*Traité des tum.*, t. I,
p. 130.)

Ainsi, le cancer et le tubercule constituent deux espèces,
d'abord, *parce que leurs éléments microscopiques n'ont point d'analogues dans l'organisme normal* et sont spécifiques, et, ensuite,
accessoirement, parce qu'ils sont la manifestation de deux dia-

thèses qui sont aussi des espèces morbides. Il est donc évident que ces *espèces* n'en seraient pas moins *espèces*, en l'absence de toute diathèse et que les caractères microscopiques sont *pathognomoniques et spécifiques*. Cela paraît d'une limpidité parfaite, et pourtant cela n'est pas clair : non, cela n'est pas clair, et voici pourquoi : quand M. Broca parle de la *spécificité* des éléments microscopiques, cette *spécificité* s'applique à des *espèces* de productions accidentelles ; quand il parle de diathèses, il en fait des *espèces morbides*. Est-ce intentionnellement ou sans s'en apercevoir, par pur agrément de style, que l'auteur se livre à cette variante? en d'autres termes, admet-il en pathologie des *espèces de productions* et des *espèces de maladies?* La question peut paraître étrange, et pourtant elle est si bien justifiée que tout porte à croire qu'il y faut répondre affirmativement. Voici même qui le prouverait assez catégoriquement, s'il était possible de saisir quelque chose de bien positif, dans cette mêlée de propositions confuses et contradictoires :

« Les globules de pus, ajoute l'auteur, à la même page, sont aussi hétéromorphes et *spécifiques*, et le pus constitue bien certainement une *espèce* à part parmi les *produits morbides*. »

Vous le voyez : une *espèce* parmi les *produits* et non point parmi les *maladies;* et en effet, la chose est bien telle, car nous ne pouvons pas prêter à M. Broca la pensée, par trop absurde, en vérité, de prétendre que le pus, qui est une *espèce* de *produit*, soit aussi une *espèce de maladie*. Entre deux erreurs, l'équité, comme je la comprends, veut qu'on attribue la moindre à ses contradicteurs : or, celle qui ferait *une seule espèce morbide* de toutes les maladies qui engendrent du pus serait tellement monstrueuse, que nous préférons encore croire que M. Broca distingue, dans ses espèces, les *produits* et les *maladies*, et que dès lors les caractères microscopiques sont caractéristiques seulement du produit, mais nullement de la ou des maladies « *dont il est la manifestation*. » Ainsi, le microscope décide si du pus est du pus, mais il n'a pas la prétention de nous apprendre si ce pus est varioleux, morveux, syphilitique, phlegmoneux, etc. Et, en effet, il paraît borner si bien là ses prétentions, qu'il dit ailleurs :

« Les classifications, quoique basées principalement sur l'observation anatomique, ne peuvent se passer du contrôle incessant de l'expérience clinique. Sans ce contrôle on serait exposé à méconnaître fréquemment l'élément autogène, à le considérer comme accessoire, à lui attribuer des propriétés qu'il ne possède pas ou à lui refuser celles qu'il possède. Il est donc indispensable, lorsqu'on se trouve pour la première fois en présence d'*un tissu accidentel* non encore décrit, d'attendre, *avant de* LE *classer et de le caractériser*, le témoignage de la clinique. » (*Traité des tum.*, p. 129.) Et c'est à ce propos qu'il cite l'erreur « *célèbre* » de M. Lebert, qui avait attribué aux fibrômes une bénignité, hélas ! illusoire, erreur que M. Broca a partagée d'abord avec le maître, mais dont il est revenu, ainsi que de quelques autres. Pourtant M. Lebert prétendait bien se distinguer de tous les autres micrographes par sa connaissance et son respect de la clinique, et nous allons voir qu'il avait procédé, précisément, comme M. Broca veut que l'on procède; mais, auparavant, insistons bien sur ce fait : que M. Broca considère les *productions cancéreuses* comme une *espèce au même titre que le pus*, espèce anatomique « *qui n'a de signification et ne peut être classée que lorsque le témoignage de la clinique a parlé;* » si le microscope ne poussait pas, en réalité, ses prétentions plus loin, il n'y aurait que des éloges à lui décerner; seulement, on ne s'expliquerait guère qu'il eût fait tant de bruit.

Mais c'est qu'au fond, ces aveux, de deux choses l'une, ou ne sont pas sincères ou ne sont pas conscients; outre les signes infaillibles de grande prétention que nous avons relevés, il est parlé, dans cette même citation, où il s'agit du témoignage de la clinique, des *propriétés* des éléments *autogènes* (1), lesquelles

(1) On demandera peut-être ce que c'est qu'un élément *autogène* (s'engendrant

propriétés doivent s'entendre de la *bénignité* ou de la *malignité* de ces éléments ; or, ces propriétés, ni des propriétés vitales quelconques, ne sauraient évidemment se trouver dans des *produits* qui, une fois formés, ne sont plus dans l'économie que des corps étrangers, ce que l'auteur dit très-justement à propos du pus : « Mais le pus une fois formé est *un corps étranger*..... » Voilà donc les productions cancéreuses qui sont une espèce *comme le pus;* mais le pus n'est qu'un corps étranger, tandis qu'elles sont...... l'auteur ne dit pas quoi; on peut seulement supposer qu'elles sont une *maladie* ou plutôt on le doit, puisqu'il les appelle productions *cancéreuses*, ce qui n'est évidemment pas l'analogue de *pus* tout court; dire d'une substance qu'elle est du pus ou une *production puriforme*, c'est classer un *produit;* mais dire qu'elle est une *production syphilitique*, ou *farcineuse*, ou *cancéreuse*, c'est classer ou caractériser une *maladie*, et classer dans la même case, appeler du même nom le *produit* et le *producteur*, c'est tomber dans une confusion un peu plus forte que celle qu'a jamais pu commettre le plus exclusif et le plus aveugle de tous les cliniciens. C'est ce que les micrographes, du reste, semblent reconnaître et méconnaître tour à tour, suivant les exigences de leur doctrine, les difficultés de la position

lui-même); le voici : dans les productions accidentelles, on rencontre souvent, on pourrait dire toujours, deux ou plusieurs éléments; de ces éléments, c'est le fondamental qui est autogène et qui « *détermine l'espèce*. » On voit que c'est toujours l'élément qui détermine l'espèce, comme il a déjà déterminé le *genre* et même les « *grandes divisions* » (il n'est pas question de familles), on voit, en un mot, que c'est lui qui détermine tout. — L'élément autogène est donc le fondamental; et qu'est-ce que le fondamental? « *En général* c'est celui qui prédomine sur les autres par sa quantité; mais d'autres fois il est *beaucoup* moins nombreux que les autres, » qu'on appelle *adventices;* et, alors, à quoi reconnaît-on qu'il est *autogène* ou *fondamental*, ce qui est plus clair? A ce que la clinique démontre qu'il se conduit d'une façon et non pas d'un autre, à la façon du cancer, par exemple, et non à la façon d'un lipôme. Mais si c'est la clinique qui démontre et détermine cela, comment se peut-il que ce soit l'élément qui détermine l'*espèce*, le *genre* et les *grandes divisions*, c'est-à-dire qui détermine tout, et la clinique rien? C'est une énigme que nous tâcherons de débrouiller plus loin.

qu'elle leur fait, et peut-être aussi, suivant les incertitudes de leur esprit. Il faut pourtant faire un choix, dans cet inextricable réseau de propositions plus hétérogènes qu'autogène, ou plutôt il faut tâcher de séparer l'ivraie du bon grain qu'elles peuvent renfermer, et les vanner un peu, au risque de voir le vent de la science positive les emporter toutes.

Nous avons dit que, pour établir des espèces nouvelles, il fallait d'abord définir ce que c'est qu'une espèce ; nous avons vu que la micrographie n'avait rempli que peu ou point cette condition indispensable, mais qu'elle avait implicitement posé en principe que ce qui caractérise l'espèce, pour elle, c'est l'élément *autogène*, et que ce qui caractérise l'élément autogène, c'est... *la clinique !* et ils auraient pu ajouter la physiologie, puisque tel élément autogène peut jouer un grand rôle physiologique ; en voici une preuve :

« Il y a une différence immense entre le tissu fibro-plastique *transitoire* de l'embryon, le tissu fibro-plastique *adventif* ou accessoire, et le tissu fibro-plastique *autogène*, qui constitue les fibroïdes : le premier remplit dans l'organisme une fonction utile ; le second est indifférent ; le dernier est toujours nuisible. » (Broca, *Dict. de méd. vétér..*, t. III, art. *Cancer.*)

Ce que la micrographie dit du tissu, — elle devrait dire au moins, pour être correcte, de l'*élément*, — fibro-plastique, elle le dit également de l'*élément* épithélial, etc. : « Ainsi, dit-elle, les tumeurs osseuses ou *ostéômes* sont séparées des hypertrophies des os. Les trois ESPÈCES de tumeurs épithéliales sont plus éloignées encore. » Je le crois bien ! puisqu'une *espèce* est formée par les *cors aux pieds, durillons,* etc. ; l'autre par les *cornes,* l'autre par le *cancroïde* de la peau et des muqueuses ! en sorte que voilà *le même élément,* voire ce que la micrographie appelle même « *la même* NATURE *d'élément* », et d'élément bien *autogène* ou *fondamental,* — dans les deux premières espèces surtout, puisqu'il s'y trouve à peu près *seul,* — voilà le même élément qui constitue, non plus *une espèce* ou *un genre,* ou *une grande division ;*

mais TROIS GRANDES DIVISIONS, TROIS GENRES et TROIS ESPÈCES!!! et ce n'est pas tout ce qu'on pourrait lui faire constituer! C'est comme si, en histoire naturelle, on fondait sur les dents canines d'un même développement, d'une même forme, TROIS ORDRES d'animaux, les carnassiers, les ruminants et les pachydermes, par exemple; *trois genres*, le genre chat, le genre bœuf et le genre éléphant, je suppose; et TROIS ESPÈCES, le chat sauvage (*félis catus*), le bœuf commun (*bos taurus*) et le cheval (*equus caballus*)!!! Voilà exactement comment la micrographie applique la méthode naturelle, quand elle ne fait pas encore pis.

A-t-elle bien tort de ne pas mieux soutenir ses prétentions, et de ne pas respecter davantage ce qu'elle donne comme ses principes? Non, vraiment, et loin de l'en blâmer, nous l'en féliciterions, si l'on pouvait mériter des félicitations pour se soumettre à la force des choses, pour faire ce qu'il est impossible qu'on ne fasse pas. Quand M. Lebert a voulu juger la valeur des nouveaux caractères qu'il avait observés dans le cancer, comment s'y est-il pris? D'une façon très-logique, et qu'il est très-intéressant de rappeler, ne fût-ce que pour chercher comment l'amour exagéré de la nouveauté et l'ambition des réformes a pu faire abandonner une aussi bonne voie, quand on y était entré avec tant de franchise et de bon sens :

« Et ici, dit-il, il faut que nous fassions une petite digression pour rendre compte de quelle façon nous sommes arrivé à nous convaincre du caractère spécial de la cellule du cancer. Nous avons pris pour type des cas dans lesquels le diagnostic était incontestable, tels que le sarcocèle et le cancer du sein parvenu à sa période d'infection générale. Trouvant ensuite qu'un certain nombre de tumeurs enlevées dans les hôpitaux, ou que nous enlevions nous-mêmes comme cancéreuses, montraient des éléments différents de ceux que nous avons trouvés d'une manière concordante dans les cancers véritables, nous nous sommes imposé la tâche de recueillir sur toutes ces tumeurs à structure microscopique différente de nombreuses observations cliniques, pour savoir si à la structure différente correspondaient ou non des caractères cliniques différentiels. Après avoir accumulé ainsi pendant des années des observations, nous sommes aujourd'hui à même de formuler nettement notre pensée à ce sujet, en disant que les tumeurs à caractères microscopiques, différents de ceux du cancer, doivent tout aussi bien en être séparés par leurs caractères cliniques et par ceux que fournit l'anatomie. » (LEBERT, *Malad. cancér.*, p. 16.)

A quelques expressions près, qui peuvent dépendre de ce que M. Lebert paraît ne tenir que médiocrement à rendre sa pensée avec une parfaite précision, il n'y a, dans ce passage, rien que ne puisse accepter le clinicien le plus pur, ou le plus *arriéré*, si cette épithète peut plaire davantage aux novateurs micrographes. Que dit, en effet, M. Lebert? Qu'il y a des cas, en clinique, — et qui paraissent même assez nombreux, d'après la facilité avec laquelle il les a trouvés, — dans lesquels le cancer se présente avec des caractères *impossibles à méconnaître*, des cas TYPES, comme il les appelle; et c'est *parce qu'il a toujours* rencontré, dans ces cas, une cellule spéciale (1) qu'il

____

(1) Cette cellule a de 20 à 25 millièmes de millimètre de diamètre, mais elle peut parfois n'en avoir que 15 ou, au contraire, en avoir 40. Sa forme est celle d'une sphère régulière, mais elle est sujette à une très-grande variété de formes de sa « paroi, » et cette variété constitue un « caractère important. » Ainsi, la paroi peut être *ovoïde, allongée, triangulaire*, à angles *aigus* ou *émoussés*, fusiforme, etc., etc.; elle renferme une seule autre cellule, dite *noyau*, excentriquement placé et assez volumineux pour occuper la moitié ou plus de l'espace mesuré par la cellule; cette grande dimension du noyau est caractéristique de la cellule cancéreuse; ce noyau est ovoïde ou elliptique, mais il peut être quelquefois *rond* (c'est-à-dire sans doute sphérique), et il a une dimension de 10 à 15 millièmes de millimètre de diamètre (ce qui, par parenthèse, est loin de représenter la moitié de l'espace compris dans une cellule de 20 à 30 millièmes de millimètres de diamètre; M. Lebert a oublié sa géométrie). — Ses contours sont fortement arrêtés, ce qui indique une forte épaisseur des parois; il renferme lui-même une, deux ou trois autres cellules dites *nucléoles*, rarement davantage; ces nucléoles ont généralement 2 1/2 à 3 1/3 millièmes de millimètre de diamètre; mais ils peuvent, parfois, en avoir 4 et 5, et alors, ils renferment des *granulations* qui pour-

a considéré cette cellule comme un caractère du cancer. Jusque-là tout est pour le mieux, l'observation étant supposée exacte, et nous verrons tout à l'heure ce qu'il en peut être sur ce point; mais M. Lebert et ses disciples ne s'en sont point tenus là : après avoir fondé sur l'observation clinique la valeur de leurs fibres et de leurs cellules, ils ont voulu que les fibres et les cellules dictassent des lois à la clinique; ils ont voulu :

1° Faire des *espèces* nouvelles;

2° Que partout où l'on rencontrerait cette cellule spécifique, et pourtant si malléable, il y eût cancer;

3° Que partout où l'on ne la rencontrerait pas, il n'y eût pas cancer.

C'est ici qu'ils ont enfreint la méthode naturelle qu'ils prétendaient inaugurer, qu'ils ont dépassé, en prétention, toutes les bornes, et qu'ils ont rencontré la résistance. Cette résistance porte, ici, sur le cœur de la question; tâchons de la serrer de près.

1° Si la micrographie a fait des espèces nouvelles, on peut dire qu'elles ne lui coûtent vraiment pas cher, et ce qui doit surtout nous étonner, c'est qu'elle se soit contentée d'en faire si peu; quand il suffit d'une cellule plus ou moins grande, plus ou moins transparente, ronde, ovale, elliptique, carrée, longue, triangulaire, polygonale, fusiforme; cellule renfermant un noyau ou plusieurs, grands ou petits, placés au centre ou hors du centre; noyaux renfermant des nucléoles en nombre et de grandeur variables, lesquels nucléoles peuvent eux-mêmes renfermer des *nucléolules*! Il y a vraiment là de quoi fournir des *espèces* aux imaginations les plus échevelées! Du moment qu'on prend des espèces, on n'en saurait trop prendre,

raient bien être des *nucléolules*, mais sur lesquelles M. Lebert ne se prononce pas. Tels sont les caractères types de la cellule cancéreuse et de son contenu; ce type, déjà si variable, est encore sujet à de nombreuses altérations, qu'il sera t hors de notre objet d'indiquer ici en détail.

et nous les passerons toutes aux micrographes; nous nous réserverons, seulement, de leur faire remarquer que ces espèces n'ont rien de commun avec celles des cliniciens. Celles-ci demandent un peu plus qu'une différence dans le volume et la situation d'un noyau, d'un nucléole ou d'un nucléolule.

Quand le sagace Bright proposa l'espèce qui porte son nom, il ne se contenta pas d'annoncer à ses confrères qu'il avait observé des hydropisies qui commençaient par la tête au lieu de commencer par les pieds, ce qui était pourtant quelque chose; il leur apprit que cette hydropisie ne débutait pas seulement d'une manière différente des autres, mais qu'elle avait une marche différente, une fin différente, et qu'elle coïncidait avec des lésions spéciales constantes, non décrites encore, et très-visibles sans le secours de la moindre lentille.

Voilà qui peut passer pour une *espèce morbide*; aussi les cliniciens ont-ils universellement accepté la découverte de Bright. Qu'est-ce donc qui constitue une espèce? Quelles que soient les difficultés de la question, nous ne l'éluderons pas.

Définir l'espèce morbide est sans doute très-difficile, sinon impossible; cependant il faut bien qu'on puisse s'en faire une idée, puisqu'il est des espèces anciennes sur lesquelles tout le monde est d'accord; que tout le monde aussi a reconnu dans la maladie de Bright, une espèce nouvelle, et qu'on est sur le point d'accepter comme telle la maladie d'Addisson. On peut donc s'entendre sur ce que c'est qu'une espèce morbide, j'ajoute qu'il est une catégorie d'espèces où l'entente est très-facile.

Je considère, en effet, qu'il y a deux catégories au moins d'espèces morbides : les espèces contagieuses et les espèces non contagieuses. Quand une maladie se transmet, soit d'un individu à un autre de même espèce, soit d'un individu à deux ou plusieurs individus d'espèces différentes, quand elle semble, en un mot, se perpétuer par une sorte de génération, c'est vraiment là une quasi-espèce naturelle, car le premier de tous

les caractères de l'espèce naturelle est de pouvoir se reproduire ;
et si je disais, dès à présent, toute ma pensée, j'ajouterais
que c'est tout à fait une espèce naturelle, car j'ai la conviction
que toutes les maladies contagieuses (et probablement même
beaucoup d'autres) sont dues à l'action sur l'organisme de
parasites vivants, et que la transmission de ces maladies
et leur persistance dépendent de l'engendrement et de la
migration de ces parasites. En tout cas, que cette vue soit
plus ou moins fondée, ce que nous examinerons un peu plus
loin, il est incontestable que le caractère contagieux suffit à lui
seul pour définir l'espèce pathologique, attendu qu'il répugne
tout autant au bon sens d'admettre que la rougeole puisse en-
gendrer la rage, que d'admettre que d'un œuf de merle puisse
naître une autruche.

Le caractère contagieux, voilà donc le signe pathognomonique d'une catégorie d'espèces pathologiques. Ce n'est pas,
assurément, une de ces espèces que la micrographie prétend
avoir fondé ; non-seulement elle n'en a pas établi de semblables, mais encore elle s'évertue à démembrer celles qui existent : par exemple, elle trouve que la seule forme constitutionnelle de la syphilis donne lieu à des productions fibro-
plastiques, à des productions épithéliales et *autres* (LEBERT,
Malad. cancér., p. 155 ; BROCA, etc.), à des productions informes même, à ces productions composées d'éléments qui n'ont
« *aucune signification,* » et ces productions informes sont les
gommes syphilitiques ! Qui se serait jamais douté que la
syphilis se composât de tant d'espèces à formes et sans formes ?
Voilà donc cette maladie dont la clinique avait à grande peine
réuni les membres épars, pour en faire un corps, une espèce
pathologique bien constituée, la voilà divisée en quatre ou
cinq *espèces* micrographiques qui, probablement, deviendront
encore bien plus nombreuses, pour peu que les micrographes
se mettent à la dissection des *produits* syphilitiques.

On conviendra que voilà un étrange progrès ; il est exactement de même genre que celui qui consisterait à faire autant d'espèces d'hommes qu'on trouverait de nuances d'yeux, de cheveux, de peaux ; de différences de taille, de force, de caractère, etc., etc. La micrographie n'aurait qu'à étendre sa méthode à toutes les maladies contagieuses ou épidémiques, à la morve, à la fièvre jaune, au choléra, à la variole, au charbon, etc., etc., elle nous ferait une belle pathologie et surtout bien *naturelle* et bien exempte de toute confusion ! Je ne pense pas que pareille extention soit fort à craindre ; il y a dans la science et dans l'art des modes comme partout ailleurs ; mais les modes passent, l'art et la science véritables, fondés sur la nature, restent, et les espèces pathologiques contagieuses resteront, parce qu'elles sont, pour ainsi dire, aussi naturelles que les véritables espèces. J'ajoute qu'elles ne resteront pas seules : il y en a qui, sans être contagieuses, du moins par la contagion que nous connaissons, ne sont guère moins naturelles que les espèces contagieuses, qui sont même beaucoup plus homogènes, si l'on me permet ce mot, c'est-à-dire beaucoup plus identiques à elles-mêmes, chez les divers individus ; l'épilepsie, le rhumatisme articulaire aigu, la fièvre intermittente, dans ses premières phases, la danse de Saint-Guy, etc., constituent des espèces qui ne feront jamais question pour aucun médecin raisonnable et attentif.

Qu'y a-t-il donc dans ces maladies qui permette à l'observateur, je dirai presque le plus superficiel, de les reconnaître comme des espèces distinctes ? C'est évidemment *un ensemble de phénomènes*, cet ensemble que M. Lebert a sans doute constaté dans les cas *types* de cancer, et qui lui a servi de *critérium* pour établir la signification symptomatique de la cellule dite cancéreuse. Est-ce à tort que l'on considère cet ensemble de symptômes comme formant un tout qui se tient, qui dépend des mêmes conditions générales, de la même *cause ?* Ne serait-il pas plus naturel de voir dans cet ensemble autant de maladies différentes que de fonctions troublées ou d'organes lésés ?

de voir, par exemple, dans la dothinentérie, non une espèce
morbide dite fièvre typhoïde, mais une inflammation de l'intes-
tin, une congestion de la rate, une bronchite, une dermite, une
encéphalite... etc., car, dans cette maladie générale, les maladies partielles que nous venons d'énumérer ne sont pas toujours les seules? D'abord, une pareille manière de voir ne ferait
que changer les caractères de l'espèce, puisque chacune de ces
maladies partielles serait une espèce ; mais je n'hésite pas à
affirmer que pas un seul esprit droit, fût-il absolument étranger
aux études médicales, ne tombera dans un tel aveuglement de
méconnaître le lien qui unit toutes ces petites maladies particulières ou pour mieux dire tous les symptômes de la fièvre
typhoïde, et de ne pas comprendre que ce serait détruire une
science que de l'émietter ainsi; de prime-abord, cela saute aux
yeux et s'impose; mais cela devient en quelque sorte plus certain encore, quand on réfléchit que cet ensemble de phénomènes, qui caractérise une espèce pathologique, est précisément, en général, d'autant plus régulier, que l'espèce appartient à une maladie plus nettement, je dirai volontiers plus
puissamment contagieuse.

Une autre considération presque aussi décisive, c'est que cet
ensemble de caractères qui constitue une espèce morbide, et
surtout une espèce morbide chronique, se transmet très-souvent par hérédité, et qu'il serait souverainement absurde de
croire qu'une maladie purement locale, accidentelle, puisse
être héréditaire ; autant vaudrait croire à l'hérédité de la brûlure ou des plaies de tête par chute de cheminée. Je sais qu'il y
a des imaginations qui vont jusque-là; mais ces imaginations
sont trop riches pour s'astreindre à l'étude de la médecine ou
de toute autre science; ce serait peine perdue de discuter avec
elles ; tout ce qu'on peut dire, c'est que les espèces morbides
ne perdront pas grand'chose à se passer de leur assentiment.

Le principe de ces espèces solidement posé, dans sa généralité, il se présente maintenant une question importante, non

moins importante pratiquement que doctrinalement; nous ne voulons pas l'éluder plus qu'aucune autre :

L'ensemble de phénomènes qui caractérise l'espèce morbide peut se présenter complet, et, alors, nulle difficulté : l'espèce s'impose aux esprits les plus réfractaires, les moins clairvoyants; mais il peut manquer à cet ensemble un ou plusieurs détails, et alors se pose la question de savoir quels détails peuvent manquer et combien, sans que l'espèce cesse d'être reconnaissable. Je ne sais s'il existe un pathologiste assez confiant en lui-même pour répondre catégoriquement à une telle question, pour résoudre par des règles, des principes fixes, un pareil problème; ce n'est pas moi, assurément, qui aurai l'audace de le tenter, car le succès de l'entreprise ne m'apparaît même pas comme possible, dans l'état actuel de la science; toutefois, si le problème est encore théoriquement impossible, il faut reconnaître que la pratique le résout, d'une manière assez satisfaisante, dans l'immense majorité des cas, en partie à l'aide de l'habitude, en partie aussi à l'aide de quelques règles, qui, sans être absolues, sont cependant d'une application très-générale. Ces règles rapprochent encore les espèces morbides de la classification naturelle. Le caractère fondamental de l'espèce est de se reproduire indéfiniment, dans son type; dans chaque individu, on reconnaît le type chaque fois qu'il n'y manque pas, soit un trop grand nombre de caractères, soit un caractère fondamental. Il en est à peu près de même dans l'espèce morbide : ainsi, aucun médecin ne donnerait, aujourd'hui, le nom de syphilis, ou de variole, ou de morve, à une maladie qui ne serait pas contagieuse, l'ensemble de ses caractères se rapprochât-il beaucoup, d'ailleurs, de celui qui constitue ces maladies. Mais il faut avouer qu'il est peu de caractères aussi fondamentaux que la contagion, ou, pour mieux dire, qu'il n'en est pas. La lésion anatomique, par exemple, qui est quelquefois si caractéristique, peut cependant manquer sans qu'on cesse de croire, avec toute raison, à l'identité de la maladie, dans les cas où elle manque et dans ceux où elle existe; ainsi, des médecins du plus haut mérite sont allés jusqu'à admettre une variole sans pustules varioliques, quoique ces pustules et leur évolution forment, pour ainsi dire, toute la maladie varioleuse.

Les convulsions d'une certaine forme caractérisent tellement l'épilepsie, que quiconque les a bien vues une fois, ne peut guère s'y tromper; ce sont véritablement ces convulsions qui sont caractéristiques de l'épilepsie; cependant, aucun médecin attentif ne méconnaît l'épilepsie au simple vertige épileptique.

Ces deux exemples prouvent à la fois et que les caractères dominants peuvent manquer, sans qu'une individualité morbide cesse d'appartenir à son espèce, et que ces caractères dominants n'appartiennent pas toujours au même ordre de phénomènes; la coordination des caractères ne saurait donc se faire, en pathologie, d'après les mêmes principes qu'en histoire naturelle : le caractère pathologique prédominant sera, tantôt une lésion anatomique (pustule variolique, zona, rougeole, etc.), tantôt une forme de mouvements (chorée, hystérie, épilepsie, etc.), tantôt une succession de sensations (fièvre intermittente, etc.), tantôt même, il n'y aura pas à proprement parler de caractère prédominant, et ce sera seulement l'ensemble lui-même qui sera caractéristique; tel est le cas de la fièvre typhoïde, du choléra, etc.

Si, de ces considérations générales, nous descendons à l'objet qui doit spécialement nous occuper dans ce travail, voyons-nous que le cancer manque d'un ensemble de caractères suffisant pour déterminer une espèce *morbide* (et non une espèce de *produits*)? M. Lebert ne l'a pas pensé, et nous croyons qu'il a été bien inspiré. Mais existe-t-il, dans cet ensemble, un caractère assez prédominant pour que de sa présence ou de son absence dépende la spécification de la maladie, dans un cas particulier? Évidemment, non, surtout tant qu'on

n'aura pas trouvé le mode de contagion du cancer, car, pour
le dire par anticipation, le cancer est, à notre avis, contagieux.
Mais j'avoue que si j'avais eu à trouver un caractère prédominant, ce n'aurait pas été dans les corpuscules, bien visibles seulement à des grossissements de cinq à six cents diamètres, que je
serais allé le chercher; il est, vraiment, à peine croyable que des
esprits, distingués d'ailleurs, aient poussé jusque-là l'amour des
infiniment petits. C'est donc seulement à la présence d'un certain nombre de caractères que, malgré l'absence de quelques
autres, on considérera une affection comme cancéreuse, de
même que l'on considérera comme typhoïde une fièvre où man-
querait le météorisme, l'épistaxis initiale, la céphalalgie, l'hé-
bétude, la prostration ou même les taches roses lenticulaires;
mais il est bien évident qu'une fièvre continue ne saurait être
caractérisée de typhoïde, si tous ces caractères manquaient à
la fois; mais, je le répète, le nombre de ceux qui peuvent
manquer serait difficile à déterminer d'avance, et l'habitude
clinique aura ici sa part, tant que la science ne sera pas parvenue à posséder des principes plus fixes. Tout ce que l'on
peut dire, c'est que plus on pourra constater de caractères,
plus ceux que l'on constatera seront importants, plus la spécification de la maladie sera facile, moins il restera de place à
l'erreur. Et c'est à ce point de vue qu'on doit toujours accueillir
avec satisfaction la découverte d'un nouveau caractère d'une
maladie, et que les révélations du microscope auraient été
reçues avec une reconnaissance sans mélange, si elles s'étaient
présentées comme apportant un signe de plus à la spécification
des maladies et à l'art si difficile et, en ce qui concerne les
tumeurs, souvent si conjectural, du diagnostic. Mais, assurément, il ne se trouvera jamais un médecin, dépourvu de tout
parti pris, de tout amour-propre d'auteur ou de tout zèle
d'adepte, qui consente à subordonner tout un ensemble de
caractères à la seule forme d'une cellule microscopique; il n'en
est pas un qui ne s'écrie, comme le fit M. Velpeau, dans la

grande discussion de 1854, sur le cancer : « Quand bien même je verrai tous les microscopes du monde braqués contre moi, cela ne m'empêcherait pas de soutenir qu'il y a cancer, même en l'absence de toute cellule et de tout noyau dit cancéreux, quand mes yeux me permettent de constater tous les autres caractères du cancer. » Or, le cas auquel faisait allusion M. Velpeau est arrivé, et n'a pu être sérieusement contesté ; le doute qui a malheureusement plané, pendant cette discussion, sur l'exactitude de quelques allégations de M. Velpeau, n'a pu atteindre les faits qu'il a cités et qui prouvent que tous les caractères du cancer se sont rencontrés, dans des cas où la cellule caractéristique, cherchée par les plus habiles micrographes, par le chef de l'école même, n'a pu être trouvée, tandis que cette cellule a été constatée par les mêmes micrographes, dans des cas où tous les autres caractères ont prouvé qu'il n'y avait pas cancer (1). Ce dernier fait est plus grave pour

(1) Voici ces faits, tels que M. Velpeau les a racontés dans son discours. Pour concilier ces faits avec la doctrine de l'infaillibilité du microscope, M. Broca, dans la critique qu'il fit de cette discussion, dans le *Moniteur des Hôpitaux*, se livra aux interprétations les plus forcées et accusa tout le monde et lui-même, mais surtout les élèves des hôpitaux, d'erreur ou, à la fois, d'erreur et d'infidélité ! Ce ne sont pas là des arguments, et les faits cités par M. Velpeau, en présence des micrographes qui avaient fait les observations, qui pouvaient réclamer et qui n'ont dit mot, ces faits sont restés intacts et sont acquis à la science ; nous les reproduisons donc ici, sans le moindre scrupule, et nous les recommandons à l'attention de tous les praticiens qui ne les auraient pas suffisamment remarqués, lors de la discussion ; les voici :

« En 1848 j'opérai, pour une tumeur du sein qui me paraissait être de nature encéphaloïde, une jeune fille qui, depuis ce temps-là, se porte admirablement, qui est devenue mère de plusieurs enfants bien portants aussi et qui ne paraît pas plus disposée que moi au cancer. Cependant, la tumeur de cette malade, *examinée par M. Lebert*, contenait la cellule caractéristique du cancer. Dans ce cas, la cellule existait là où le cancer n'existait pas.

« En 1847, une autre jeune fille se présente avec une tumeur de la grosseur d'un œuf, située dans la mâchoire supérieure. Je jugeai que cette malade était atteinte d'un kyste hématique de l'os maxillaire, peut-être même du sinus maxillaire. Lorsque je l'opérai, je trouvai la tumeur remplie de cette matière pultacée, sanguinolente qui appartient en effet à ces kystes hématiques. Cependant je voulus connaî-

la cellule cancéreuse que le premier, car si l'absence d'un caractère dans un cas, d'ailleurs non douteux, ne lui enlève que peu de valeur, la présence de ce caractère dans des cas évidemment étrangers à ceux dont il est censé être patho-

tre le résultat de l'examen de cette matière, fait au microscope. *M. Lebert l'ayant examinée, y trouva la cellule cancéreuse;* et cependant, cette jeune fille, devenue mère à présent — (on se rappelle que la discussion est de 1854) — se porte très-bien et ne présente aucune disposition cancéreuse.

« Il y a trois ans, un jeune malade se présente avec une tumeur siégeant sur le calcanéum. Cette tumeur ne me parut nullement de nature cancéreuse. Cependant, quand je pratiquai l'ablation par l'excision de l'os, MM. les micrographes furent d'accord qu'elle contenait la cellule cancéreuse. Le malade a parfaitement guéri sans récidive, parce que ce n'était pas là du cancer.

« Une femme portait au sein un de ces encéphaloïdes mous, volumineux et circonscrits, de ceux que j'appelle de la pire espèce. Je l'opérai *malgré la conviction où j'étais de la récidive* (1). La tumeur offrait cet aspect lardacé qui, pour moi, est un caractère presque infaillible de l'encéphaloïde. Je voulus la faire examiner à la fois par plusieurs micrographes, afin que l'observation jouît de toute l'authenticité possible. *Je la divisai donc en cinq tranches,* que je fis remettre à *cinq de nos plus habiles micrographes,* qu'il me serait possible de nommer et qui, d'ailleurs, n'auraient pas à en rougir, puisque *tous ont été d'accord.* Mais ils ont été d'accord à déclarer que *la tumeur ne contenait pas la cellule caractéristique et que, par conséquent, elle ne pouvait être considérée comme de nature cancéreuse.* Quant à la malade, elle commença par bien aller, et la cicatrice se fit assez vite. Mais un mois après sa sortie de l'hôpital, elle revint à la consultation avec un petit bouton qui reparaissait sur la cicatrice. Ce bouton grossit, la santé s'altéra et la malade finit par succomber à la *cachexie cancéreuse, dix mois après l'opération.*

« En 1837, j'eus à opérer une dame des Andelys, qui portait au condyle du fémur une de ces tumeurs pultacées hématiques dont vous parlait M. Gerdy dans la dernière séance. Cette dame, amputée de la cuisse, a vécu jusqu'à présent sans présenter aucun nouvel accident.

« Plus tard, j'eus encore occasion d'amputer de la cuisse une demoiselle, place Royale, pour une semblable tumeur du condyle du tibia, et cette demoiselle n'a jamais éprouvé la moindre trace de récidive ni d'affection cancéreuse.

« Eh bien! j'ai opéré aussi, il y a deux ans, un malade qui portait une tumeur en tout semblable aux deux précédentes, et cette fois *la tumeur examinée par M. Lebert présenta la cellule cancéreuse.*

« *Dans aucun cas,* la récidive n'a eu lieu; cependant l'examen microscopique

(1) On trouvera peut-être que c'est là de la chirurgie peu humaine; mais ce n'est pas de chirurgie qu'il s'agit en ce moment : c'est de micrographie; passons donc.

gnomonique ou quasi-pathognomonique, lui enlève évidemment même toute apparence de spécificité.

Ainsi, quand le diagnostic d'une maladie cancéreuse aura été fondé sur un nombre suffisant des caractères que nous avons précédemment énumérés, ce diagnostic ne saurait être mis en question parce qu'on aurait omis l'examen microscopique des fragments de la production morbide; car, dans le cas où cet examen aurait été fait et aurait permis de constater l'absence de la cellule dite cancéreuse, le diagnostic n'en devrait pas moins être maintenu.

Est-ce à dire que nous repoussions cet examen ou que nous le considérions même comme superflu? Nullement; nous croyons qu'il a, au contraire, sa valeur; mais pour déterminer cette valeur, il faut d'abord être bien convaincu que la cellule cancéreuse, si elle n'est ni constante ni pathognomonique, est du moins bien réelle; or, cette réalité même a été mise en question par des hommes dont on ne saurait contester ni le mérite ni la compétence; il s'agit donc, avant tout, d'être fixé sur ce point, vraiment primordial.

Je ne veux pas dissimuler ce que ma situation a de difficile dans une pareille question, pour la solution de laquelle la critique seule ne saurait suffire, et où la connaissance seule des faits cliniques devient tout à fait inutile; la véritable manière de la résoudre avec autorité, ce serait de pouvoir apporter

appliqué à la troisième prouve assez que toutes les trois étaient de nature cancéreuse pour MM. les micrographes. Il n'en est rien; la maladie n'a récidivé dans aucun cas, parce que ce n'était pas du cancer. » (VELPEAU, *Discussion sur le cancer*, séance de l'Académie de médecine du 10 octobre 1864.)

Répondre à de pareils faits, comme l'a fait M. Broca, en disant que les élèves chargés de porter les pièces anatomiques aux micrographes, les auront changées en route, pour faire pièce au microscope, ou que les micrographes eux-mêmes se seront trompés, et auront examiné une tumeur pour une autre, comme cela *a failli* arriver à M. Broca lui-même, ce n'est vraiment pas sérieux, et nous croyons pouvoir nous dispenser de répondre à de pareils arguments.

soi-même de nombreuses observations au débat, des observations plus exactes, s'il est possible, plus détaillées, plus
variées que celles des observateurs dissidents. Je ne possède
malheureusement pas ce supplément d'instruction, indispensable aux considérants d'un jugement définitif. J'ai lieu
d'espérer, cependant, que la rapide discussion qui va suivre
ne sera pas inutile à l'éclaircissement, tout au moins, sinon à
la solution de la question.

M. Lebert nous avait déjà appris, pour le cas où nous l'aurions ignoré, que, non-seulement toute l'école allemande,
rangée sous la bannière de la théorie cellulaire, se refusait à
reconnaître dans le cancer ou dans le tubercule la présence
d'éléments ayant une forme spéciale, mais que cette école, et
beaucoup d'autres micrographes allemands et anglais ne
voient, dans les cellules du cancer et du tubercule, rien autre
chose que des déviations, des exagérations, des déformations,
des phases diverses des cellules de l'état normal, déviations,
exagérations, déformations et phases qui n'ont rien de régulier, de fixe. Il semble que ce soit là une simple question de
fait, sur laquelle il n'y a vraiment aucune discussion à élever,
mais bien un simple examen à faire; cependant M. Lebert ne
s'est pas contenté d'opposer à ses confrères en micrographie
l'autorité de son affirmation, il y a joint divers arguments dont
quelques-uns sont peu concluants et sont plutôt faits pour
nuire à sa cause que pour la défendre : par exemple, pour
prouver à M. Virchow que les cellules cancéreuses ne ressemblent pas aux cellules d'épithélium; M. Lebert fait observer
que « le cancer fuit les surfaces épithéliales et qu'il se dépose
partout au contraire à une certaine distance de celui-ci. » —
(C'est sans doute de *celles-ci* qu'il faut lire.) — Que les cellules
cancéreuses se développent *loin* de l'épithélium, *près* de l'épithélium, ou même *dans* l'épithélium, qu'est-ce que cela peut
prouver pour ou contre leur ressemblance, leur identité avec

les cellules épithéliales? Il y a dans ce raisonnement une lacune mentale qui inspire peu de confiance dans la logique de M. Lebert, et qui, par conséquent, plaide médiocrement en faveur de sa doctrine. Depuis que sa réfutation, à plusieurs égards défectueuse, des opinions de MM. Vogel, Virchow et Bennet a été publiée, il ne paraît pas qu'aucun de ces auteurs ait été ébranlé dans ses convictions; il paraît, au contraire, que leurs opinions ont gagné, en Angleterre et surtout en Allemagne, le peu de terrain qu'y occupait la doctrine de M. Lebert. Dans son récent ouvrage sur les tumeurs, M. Virchow se prononce aussi absolument que jamais à cet égard, et il a même l'air de ne plus attacher à l'opinion de la spécificité des cellules une importance suffisante, pour mériter une réfutation en règle; il se contente de lui opposer quelques arguments dont quelques-uns sont bons, d'autres assez médiocres, et de résumer son sentiment dans cette appréciation sommaire : « Beaucoup d'adeptes de l'école de Paris tiennent encore aujourd'hui à cette doctrine des éléments spécifiques, qui a également trouvé en Angleterre quelques partisans. En Allemagne, elle a, dès le début, fait peu de prosélytes, et maintenant elle est tout à fait abandonnée. » (Virchow, *Pathol. des tum.*, p. 25.) Aujourd'hui, que M. Lebert professe en Allemagne depuis plusieurs années, c'est certainement une grande présomption contre sa doctrine que de l'y voir « complétement abandonnée, » si tant est que l'appréciation de M. Virchow soit exacte; mais enfin, cela n'est pas une preuve décisive, et, à cette présomption, ainsi qu'aux arguments théoriques qui l'accompagnent, nous aurions préféré que M. Virchow substituât le résumé bien clair de toutes les observations micrographiques qu'il a pu faire sur les tumeurs cancéreuses, et qu'il tâchât de nous expliquer, par ces observations, d'où vient l'erreur de M. Lebert et de ses adhérents. Malheureusement M. Virchow, comme la plupart de ses savants compatriotes, paraît avoir peu de goût pour les démonstrations simples, courtes et caté-

goriques, et il a laissé à d'autres le soin de faire celle qui porterait la conviction dans tous les esprits.

Le plus inattendu des contradicteurs de M. Lebert, c'est un
de ses disciples et même de ses collaborateurs, mais qui ne
semble pas fait non plus pour porter la lumière sur les sujets
qu'il traite ; ce contradicteur, qui est un micrographe de profession, par conséquent d'une compétence incontestable, n'est
autre que M. Ch. Robin. Mais ici, la dissidence est trop
curieuse, pour que je croie pouvoir me dispenser de citer textuellement les paroles de ce micrographe émérite.

La spécificité de la cellule suppose nécessairement, cela n'a
pas besoin d'être dit, que cette cellule est identique, dans quelque organe et dans quelque tissu que le cancer se développe :
M. Lebert s'est expliqué à cet égard de la façon la plus nette,
bien que, je le répète, cela fût à peine utile : « *Dans n'importe
quel organe* où le cancer se rencontre vous y trouvez *toujours
la même* cellule type. » (LEBERT, *Malad. cancér.*, p. 31.) Si la
phrase laisse quelque chose à désirer sous le rapport de la langue, elle n'en est pas moins irréprochable au point de vue de
la clarté.

M. Broca est tout aussi explicite dans nombre de passages
de son *Traité des tumeurs*, qu'il est inutile de citer. Or, le
condisciple, le collègue de M. Broca, le disciple et le collaborateur de M. Lebert, dit exactement tout le contraire de son
collègue et de son maître, et cela, dans des termes qui prouvent combien il attache peu d'importance à leur opinion :

« Les cellules et les noyaux offrent des particularités constantes de structure dans les tumeurs d'un même organe,
comme le testicule, particularités qui les distinguent, pour qui
les a sous les yeux, des cellules ou des noyaux des tumeurs
ayant reçu un nom analogue, mais dérivant de tel ou tel autre
organe, comme la mamelle, etc.

« De ce que les tumeurs dites *cancer de la mamelle* ont une

structure propre, sont composées de cylindres ramifiés terminés en doigts de gant, avec des cellules ou des noyaux juxta-
posés, plus ou moins volumineux, il ne faudrait pas conclure
que ces tumeurs sont des *hypertrophies mammaires* (bien que
quelquefois la présence des canaux galactophores montrent
que ces lésions dérivent directement du tissu de la mamelle);
car le volume, la forme et l'arrangement des culs-de-sac et de
leurs épithéliums, dans les cas d'hypertrophie, sont différents
de ces mêmes culs-de-sacs pris dans les tumeurs dites *cancer*.
Ainsi, le mot *cancer* ne désigne :

« Ni *une espèce unique;*

« Ni même *un genre;*

« Ou *une classe naturelle* de tissus morbides, au point de
vue de *l'anatomie* et de *la symptomatologie.*

« Ce que l'on entend par là comprend des *espèces nombreuses*
de tissus, divers anatomiquement qui, par leur composition
élémentaire et par leur structure, ont des rapports avec les
tissus normaux divers aussi dont elles dérivent.

« Ainsi, de l'une à l'autre des espèces de tumeurs appelées
cancer, il y a des différences anatomiques notables, selon le
tissu qui en a été le point de départ, différences *égales à celles
que représentent entre eux les tissus normaux,* et ne pouvant
être saisies avec toute leur valeur qu'autant que déjà on connaît ceux-ci.

« De l'une à l'autre de ces tumeurs, il y a manifestement
des analogies de consistance, souvent de couleur, quelquefois
de composition intime, *même au point de vue des caractères des
cellules* qui les composent; mais ces analogies *ne dépassent pas
celles qui, existant d'une glande à l'autre*, les font appeler
glandes, bien que chacune soit d'espèce particulière. Il en est
de même des analogies entre les cellules. Elles offrent des
caractères communs de multiplication, de généralisation ou de
récidive; mais elles ne dépassent pas les analogies que présentent ces tissus dans leur mode de naissance, etc.

« Elles offrent, du reste, des différences notables dans la rapidité de leur évolution, comme le montrent celles qui sont dites squirrheuses, comparées à celles qui sont dites colloïdes, encéphaloïdes, etc. Le mot *cancer* n'a donc actuellement pas plus de valeur que le mot *dartre* et autres termes qui disparaissent de la pathologie interne.

« Par conséquent ce mot doit être rejeté comme tous ceux auxquels se rattache une idée fausse que leur emploi tend toujours à rappeler. En effet :

« 1° Ce mot a été introduit en médecine avant qu'on sût rien de la *nature* des tumeurs ;

« 2° Depuis que *celle-ci est connue manifestement*, il est appliqué par ceux qui l'emploient encore à des tumeurs formées par les éléments et les tissus les plus divers, doués de propriétés qui ne sont pas les mêmes et dont il est impossible de faire même un groupe *sans violer les règles de la logique la plus élémentaire;*

« 3° Le caractère tiré de ce que ces tumeurs seraient les seules qui envahissent le tissu sans jamais rétrograder, se retrouve manifestement sur des tumeurs qui n'ont pas les autres caractères attribués au cancer et n'en ont pas reçu le nom (tumeurs fibreuses et autres) ;

« 4° Le caractère tiré de la récidive presque constante après l'ablation offre les mêmes particularités ;

« 5° L'hypothèse d'un *vice cancéreux* inhérent au tissu ou aux éléments dits *cancéreux*, émise à l'époque où l'on ne connaissait ni la *nature anatomique*, ni les propriétés des tissus, mais nécessaire alors pour s'expliquer les propriétés précédentes des tumeurs, ne se trouve pas confirmée par l'observation et ne peut servir de *refuge* pour conserver le mot *cancer* comme terme de genre ou de classe ; car il y a des sujets chez lesquels récidivent les tumeurs qui ont la structure de celles qui sont dites *bénignes*, et il en est chez lesquels ne récidivent pas celles qui ont la structure des tumeurs et qu'on nomme *cancer*.

« Enfin, de toutes ces observations, il résulte que non-seulement c'est à l'étude des maladies de *chaque tissu*, en se fondant sur la connaissance de *leur* état normal, qu'il faut se reporter pour trouver ce *que l'on attribue au cancer;* mais, en outre, que c'est à la constitution générale de l'individu dont tel ou tel tissu est devenu malade, et non au tissu morbide même, qu'on doit attribuer la gravité ou la bénignité de la marche des tumeurs, d'après laquelle on les disait cancéreuses ou non. » (ROBIN, *Dict. de méd., chir. et pharm.*, art. *cancer.)*

A travers les questions incidentes dont l'auteur complique le point essentiel du débat, on voit assez clairement quelle est son opinion sur la signification des cellules; nous croyons cependant, qu'on ne lira pas sans intérêt, malgré les répétitions qu'on y trouvera, une autre citation qui complétera ou du moins qui étendra la première :

« Les observateurs qui, les premiers, *ont examiné* au microscope les tumeurs appelées cancéreuses, ne se *préoccupèrent* pas de ne procéder à cet examen que par comparaison constante avec l'état normal, adulte et fœtal, des tissus devenus l'origine de l'altération. Au lieu de commencer par les soumettre à une révision aussi complète que possible à l'aide de cette investigation qui montrait des parties constituantes élémentaires restées jusqu'alors complétement inconnues, ils acceptèrent comme démontrées les idées, anciennes déjà, d'*homœomorphisme* et d'*hétéromorphisme* dans leur relation avec le *cancer*. Ils jugèrent les faits nouveaux à l'aide de ces hypothèses anciennes et subordonnèrent leurs observations à celles-là qu'il s'agissait de vérifier. De là vient qu'on a donné le nom d'*éléments* et de *cellules*, ou de *noyaux du cancer* ou *cancéreux* à ceux qui composaient principalement les tumeurs de ce nom. De là vient qu'ils ont été considérés comme formant une *espèce à part* d'*éléments*, distincte des espèces qu'on rencontre à l'état normal.

Mais l'étude de la texture et de l'évolution des tumeurs et de leurs cellules, faite comparativement à celles des tissus et des éléments normaux, montre qu'on a considéré comme appartenant à une seule *espèce* à part des cellules qui ne sont que des états en phases de développement morbide de *plusieurs espèces* différentes de cellules. Ces états consistent en une hypertrophie du noyau, du nucléole et du corps des cellules, souvent accompagné de déformation plus ou moins prononcée de celui-ci et de production d'un ou de plusieurs nucléoles, lorsque cette partie manquait à l'état normal. Le corps des cellules et même le noyau peuvent devenir plus ou moins granuleux, offrir des cavités, etc. Ce sont surtout les diverses variétés d'épithélium, plus les noyaux embryoplastiques, les myéloplaxes, les médulocelles même, etc., qui sont le siége, dans diverses conditions morbides, de ces altérations directes. D'après cela, les diverses dénominations par lesquelles on était autorisé à désigner ces éléments altérés, tant qu'on les croyait appartenir à une espèce particulière, doivent être abandonnées au domaine de l'histoire et rejetées de celui de la science. Tels sont les mots *cellules* et *noyaux cancéreux, squirrheux, carcinomateux, thnétoblaste* et *macrocyte.*

« Dès l'époque où l'existence d'éléments anatomiques d'*espèces particulières* sous forme de cellules ou de corpuscules a été admise dans les tissus que Laennec avait considérés comme sans analogues dans l'économie, la spécificité de ces éléments a été niée par plusieurs auteurs. Plusieurs ont pensé que ces éléments, ceux qui sont dits du *cancer,* du moins, n'étaient que des cellules épithéliales modifiées, et non des éléments hétéromorphes. Mais cette notion donnée ainsi pour les éléments seuls, ne suffisait pas pour changer l'ordre des idées admises tant qu'on ne pouvait savoir ce que représentait, par rapport à l'état normal, ces masses de tissus divers qui naissent simultanément ou successivement ; comment elles se lient, par leur structure et leur mode de naissance, à la structure et

à la genèse des tissus normaux ; elle ne pouvait convaincre tant
que n'étaient pas connus les faits suivants qui dominent toute
l'histoire des tumeurs.

« 1º De ces faits, les uns concernent l'état normal et la lésion des éléments anatomiques mêmes qui constituent les
tumeurs ; or, les degrés de l'altération ne peuvent être jugés
que par leur comparaison avec les changements que subissent
les cellules, etc., dans leur évolution normale, et c'est faute de
cette comparaison qu'on a été forcément conduit à prendre une
phase du développement morbide de certaines cellules pour
une espèce à part.

« 2º D'autres faits se rapportent à l'arrangement réciproque
de ces éléments qui est, comme dans les tissus normaux, en
rapport avec leur état de fibres, de cellules, etc., de telle ou
telle espèce, et permet de voir près de quelle espèce normale
on doit placer un tissu morbide, ou le genre d'altération subi
par la texture de celui-ci.

« 3º Il en est qui sont relatifs à la naissance d'éléments et de
tissus identiques avec ceux de l'organe primitivement malade
et semblablement disposés, soit dans les ganglions voisins,
soit dans une ou plusieurs régions quelconques de l'économie.

« 4º Les derniers concernent la naissance des tissus analogues à divers parenchymes glandulaires sans leur être identiques et chez lesquels à cette aberration de la genèse ne se rattache aucune hypertrophie ni autre altération des éléments qui
les composent. » (ROBIN, *Dict. de méd. chir. et pharm.*, article
Cancéreux.)

La citation est un peu longue, et nous devons probablement
nous excuser auprès du lecteur de ne l'avoir pas interrompue
plus tôt. Mais il est des choses qu'il faut voir pour les croire,
surtout quand elles émanent d'hommes qui ont une certaine position. En résumé, au point de vue qui nous occupe
spécialement en ce moment, celui de la valeur de la cellule

cancéreuse, on voit que l'opinion de M. Robin, le disciple et le collaborateur de M. Lebert, est à peu près conforme à celles de Muller, de Vogel, de Virchow ; que, pour lui, les cellules ou plutôt *la* cellule cancéreuse n'existe pas ; qu'elle n'est qu'une altération des cellules normales des organes, variant, par conséquent, dans chacun de ceux-ci. Mais, plus sévère que ses confrères d'Allemagne, il ne se contente pas de dire que ses maîtres ou confrères en micrographie se sont trompés, ce qui peut arriver à tout le monde, mais qu'ils ont *violé les règles de la logique la plus élémentaire*. C'est sévère, surtout si M. Robin sait bien ce que c'est que la logique élémentaire ; heureusement pour MM. Lebert, Broca, Follin et autres, il est permis de conserver quelques doutes à cet égard.

Mais si M. Robin ne croit pas à la spécificité, à l'existence même de la cellule cancéreuse, il croit à un arrangement particulier et *constant* des cellules non spécifiques, dans *les tumeurs* de chaque organe. Cet arrangement serait un fait important, s'il était scientifiquement établi ; mais il ne paraît pas que la précision scientifique fasse partie de la *logique élémentaire* de M. Robin.

Dire qu'il y a un arrangement *constant* dans les tumeurs de chaque organe, c'est fort bien ; cela, néanmoins, ne suffit pas ; faut-il encore dire quel est cet arrangement, dans chaque organe et dans chaque tumeur ; or, sur ce point, voici tout ce que nous apprend M. Robin :

« Il résulte de l'examen direct de la structure des diverses espèces de tumeurs de la mamelle, du testicule, de la parotide, etc., que celles de ces tumeurs qui ont l'aspect lardacé, squirrheux ou encéphaloïde (et portent le nom vague de *cancer*) offrent un arrangement réciproque particulier de leurs cellules ou de leurs noyaux sous forme de filaments pleins, cylindriques, ramifiés et terminés en doigts de gant ; ceux-ci à leur tour ont une texture particulière et toujours reconnaissable. Le fait essentiel à signaler est que les tumeurs dites cancéreuses, soit seulement composées de noyaux, soit composées de cellules, sont des produits morbides qui offrent une texture particulière de leurs éléments, texture dont l'étude a été négligée, jusqu'à présent, malgré son importance, au profit de l'étude des noyaux et des cellules examinés isolément sans préoccupation suffisante de leur arrangement réciproque, spécial et constant. » (ROBIN, *Dict. de méd. chir. et pharm.*, article *Cancer.*)

Des filaments *pleins, cylindriques, ramifiés* et *terminés en doigts de gant*, d'une texture PARTICULIÈRE, tel est donc, d'après M. Robin et son jargon barbare, l'arrangement que prennent les cellules et les noyaux de la *mamelle*, du *testicule*, de la *parotide*, etc., dans les tumeurs de ces organes qui ont un aspect *lardacé, squirrheux* ou *encéphaloïde.*

Voilà un arrangement auquel il y aurait bien des choses à dire, si l'on avait le loisir et s'il était nécessaire au but que je me propose de discuter longuement avec M. Robin. Contentons-nous de montrer que, si cet honorable micrographe connaît la *logique élémentaire*, il ne doit pas ignorer qu'un doigt de gant est creux, et que des cylindres *pleins* ne peuvent, par conséquent, être terminés en doigts de gant, à moins que ce ne soit de gant rempli par une main, auquel cas il paraîtrait plus simple de dire que les cylindres en question sont terminés en doigts de main.

Autre chose qui ne fait pas très-bon ménage avec la *logique élémentaire* : M. Robin dit que l'arrangement des cellules est différent *dans chaque organe*, et que néanmoins ces cylindres *pleins* en doigts de gant (qui sont vides) se rencontrent dans les tumeurs de la mamelle, du *testicule*, *de la parotide,* et même dans les tumeurs de... ETC. Voilà donc trois organes, sans compter ceux compris dans l'*etc.* (qui peut en comprendre autant que l'on voudra) dans lesquels on rencontrerait le même arrangement; c'est peut-être de la logique transcendante, mais ce n'est pas assurément de la *logique élémentaire* de Port-Royal, ni même de celle de Condillac. Il est vrai que M. Robin ajoute que ces cylindres pleins en doigts de gant vides ont, « *à leur tour, une texture particulière;* » c'est peut-être dans cette texture particulière que se trouvent les différences d'*arrangement* de chaque organe. Mais M. Robin vient de dire que c'est ledit *arrangement* lui-même qui se présente (dans la mamelle, le testicule, ETC.) *sous forme* de cylindres pleins par doigt de gant (vides); il résulte donc trois choses de ces affirmations :

1° Que ce n'est pas l'*arrangement* qui diffère, puisque cet *arrangement* est le même (cylindres pleins en doigts de gant vides) dans trois organes, sans compter l'ETC.;

2° Que c'est tout au plus (car M. Robin, quoique positiviste, ne le dit pas positivement), la *texture* qui diffère;

Et 3° que la *texture* n'est pas la même chose que l'*arrangement* des cellules ou des éléments des tissus, ce qui n'est peut-être pas de la logique *la plus élémentaire*, mais ce qui doit être une grande découverte.

Cette logique a bien d'autres choses à démêler avec ces petits passages, non moins curieux par leur logique spéciale que par leur élocution : on a vu et nous allons revoir que M. Robin veut qu'on supprime le cancer comme on a supprimé, du moins à ce qu'il croit, les dartres, parce que le mot cancer consacre une erreur; or, le plus court des passages cités dit que les tissus *lardacé, squirrheux* ou *encéphaloïde* offrent dans la mamelle, le testicule, la parotide, ETC., le fameux «arrangement réciproque. » — Oh! s'il n'était pas réciproque, il serait bien plus remarquable, — et la non moins fameuse « texture particulière; » il semble, dès lors, assez naturel de croire, — d'après la *logique la plus élémentaire,* — que puisque l'*arrangement réciproque* et la *texture particulière* se rencontrent dans les tissus lardacé, squirrheux *ou* encéphaloïde (c'est probablement *et* encéphaloïde que M. Robin a voulu dire) de divers organes, ces tissus existent comme tissus particuliers; qu'ils sont pathologiquement unis par un lien général; qu'ils se développent sous l'influence des mêmes conditions, de la même cause, et peuvent, par conséquent, appartenir à la même *espèce médicale*. Maintenant, que cette espèce s'appelle cancer, ce n'est assurément pas une nécessité, et si M. Robin avait à proposer un mot qui fût plus agréable à son oreille délicate, personne ne lui refuserait probablement la satisfaction de le lui passer; mais comme il n'en propose aucun, je pense que, jusqu'à nouvel ordre, on peut s'en tenir à celui qu'ont accepté des gens comme Bayle, Laennec, Dupuytren, Cruveilhier, Lobstein, Rokitanski, Virchow et même les confrères en micrographie de M. Robin. Ce qui me confirmerait encore plus, si besoin était, dans l'idée de conserver non-seulement le mot, mais l'idée qu'il exprime, ce sont les motifs que donne M. Robin pour l'abandonner. Le principal de ces motifs c'est que le mot cancer a été introduit « en médecine *avant qu'on sût rien* de la *nature* des tumeurs, et qu'aujourd'hui celle-ci, » — celle-ci, c'est la *nature*, — « est connue MANIFESTEMENT. » La première envie que j'ai éprouvée en lisant ce manifeste a été de savoir ce que pouvait bien être cette *nature*, « connue manifestement »; mais tout manifeste qu'il soit, M. Robin a des secrets, et nulle part, dans l'article *Cancer* ni dans l'article *Tumeur* (1) je n'ai pu trouver la définition, ni la description, ni même l'indication de cette intéressante nature; alors, excité par la curiosité, je me suis obstiné à pénétrer le secret de M. Robin, et j'ai couru au mot

(1) A l'article *Tumeur* j'ai seulement trouvé, outre une classification insensée, médicalement parlant, le passage suivant : « En cherchant à *deviner* la *nature intime*, C'EST-A-DIRE la *composition anatomique élémentaire* des tumeurs..... etc. » D'où il résulte que M. Robin a *deviné* — (quelle puissance de divination !) — que la *nature intime* des tumeurs, c'est leur composition anatomique élémentaire! Dans le grand passage que j'ai cité, M. Robin parle de la *nature*, — tout court, — des tumeurs; serait-ce donc que les tumeurs ont une *nature* et une *nature intime ?* C'est encore un mystère dont je renonce, cette fois, à sonder le fond; mais ce qu'il y a de certain, c'est que si ces natures sont deux, il y en a pour le moins une de bien étrange, et que, si les deux n'en font qu'une, l'unique est un peu trop singulière, pour faire renoncer les médecins au mot et à l'idée de cancer.

nature de son dictionnaire, contrefaçon Nysten (1); mais là, ma déception a été complète : M. Robin y parle de la nature, synonyme de *Dieu;* de la nature, *ensemble de la création;* de la nature, *ensemble des propriétés d'un individu;* il y dit même quelques mots de la *nature médicatrice* et des bœufs-de-nature; mais de la *nature des tumeurs* ou des maladies, pas un mot; en sorte que, si quelque chose est manifeste en cette affaire, c'est que M. Robin garde pour lui un secret précieux, qui est encore un mystère pour le reste des mortels en général et des médecins en particulier. J'ai voulu m'assurer si M. Robin connaissait aussi *manifestement l'espèce* morbide que la *nature de l'espèce;* *à priori* je devais le croire, puisque dans les passages de lui, que j'ai rapportés, il parle d'*espèces d'éléments*, d'*espèces de cellu-*

---

(1) *Contrefaçon* n'est pas précisément le mot propre, scientifiquement, ni juridiquement, ni moralement parlant ; dans l'impossibilité où je suis d'en trouver un plus juste, je veux dire en deux mots, en quoi consiste la plaisanterie de M. Robin (dans son vocabulaire moral, cette sorte de contrefaçon s'appelle une plaisanterie, un *bon tour*). Le brave Dr Nysten, — dont je suis loin de partager les opinions philosophiques, mais dont j'honore avec tout le monde le caractère, et dont je respecte les convictions, — avait laissé en mourant un livre dont le succès avait été des plus grands. Pour continuer ce succès, après la mort de l'auteur, l'éditeur crut devoir faire mettre les éditions nouvelles au niveau de la science, et c'est M. Robin qui fut choisi pour cette besogne. Que fit M. Robin ? Il changea radicalement toutes les opinions philosophiques de l'ouvrage: où l'auteur disait blanc, il lui fit dire noir; en sorte que tous ceux qui avaient connu Nysten, personnellement ou par son œuvre, durent croire que cet homme, qui avait vécu avec toutes les apparences d'un chrétien fidèle, n'avait fait que jouer, pendant toute sa vie, une comédie infâme, et qu'il était mort athée. La famille de Nysten dut intervenir judiciairement pour faire rayer le nom de son chef d'un livre où on lui faisait jouer un rôle aussi indigne; elle obtint justice ; mais pour ne pas perdre le bénéfice de la *plaisanterie* lucrative faite sur la mémoire d'un homme de bien, les auteurs ne pouvant plus, de par la loi et justice, intituler leur livre *Dictionnaire de Nysten*, l'intitulèrent: *Dictionnaire d'après le plan suivi par* NYSTEN; *le plan* d'un ouvrage où tous les sujets sont classés par ordre alphabétique! d'un dictionnaire, enfin! Que penser de cette morale *élémentaire* venant de la part de professeurs d'une morale nouvelle, car les... continuateurs de Nysten ne prétendent pas à moins qu'à instaurer une nouvelle philosophie, par conséquent une nouvelle morale! N'est-ce pas un beau pendant à la logique *élémentaire*.

les, d'espèces de tissus, d'espèces de tumeurs particulières (si elles
étaient générales, elles seraient bien plus curieuses), et même
d'espèces A PART. — (M. Robin en tient sans doute en réserve un
certain nombre, qui ne sont pas à part.) — Un homme, me
disais-je, qui est si fort sur tant d'espèces plus ou moins pathologiques, doit définir d'une manière bien supérieure et bien
claire cette espèce morbide sur laquelle nous avons tant de peine
à nous entendre. J'ouvre donc le dictionnaire de Robin-Littré
au mot *espèce*, et là je trouve d'abord cette parodie burlesque
de la définition des naturalistes : « *Ensemble d'individus qui ont
plus de rapport entre eux qu'ils n'en ont avec le* RESTE. » — Le
reste de quoi? me direz-vous; — le reste de qui? vous répon-
drai-je. — J'y vois, ensuite, que les *corps simples* et les *composés
chimiques* sont des *individus* ; que tous les appareils digestifs
sont des *individus* de la même *espèce;* je vois même qu'on y
parle des *espèces émollientes, amères,* etc.; mais d'espèces
pathologiques, il n'est question pas plus que du Grand Lama;
en sorte que, dans ce gros livre, écrit pour des médecins, il
est question de toutes les espèces et de tous les *individus*, à
l'exception des espèces et des *individus* morbides.

Les autres motifs qu'a M. Robin pour repousser le mot et
l'idée du cancer, sont de la même force que celui que nous
venons d'examiner, sinon plus forts encore; le lecteur jugera,
sans aucun doute, qu'il est inutile de les discuter, et qu'en voilà
bien assez de M. Robin, de ses *arrangements réciproques,* de
ses *textures particulières,* de sa nature *manifeste,* de ses espèces,
de ses individus et « DU RESTE! » Ce qu'il faut retenir de ce
savant fatras, c'est que, malgré l'obscurcissement de sa vue,
M. Robin a beaucoup regardé dans les lentilles, plus que personne au monde, peut-être; qu'il y a regardé de concert avec
M. Lebert, son maître et *son collaborateur,* et que, malgré cela,
M. Robin n'a pas trouvé la cellule cancéreuse, et a trouvé,
au contraire, que cette cellule n'était qu'une erreur d'appréciation de ses confrères en micrographie, une offense à la *logi-*

que la plus élémentaire. Comme il n'est pas nécessaire de posséder un cerveau d'un grand poids pour constater une cellule microscopique, et qu'il suffit, pour cela, d'un bon œil, les observations de M. Robin ne sauraient, *manifestement,* être mises sur la même ligne que sa logique, et jusqu'à plus nombreuses observations contradictoires, on ne peut se dispenser d'en tenir un certain compte.

Que doivent donc penser, dans une telle situation, les médecins cliniciens qui, comme moi, n'ont qu'une expérience très-imparfaite en micrographie? Doivent-ils repousser d'une manière absolue toutes les observations de M. Lebert et de ses disciples fidèles et les considérer comme de pures illusions d'optique ou comme autant d'erreurs d'appréciation? Je dois dire, en toute sincérité, que telle ne saurait être mon opinion. Je n'ai certainement aucun faible pour la philosophie ni pour l'école de M. Lebert; on doit en être convaincu, je crois, si on a lu les pages qui précèdent; mais quelque disposé qu'on soit à rabattre des prétentions des micrographes *spécificistes,* on doit reconnaître que M. Lebert est un micrographe habile, un observateur très-attentif et très-consciencieux; or, est-il admissible qu'avec ces qualités, M. Lebert ait pu constater *des centaines de fois* l'existence d'une cellule spéciale et toujours identique, dans les tumeurs cancéreuses des organes les plus divers; que MM. Broca, Follin et d'autres aient pu faire les mêmes constatations, si, en réalité, cette cellule n'existe pas? J'avoue que ma défiance contre les illusions micrographiques ne sauraient aller jusque-là; il me paraît impossible que cette cellule n'existe pas, au moins comme phase, comme déformation, comme anomalie d'une autre cellule, ce qui, au point de vue pratique, ne lui enlèverait rien de sa signification; qu'elle ait, en effet, une existence propre ou non, du moment qu'on en constaterait la présence dans le cancer seulement, elle n'en deviendrait pas moins un des signes de cette maladie. C'est probablement là le mérite qui restera à M. Lebert, celui d'avoir trouvé un nouveau

caractère du cancer; ce caractère ne sera pas pathognomonique, comme le pensent M. Lebert et ses adeptes; il ne servira pas
de fondement à des *espèces morbides* nouvelles, à moins que ce
ne soit à des espèces de fantaisie, analogues à celles de M. Robin, et dans lesquelles la médecine n'a rien à voir, et le bon
sens, pas grand'chose; mais, comme tous les autres caractères, il pourra peut-être servir de signe distinctif à quelque
variété, et il contribuera à éclairer et à confirmer le diagnostic, dans les cas où d'autres caractères seraient absents, tandis
que le caractère micrographique existerait. Son utilité pratique
ne sera pas très-grande : d'abord, parce que l'observation
micrographique ne deviendra probablement jamais universelle,
en médecine; ensuite, parce que la recherche de la cellule cancéreuse ne peut se faire, du vivant des malades, que dans des
conditions qui se présentent assez rarement (1); mais, enfin,
cette recherche sera possible dans un certain nombre de cas,
et cela suffit pour qu'on reconnaisse à M. Lebert le mérite
d'avoir enrichi la séméiotique d'un caractère qui restera, si
les illusions de M. Lebert et de ses adeptes ne dépassent pas
tout ce qu'il est permis de supposer, à *priori*.

Voilà, si nous ne faisons erreur, le jugement que tous les
cliniciens censés porteront sur les applications du microscope
à l'étude du cancer, et nous avons lieu de penser que ce jugement sera définitif.

En résumé, je crois donc que, non-seulement dans les cas
types, mais encore dans ceux qui, sans être types, se présentent avec un ensemble suffisant des caractères que nous avons
énumérés, les cliniciens pourront porter des diagnostics assu-

---

(1) Dans son enthousiasme, M. Lebert avait bien prescrit d'examiner au microscope des parcelles de toutes les tumeurs, et il avait même imaginé un petit tro-
cart emporte-pièce pour les larder et en extraire des fragments; mais cette prescription n'a jamais été prise au sérieux par personne, et je ne pense pas que
M. Lebert lui-même ait suivi les conseils impérieux qu'il donnait à ses confrères,
et qu'il a eu la faiblesse d'inscrire dans son *Traité des maladies cancéreuses*.

rés, en l'absence du microscope, et même contre le microscope, si par hasard celui-ci se trouvait en opposition avec les données de la clinique. Ce diagnostic sera surtout possible dans les maladies d'un organe comme la langue, dont toutes les affections organiques, ou à peu près, ont malheureusement eu jusqu'à ce jour une terminaison funeste. Nous reviendrons dans un instant et nous ajouterons quelques détails sur ce point important.

Le développement que nous venons de donner à l'examen de la proposition fondamentale de la micrographie nous permettra d'être bref dans l'examen des suivantes. Nous allons donc les passer sommairement en revue.

PROP. XIII. — *L'examen à l'œil-nu permet de reconnaître des différences extérieures coïncidant avec ces différences* (les différences des diverses cellules).

C'est heureux pour les cellules cancéreuses, puisque c'est cette coïncidence seule qui pourra leur donner quelque valeur diagnostique ; mais il faut ajouter que si cette coïncidence n'existait pas, le cancer n'en serait pas moins une maladie parfaitement caractérisée, dans beaucoup de cas, et d'un diagnostic à peu près aussi certain qu'un diagnostic puisse être.

PROP. XIV. — *La clinique découvre aussi de notables différences symptomatiques coïncidant avec ces différences anatomiques et microscopiques.*

C'est encore très-heureux pour la cellule ; il est inutile de répéter pourquoi.

PROP. XV. — *La nouvelle méthode a établi des espèces nouvelles.*

Cette prétention est déjà jugée ; nous n'avons pas à y revenir ; mais ceux qui voudront voir de jolies espèces micrographiques n'ont qu'à lire l'article *tumeur* du dictionnaire Robin, contrefaçon Nysten, pour se satisfaire au delà de toute mesure. Inutile de répéter que ces *espèces* ont la prétention, — et elles

la justifient, — de n'avoir rien de commun avec les autres
espèces micrographiques de MM. Lebert, Broca et autres micrographes *spécificistes*, et moins encore avec les *espèces morbides*.

Prop. XVI. — ***Les caractères microscopiques sont pathognomoniques du cancer.***

Proposition que je reproduis pour la forme, mais surabondamment jugée et réfutée dans les pages précédentes, comme
dans tous les ouvrages récents des cliniciens sérieux.

Prop. XVII. — *Cependant ils peuvent manquer quelquefois.*

Naïveté ou facécie micrographique qu'il est bon de relever,
mais qu'on ne discute pas.

Prop. XVIII. — *Dans les mêmes maladies les lésions essentielles* DOIVENT NÉCESSAIREMENT *être les mêmes.*

Je ne voudrais pas rendre la micrographie entière soli-
daire de cette proposition de pathologie transcendante, et
dans l'ignorance où je suis sur la question de savoir si tous
les micrographes l'acceptent, je dois dire que, bien qu'elle soit
dans l'esprit de la doctrine, elle n'a été aussi nettement formulée, à ma connaissance, que par MM. Lebert et Broca. En est-
elle plus irréprochable? Pour le décider, sans courir le risque
de se tromper, il faudrait au moins savoir :

1º Ce que MM. Lebert et Broca entendent par les *mêmes
maladies*, c'est-à-dire, en définitive, par *espèces morbides*, et
nous avons vu qu'ils ne paraissent pas bien fixés à cet égard;

2º Ce qu'ils entendent par lésions *essentielles*, chose sur
laquelle ils s'expliquent encore moins.

Quand j'ai dit et quand je répète que M. Broca ne définit
pas assez ce qu'il entend par espèces morbides et par lésions
essentielles (voir ci-dessus, p. 40), je me suis peut-être mal
exprimé; je devrais dire qu'il les définit trop, ce qui, du reste,
revient exactement au même; car donner des définitions ou
des opinions contradictoires, ou n'en pas donner du tout,
c'est à peu près la même chose, si ce n'est pis. Cependant,
pour être juste, nous devons ajouter qu'il ne faudrait pas trop

presser les contradictions de M. Broca pour en faire sortir cette conclusion, qu'il faut voir le fond de sa pensée dans les propositions comme les suivantes :

« Les lésions fondamentales fournissent seules les caractères de premier ordre ; c'est par elles qu'on établit les espèces. » (*Traité des Tum.*, p. v.)

Malgré la subtilité de son esprit, M. Broca n'échappe pas toujours à des apparences de prudhommerie qui touchent de bien près à la réalité ; c'est ce qui lui arrive, entre autres fois, quand il dit que ce qui est *fondamental* est de *premier ordre ;* mais, prudhommerie à part, il faut encore savoir, pour connaître sa pensée, après cette profession de foi, ce qu'il entend par fondamental ; or, ce qui est fondamental, ou ce qui « occupe *le premier rang,* » ce sont « *les caractères anatomiques, quand ils existent* » (même page.). Enfin, il faut ajouter encore, — car on n'arrive pas du premier coup au fond de la pensée de M. Broca, que parmi les caractères anatomiques, — *quand ils existent,* — le premier rang appartient à ceux que révèle le microscope.

Ainsi, après bien des détours, on arrive, en définitive, à cette opinion que l'auteur aurait pu, — en laissant de côté le mot *essentiel,* qui appartient à la métaphysique, — énoncer d'emblée en deux lignes : « *les mêmes maladies ont* NÉCESSAIREMENT *les mêmes lésions ou les mêmes caractères* MICROSCOPIQUES. »

Eh bien ! cette proposition est tellement erronée, que nous croyons même inutile de la réfuter, nous nous contenterons de lui opposer une seule objection, entre cent, non moins décisives les unes que les autres :

MM. Lebert et Broca continuent probablement à admettre avec tout le monde que la syphilis est une *même maladie,* et que, dans cette maladie, il y a trois, quatre ou cinq ou plus de lésions différentes, *lésions microscopiques,* par conséquent lésions *fondamentales, essentielles.* Quand les savants micrographes auront concilié, — car rien n'est impossible à leur esprit plein de ressources, — cette variété de lésions *essentielles* avec leur proposition, les médecins verront ce qu'il faut penser de la conciliation ; quant à présent, ils ne peuvent s'empêcher de croire que la conciliation est impossible aux esprits vulgaires, et que la dix-huitième proposition est un ballon faisant assez bonne figure, tant qu'on se borne à le regarder de loin, mais qui crève au premier coup d'épingle, en exhalant... ce qu'exhalent les ballons.

Les propositions XIX à XXV étant encore plus solidaires entre elles que les précédentes, et se rapportant de plus en plus directement à l'objet spécial de ce travail et à la clinique en général, nous pensons qu'il y aura avantage à les discuter toutes ensemble ; nous allons donc les remettre toutes sous les yeux du lecteur :

PROP. XIX. — *Le squirrhe et l'encéphaloïde sont des maladies, ou sont* UNE MALADIE *absolument identique.*

PROP. XX. — *Le squirrhe est l'expression d'une cause* MOINS SPÉCIFIQUE, *d'une diathèse moins franchement cancéreuse que l'encéphaloïde.*

PROP. XXI. — *Le squirrhe tue comme l'encéphaloïde,* etc.

PROP. XXII. — *Le cancer et le cancroïde sont deux maladies très-différentes.*

PROP. XXIII. — *L'une est hétéromorphe, l'autre est homœomorphe.*

PROP. XXIV. — « *Le mot hétéromorphe est l'expression exacte d'un fait; il veut dire :* forme différente, RIEN DE PLUS; *il ne signifie pas* différence essentielle, nature opposée, contradiction absolue; *il n'implique pas l'idée d'un monde à part, soustrait aux lois ordinaires; il ne désigne que la* forme *et non l'*essence. » (BROCA, *Traité des Tum.*, t. I, p. 83.)

PROP. XXV. — *Le cancroïde de la langue, des lèvres, de la verge, de l'utérus, etc., est constitué par les mêmes lésions élémentaires que les cornes, les verrues, les durillons et les cors aux pieds.*

Comme la dix-huitième, toutes ces propositions sont à peu près textuellement extraites des ouvrages de M. Broca, je ne voudrais donc pas les attribuer, sans réserve, aux autres micrographes spécificistes ; je crois cependant qu'elles traduisent fidèlement leurs opinions. Cette remarque faite, entrons en matière.

Quelque déliées que soient la langue et la plume de M. Broca, elles sont probablement susceptibles de lui fourcher, parfois, tout comme à un autre ; il faut croire que c'est ce qui leur sera arrivé en écrivant les propositions XIX et XXI. M. Broca ne peut avoir voulu prétendre, en effet, que le squirrhe ait la même marche, la même apparence, etc., que l'encéphaloïde, ni qu'il tue dans le même temps et en présentant les mêmes phénomènes que ce dernier ; en sorte qu'en disant que le squirrhe tue *comme* l'encéphaloïde, M. Broca a sans doute voulu dire qu'il tue *aussi sûrement.* De même, quand il dit que le squirrhe et l'encéphaloïde sont une maladie *absolument identique,* le mot absolument est probablement là pour l'harmonie de la phrase, M. Broca sachant aussi bien que personne qu'il y a des différences entre le squirrhe et l'encéphaloïde, et que ce qui *diffère en quelques points* ne saurait être *absolument identique,* à supposer que cela puisse être *identique,* sans *absolument.* Tout ce que M. Broca a voulu exprimer encore ici, c'est donc que le squirrhe et l'encéphaloïde sont dus à une même cause, constituent une même maladie, comme, par exemple, le chancre simple et le chancre phagédénique, comme la syphilide rubéolique et la syphilide pustuleuse ou serpigineuse. Et, pour expliquer cette opinion, que nous allons examiner dans un instant, M. Broca a imaginé une nouvelle doctrine de pathologie générale qui aurait assurément mérité l'honneur de plus grands développements : cette doctrine, c'est que les causes des maladies peuvent être *plus ou moins spécifiques,* les diathèses *plus ou moins franchement diathésiques.* Jusqu'à présent, on croyait que la différence d'action des causes et notamment des virus, dépendait du terrain où s'exerçait cette action; M. Broca pense que cela dépend de ce que le virus est *plus ou moins spécifique*. Traduit en d'autres termes, cela veut dire que, si un virus est dû, par exemple, à des microphytes ou à des microzoaires, comme cela paraît de plus en plus probable, les microzoaires en question, qui sont nécessairement des *espèces*, peuvent être *plus ou moins de leur espèce*, tantôt de leur espèce absolument, tantôt un peu de l'une, un peu de l'autre; l'idée paraît assez neuve, et méritait, je me plais à le répéter, d'être développée. L'ancienne opinion trouvait bien quelque appui dans ce fait que l'inoculation du même virus, le contact du même malade donnait à celui-ci une syphilis ou une variole légère, à celui-là une syphilis très-grave ou une variole confluente et mortelle; mais ce fait n'est peut-être pas décisif, et la théorie pathologique que nous appellerons *du pur sang*, doit avoir sa raison d'être, puisque M. Broca a pris la peine de l'inventer : il est donc possible que, de même qu'il y a des chevaux pur sang, demi-sang, quart et demi-quart de sang, etc., il y ait aussi des purs virus, des demi, des quarts et demi-quarts de virus, etc.? Oui, vraiment; qui sait? cela est peut-être possible; mais cela paraît peu probable; et puis, le possible, M. Broca sait mieux que personne ce qu'il vaut, lui qui l'a si malicieusement rappelé à M. Virchow, et cela à propos d'une question de métaphysique (voy. *Traité des Tum.*, p. 76); mais quand on affirme une chose, l'essentiel n'est pas qu'elle soit possible, c'est qu'elle soit démontrée; il est regrettable qu'ici, comme en bien d'autres circonstances, M. Broca se soit contenté de l'autorité de sa parole, qui est grande, assurément, mais pas assez pour faire passer des nouveautés comme les quarts et des demi-quarts de virus ou de spécificité. La démonstration était, absolument, ici, de rigueur, et la question méritait d'exercer à fond la sagacité de M. Broca, non pas tant au point de vue du sang et du demi-sang, qui sent un peu trop le turf, mais au point de vue de la pathologie générale, de la

pathologie des maladies cancéreuses, et même de la valeur des
révélations de la micrographie. M. Broca a consacré de nombreuses pages à des rêveries de métaphysique médico-physio-
logique, bien moins dignes d'attention que les questions qui
se rapportent à l'identité et à la non identité des diverses
formes du cancer. Il ne peut entrer dans le plan de ce
travail, d'examiner à fond cette importante et très-intéressante question ; je me bornerai donc à en dire deux mots,
auxquels j'en ajouterai quelques autres, quand je traiterai
spécialement du diagnostic des maladies organiques de la
langue.

Comme tous les médecins, je crois, jusqu'à plus ample informé, que tous les cancers appartiennent à la même maladie,
à la *même espèce morbide*, si l'on aime mieux ; toutefois, je ne
saurais m'empêcher de reconnaître que, dans l'ensemble des
caractères que j'ai énumérés, deux seuls justifient *à peu près*
cette opinion, sans cependant en démontrer d'une manière
irréfragable la justesse : c'est celui qui est tiré de la succession
d'une forme à une autre, chez les individus qui éprouvent des
récidives, et celui qui résulte de la coexistence de deux ou
plusieurs formes chez le même individu et, qui plus est, dans
une même tumeur. Je dis que ces deux caractères, qui n'en
font guère qu'un, établissent une très-grande présomption,
sans cependant fournir une démonstration irréfragable. En
effet, il n'est, d'abord, nullement impossible que deux maladies,
même très-étrangères l'une à l'autre, coexistent ou se
succèdent sur le même individu ; la probabilité de leur
analogie ou même de l'identité de leur espèce ne saurait
résulter de leur simple coexistence, mais seulement de la
très-grande fréquence de cette coexistence ou de cette succession. Quelle est cette fréquence, pour la forme encéphaloïde
et la forme squirrheuse, par exemple ? Je ne sache pas que les
observations connues permettent de l'établir rigoureusement,

ni même assez approximativement pour établir des proportions un peu concluantes. Il est même assez étonnant que les observateurs qui ont rassemblé ou observé un certain nombre de faits de cancer, comme MM. Lebert, Broca, Bennet, Paget et autres, n'aient pas fait porter leurs observations sur ce point, et qu'ils n'en aient même compris que très-incomplétement l'importance. Dans l'état actuel des choses, c'est donc un peu par à peu près, que l'importante question de l'identité du squirrhe et de l'encéphaloïde est décidée dans le sens affirmatif, et non d'après une démonstration scientifique irréprochable. La similitude des *éléments*, des *cellules* (1) microscopiques, dans les deux formes de cancer, apportera, je le reconnais volontiers, quand elle sera universellement admise comme constante ou à peu près constante, une nouvelle preuve en faveur de l'identité; mais, même alors, la démonstration ne sera pas complète, comme elle le serait s'il y avait, soit coïncidence ou succession constante ou à peu près constante des deux formes, chez un même malade, soit identité de tous leurs caractères cliniques, soit, enfin et surtout, transmission d'une forme par l'autre, à l'aide de la contagion. On a déjà fait observer aux micrographes que le microscope ne révèle qu'une sorte d'*éléments* microscopiques dans l'œuf, et qu'il est pourtant bien certain que ces *éléments* sont assez différents les uns des autres pour devenir, ceux-ci des muscles, ceux-là des nerfs, d'autres des glandes, etc., etc., toutes choses qui se ressemblent aussi peu que les élé-

---

(1) J'aime mieux dire *cellules*, ou même, si messieurs les micrographes y tiennent, *noyaux* que *éléments*, quoique les deux premiers mots ne soient que médiocrement satisfaisants, parce que élément semble indiquer que ladite cellule ou ledit noyau — (ce qui pourtant n'est pas la même chose, il s'en faut, géométriquement parlant), — est la dernière limite où la matière organisée prend des formes déterminées, ayant une signification, ainsi que le prétend M. Broca; ce qui est, *à priori*, une erreur très-probable, et, *à posteriori*, une erreur parfaitement démontrée, puisque des microphytes et des microzoaires, presque aussi petits que des cellules, sont composés d'organes multiples, qui doivent avoir eux-mêmes de nombreuses parties parfaitement distinctes.

ments se ressemblent beaucoup. Nous avons déjà vu comment
la syphilis fournit la preuve inverse, c'est-à-dire comment elle
prouve que le microscope trouve des *éléments* très-différents,
où la clinique, ou pour mieux dire la raison médicale démontre
l'identité de la maladie. On peut donc affirmer sans crainte,
avec M. le professeur Nélaton, que « ce n'est pas exclusivement dans l'élément constitutif des tissus qu'il faut aller chercher les véritables caractères des tumeurs, et en particulier
du cancer. » (*Élém. de pathologie chirurg.*, t. I., p. 430.) Si
donc, le squirrhe et l'encéphaloïde sont une maladie identique
et même *absolument* identique, comme le veut M. Broca, qui
ne se contente pas de l'identité pure et simple, mais qui veut
dans les deux maladies l'identité *absolue*, ce n'est point exclusivement, ni même principalement, parce qu'on trouve dans
ces deux produits une cellule de même forme, de même
volume et de même apparence, ou à peu près, mais bien parce
que ces deux produits ont beaucoup de caractères cliniques
communs, qu'ils existent assez souvent simultanément, et succèdent assez fréquemment l'un à l'autre.

Mais si c'est en se fondant sur de pareilles considérations
que le médecin doit séparer les maladies ou les réunir, pour en
faire des espèces, au moins provisoirement, comment les micrographes, qui prétendent inaugurer la méthode naturelle en
médecine, ont-ils pu songer à faire du cancroïde une espèce
radicalement distincte du cancer ? C'est ce qu'il s'agit maintenant d'examiner.

Et d'abord, quand je dis une espèce, c'est mal traduire les
doctrines de la micrographie, si doctrines il y a : la micrographie parle bien, généralement, du cancroïde comme d'une
espèce de maladie, mais elle n'est pas d'une constance inébran-
lable dans ses déterminations ; et, quand il s'agit d'appliquer
sérieusement la méthode naturelle dont ils se disent les inven-
teurs, quand il s'agit de classer ces espèces nouvelles qu'ils
ont faites, les micrographes font des classifications étranges,

et qui le seraient bien davantage, si elles n'avaient celle de M. Robin pour leur servir de repoussoir.

Par exemple, M. Lebert fait le plus ordinairement une espèce du cancer (squirrhe et encéphaloïde), et une autre espèce du cancroïde ; mais quand il s'agit de classer catégoriquement et *naturellement* les tumeurs de la peau, quelles *familles* , quels *genres*, quelles *espèces* établit-il ? La chose est à peine croyable, et pourtant elle n'est que trop réelle, il n'établit *aucune famille, aucun genre, aucune espèce !* Il établit *six* ORDRES dont le premier est formé par le *cancroïde*, le dernier par le *cancer*, et dont le cinquième ne comprend pas moins que *le lupus, la kéloïde, l'éléphantiasis des Arabes et l'éléphantiasis des Grecs !*

Voilà donc deux *espèces*, le cancer et le cancroïde qui, sous un caprice irréfléchi de plume, deviennent, non pas même deux familles ni deux genres, mais deux ORDRES ; et voilà un *ordre* correspondant à l'*ordre* cancer (lequel se compose du squirrhe et de l'encéphaloïde), qui comprend quatre maladies à peu près aussi analogues entre elles que le lipôme, la chlorose et la syphilis ! Que direz-vous de cette méthode *naturelle*, surtout quand vous saurez qu'elle a été imaginée pour dissiper les erreurs et les confusions des pathologistes passés, et « pour *laisser parler* les faits nombreux et bien observés *et les conclusions* qui en ressortent *tout naturellement*, au lieu d'exposer *des vues* de l'esprit *avec cette dialectique creuse et sonore, qui malheureusement fait ressembler beaucoup de travaux de science à ces bulles de savon qui, après avoir brillé* un instant des plus belles couleurs, éclatent et disparaissent presque sans trace dans l'espace ! » On voit que les faits et les conclusions, quand ils se mettent à parler, ne se privent pas de faire de la rhéto-rique ; mais nous craignons bien que cette rhétorique ne soit pas du goût des simples observateurs, et que les modestes cliniciens ne conseillent aux faits et aux conclusions de se taire, quand ils seront tentés de parler ainsi ; ou plutôt, ces modestes cliniciens penseront que les faits et les conclusions ne parlent pas de la sorte, mais que ce langage, tout à fait extra-naturel, ne saurait justifier, en quoi que ce soit, le classement du cancroïde et du cancer en deux *espèces*, encore bien moins en deux *ordres*. Voyons si ce classement se justifie mieux par d'autres considérations.

Nous avons parlé de la raison tirée de la différence des cellules; nous n'avons pas à revenir sur la question de la réalité et de la portée générale de ce caractère; mais il nous faut examiner sommairement, à présent, un point qui est un des premiers pivots, M. Broca dirait peut-être un pivot autogène (1) *de la* doctrine ou *des* doctrines micrographiques. C'est celui qui est relatif à l'homœomorphisme et à l'hétéromorphisme.

Le cancer et le cancroïde ne sont pas seulement deux maladies différentes comme le lipôme et le névrome, par exemple ; elles sont bien plus que cela : « *l'une*, dit la vingt-troisième proposition, *est hétéromorphe, l'autre est homœomorphe !* »

Homœomorphisme, hétéromorphisme ! voilà de bien grands, de bien savants mots, pour un simple praticien; cherchons, cependant, à voir ce qu'ils peuvent renfermer sous leur pom-

______

(1) A propos *d'autogène*, quoique nous en ayons beaucoup parlé, nous ne pouvons nous empêcher de faire observer que ce savant micrographe, qui a toujours à sa disposition, pour chaque nécessité, une définition toute prête, ne se contente pas de dire que l'élément autogène est « celui qui est fondamental, » ou « qui prédomine, » ou qui se conduit d'une certaine façon que la clinique démontre (voy. ci-dessus, p. 42), il dit encore que l'élément autogène « est celui dont *les propriétés* prédominent, » celui, enfin « *qui se forme en vertu de la tendance propre du blastème !*» *(Traité des tum.,* p. 127) lesquelles définitions prouvent que M. Broca, qui avoue que les blastèmes sont des êtres de raison, n'en connaît pas moins leurs tendances, propres et impropres ! Oncques œil de métaphysicien ou de casuiste, s'enfonçât-il plus avant dans la quintessence des choses et, qui plus est, dans la quintessence « *des tendances* des choses ! » O confrère Rabelais, que dirais-tu, si tu vivais de notre temps, de ces nouveaux chercheurs de quintessences, qui reprochent très-cavalièrement à leurs contradicteurs de n'être pas des professeurs de physique !

peuse, sinon creuse sonorité, comme dirait notre grave confrère, M. Lebert. Si l'on s'en rapporte à la vingt-quatrième proposition, la signification d'homœomorphisme serait, au demeurant,
assez simple, et à la portée du plus modeste clinicien.

« Hétéromorphisme, dit M. Broca, n'implique pas *l'idée
d'un monde à part, soustrait aux lois ordinaires ! »* Le profond
métaphysicien-micrographe a bien de la bonté de nous prévenir que la micrographie ne nous a pas transportés dans le
tourbillon de Sirius, qui est probablement un monde extraordinaire, et que la forme des cellules cancéreuses ne contredit
en rien les lois de la gravitation ! Accueillons avec gratitude
cette assurance, tout en déclarant au savant cosmologiste, que
la découverte de la cellule cancéreuse n'a jamais inspiré au moins
philosophe de tous les cliniciens, l'ombre d'une crainte pour
la marche des planètes, pour les lois de la lumière, de la chaleur, de l'électricité, ni d'aucune autre loi naturelle, découverte ou à découvrir. Mais, enfin, les intentions du savant
oracle, ayant dû être bonnes, les simples cliniciens doivent,
nous le répétons, recevoir avec gratitude ses bienveillantes
assurances.

Ainsi donc, le mot hétéromorphe « n'implique pas l'idée
d'un monde à part, soustrait aux lois ordinaires, » — voilà qui
est bien entendu.

Le mot hétéromorphe « ne désigne même pas *l'essence,* »
chose non moins familière aux micrographes que les lois ordinaires et extraordinaires ; voilà qui rassurera encore beaucoup
les modestes cliniciens, lesquels ont fort peu de penchant pour
les essences, particulièrement pour les essences des tumeurs
ou des maladies.

Que signifie donc ce grand mot hétéromorphe, puisqu'il ne
désigne ni *essence,* ni *monde à part,* ni *lois* cosmiques ou extra-
cosmiques *extraordinaires.*

« *Il signifie forme différente,* RIEN DE PLUS. »

Forme, à la bonne heure ! voilà une qualité à la portée des

plus modestes praticiens, et dont ils pourront apprécier l'importance et les modifications, pourvu, toutefois, que les cliniciens n'y entendent pas malice ; car il y a forme et forme
comme il y a fagots et fagots ; celle dont l'appréciation est à
la portée de tous les praticiens est celle qui est à peu près
synonyme de configuration ; c'est bien de celle-là, je crois, que
les micrographes entendent parler.

Eh bien ! si c'est de celle-là, les simples cliniciens trouveront
probablement avec moi que les micrographes ne sont ni complets, ni exacts, ni logiques, en la présentant comme ils la
présentent, en lui donnant le rôle qu'ils lui donnent ; et ces mêmes cliniciens, si peu dialecticiens qu'ils soient, le prouveraient
au besoin, sans trop de peine, par les quelques remarques suivantes :

1° *Les micrographes ne sont pas complets.* — Et, en effet, du
moment que *hétéromorphe* signifie, d'une manière générale, *forme
différente*, tumeur hétéromorphe signifie *tumeur d'une forme différente*. Différente de quoi ? différente du corps tout entier ? différente des tissus dont le corps se compose ? Dans l'un comme
dans l'autre cas, cela n'a pas de sens. Différente d'une autre
tumeur ? Cela peut n'être pas vrai ; car un squirrhe ou un encéphaloïde peut avoir la forme d'une noix ou d'un œuf, tout
comme un lipôme ou un cancroïde. Ce n'est donc point de la
forme générale de la tumeur qu'il se peut agir et qu'il s'agit,
dans l'esprit des micrographes ; il s'agit, seulement, de la
forme des éléments, c'est-à-dire des cellules microscopiques
dont les tumeurs se composent en plus ou moins grande partie. Ainsi, tumeur hétéromorphe veut dire *tumeur dont les cellules* où une partie des cellules — (les fameuses cellules *autogènes*) — *ont une forme différente* de toutes les autres cellules,
normales ou anormales, du corps humain. Eh bien ! ainsi réduite à des termes précis, à sa véritable acception, cette définition prouve que, non-seulement les micrographes ne sont pas
complets, puisqu'ils ont choisi un mot qui ne rend que très-

incomplétement leur pensée; mais la pensée *ou* l'affirmation étant elle-même inexacte, la définition prouve encore que :

2° *Les micrographes ne sont pas exacts.* — Nous disons plus, ils ne sont ni exacts dans les faits, ni conséquents dans les raisonnements.

Ils ne sont pas exacts dans les faits, car, eux-mêmes, nous le disons avec un certain regret, n'attachent qu'une importance secondaire à la *forme* des éléments (lisez : cellules), et les faibles efforts que fait M. Lebert pour défendre cette forme contre les doutes et les contestations de MM. Vogel, Virchow et Bennet, prouvent assez le peu de confiance qu'il a en elle : quels sont, en effet, les plus essentiels de ses arguments? A Vogel, M. Lebert dit : Vous n'avez pas regardé avec d'assez forts grossissements, sans quoi vous n'auriez pas confondu la forme des cellules cancéreuses avec celle des cellules primaires. A M. Virchow, qui a bien quelque habitude du microscope et des forts grossissements, et qui affirme qu'il ne trouve, dans les cellules cancéreuses, que la forme des cellules de l'épithélium ou du cartilage plus ou moins modifiées, M. Lebert dit : « que parfois, une cellule cancéreuse offre quelque ressemblance avec une cellule d'épithélium ou de cartilage, nous ne le nions pas. Mais en prenant la plus grande partie des cellules, nous sommes persuadé que sur cent préparations, M. Virchow se tromperait à peine une fois dans leur détermination. » (*Trait. des malad. cancér.*, p. 30.) Ainsi, M. Virchow dit : Je regarde et je ne distingue pas ; M. Lebert lui répond : Regardez mieux et vous distinguerez. M. Lebert ajoute même cet étrange argument, qui prouve combien la micrographie perd facilement le fil de ses idées : « l'*hétéromorphisme* dans le cancer n'est pas seulement prouvé par la cellule cancéreuse ; c'est un argument d'une grande valeur, *mais qui ne nous mettrait pas en droit de nous prononcer en sa faveur.* » — (En faveur de l'hétéromorphisme, je suppose.) — « Cet hétéromorphisme résulte incontestablement de l'ensemble de tous les caractères anatomiques et pathologiques du cancer, et la spécificité de sa cellule *en est plutôt la conséquence que la base.* »

Toute notre considération pour M. Lebert ne saurait nous empêcher ou plutôt nous dispenser de dire que l'argument est, vraiment, trop fort : ne perdons pas de vue que c'est *l'hétéromorphisme* qui est en question, et ne le confondons pas, comme l'honorable micrographe, avec la spécificité dont nous parlerons dans un instant. Comment ! c'est l'ensemble des caractères anatomiques et pathologiques du cancer, et non la forme des cellules qui prouve l'hétéromorphisme, lequel hétéromorphisme signifie *forme différente*, RIEN DE PLUS ! En d'autres termes, c'est parce que le cancer détruit les tissus normaux, se substitue à eux, progresse fatalement et entraîne la mort, que la *forme* de la cellule dite cancéreuse diffère de celle de la cellule épithéliale, cartilagineuse, ou embryo-plastique ! il ne faudrait pas que les micrographes spécificistes fissent beaucoup de raisonnements pareils à celui-là, pour justifier les terribles sévérités du confrère Robin (1). Mais soyons plus indulgent que ce grand logicien, et reconnaissons que la micrographie spécificiste a probablement péché, ici, plus par inadvertance que par inconséquence radicale : il est bien vrai qu'elle nous assure qu'hétéromorphisme veut dire forme différente et *rien de plus;* mais elle perd souvent de vue cette définition, et, transformant, alors, une question de forme en une question de

(1) Nous avons noté ailleurs cette sévérité, ainsi que la condamnation formelle de la micrographie spécificiste, ou tout au moins de celle qui admet l'hétéromorphisme de la cellule cancéreuse. Mais ce qu'il y a d'étrange, c'est que M. Lebert considère M. Robin comme un des adeptes qui lui font le plus d'honneur, et comme une des autorités les plus importantes sur lesquelles peut s'appuyer sa doctrine. M. Robin a-t-il changé d'opinion, depuis la publication du livre de M. Lebert, ou bien a-t-il, à une certaine époque, professé devant son maître le contraire de ce qu'il pensait ? La première alternative est possible; mais un incident récent n'a que trop tristement prouvé que la seconde n'est pas impossible. Quoi qu'il en soit, M. Lebert, qui a pris prétexte de la précieuse adhésion de

fond, elle substitue *hétéromorphisme* à *malignité*, sans s'apercevoir qu'elle a stigmatisé celle-ci. Nous allons revenir sur ce point; mais il nous faut, auparavant, en terminer avec l'hétéromorphisme non figuré, c'est-à-dire synonyme de *forme différente, rien de plus*. Eh bien! dans ce sens, si la micrographie voulait obéir à une bonne inspiration, elle avouerait franchement que l'hétéromorphisme prétendu est une inexplicable illusion : à quelques adversaires de la micrographie spécificiste, lesquels auraient dit, paraît-il, qu'on voit tout ce qu'on veut, à travers les verres du microscope, M. Broca a reproché de « n'être pas, assurément, des professeurs de physique; » étaient-ils, pourtant, assez coupables pour mériter cette sanglante ironie? Ne faut-il pas *le vouloir* un peu, si ce n'est beaucoup, pour trouver entre les cellules épithéliales et celles dites cancéreuses, des différences de forme assez radicales pour servir de base à la doctrine de l'hétéromorphisme? Deux figures répondront pour nous à cette question. Nous aurions pu emprunter la première à M. Broca (*Dict. de méd. vétérin.*, t. III, p. 13); mais, quoique bien suffisante pour notre démonstration, cette figure ne représente pas un assez grand nombre des variétés de forme de la cellule dite cancéreuse; nous avons donc emprunté cette figure à M. Heurtaux (*Nouv. Dict. de méd. et de chir. pratiq.*, article *cancer*); celle-ci représente un plus grand nombre de ces variétés, mais non toutes, bien entendu, chose « *impossible*, » dit M. Lebert (*Malad. can-*

MM. Broca, Follin et Robin, pour brûler un cierge en faveur du « pays qui est, par excellence, celui de la libre discussion et de l'indépendance scientifique, » aurait pu épargner le tiers de sa cire, si ce n'est davantage : M. Broca a déjà déserté sur bien des points, et ne s'arrêtera pas là, M. Lebert en peut être certain; la défection de M. Robin est complète, et la mort seule a probablement mis M. Follin à l'abri des retours. En sorte que la micrographie spécificiste, qui s'applaudissait hautement de l'adhésion de la France et y attachait le plus grand prix, est pour le moins aussi compromise chez nous qu'en Allemagne, où elle est complétement abandonnée, au dire de M. Virchow.

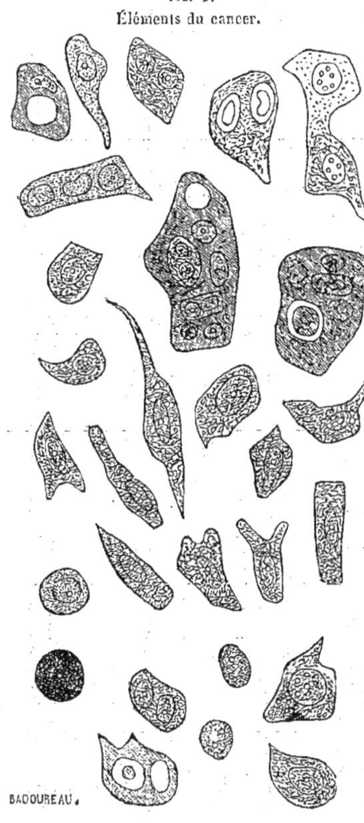

cér., p. 19) (1); la seconde figure est tirée du dictionnaire de M. Robin, contrefaçon Nysten; elle représente les principales variétés de forme des cellules épithéliales du cancroïde.

M. Robin ne donne pas le grossissement auquel sont représentés les objets de son dessin; mais d'après leur volume, il nous paraît probable que c'est à un grossissement de 400 diamètres; quant aux éléments de la figure première, ils sont représentés, dans le dessin primitif, après un grossissement de 250 diamètres que nous avions voulu ramener aussi à un grossissement de 400, mais qui, par suite d'une erreur, n'ont été ramenés qu'à 330; on voit

(1) Ainsi que nous l'avons dit précédemment, M. Lebert fait même de cette variabilité un des caractères de la spécificité de la cellule cancéreuse : « *Il suffit,* dit-il, de signaler le fait que cette *multiformité* de la paroi — (il paraît que le contenu de la paroi ne suit pas la multiformité du contenant, ce qui est d'autant plus étonnant, qu'au dire des plus habiles micrographes, le contenu, dans la cellule cancéreuse, n'est pas distinct du contenant) — ne s'observe à ce degré dans aucune autre espèce de cellules. » (Loc. cit., p. 19.) En sorte que la spécificité de *la forme* de la cellule cancéreuse consisterait principalement en ce que cette cellule offre toutes les formes imaginables et même inimaginables, puisqu'elles sont impossibles à décrire ! Quant à ce que cette absence de forme ne s'observerait que dans la cellule cancéreuse, du moins au même degré, on voit par la figure II, qui représente la cellule épithéliale, que la *multiformité* y est déjà fort raisonnable quoique la figure soit loin d'être complète, sous ce rapport.

quelle ressemblance ils
présenteraient avec les
premiers, s'ils étaient
un peu plus volumi-
neux; mais tels qu'ils
sont, il ne nous paraît
pas qu'il soit bien nécessaire d'insister sur les
analogies extrêmes des
éléments de ces deux
figures, et de faire
ressortir toute la com-
plaisance qu'il faudrait
à des professeurs de
physique, pour trouver,
dans les différences de
forme que ces éléments
présentent, une base
de spécificité morbide?
Cela me semble vrai-
ment inutile à discuter
pour des lecteurs qui
ne sont pas atteints de
cécité; je me plais à
espérer que tous ceux
entre les mains de qui
tombera cet opuscule
sont dans ce cas. Il ne
s'en trouvera certaine-

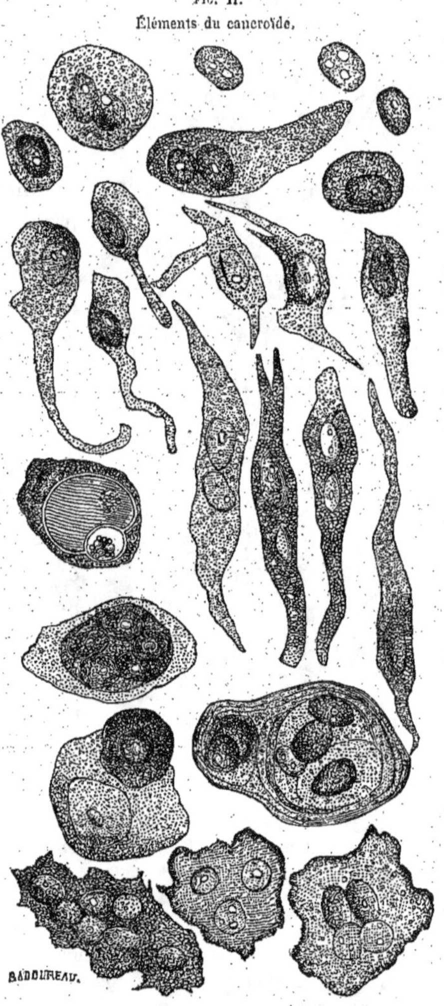

ment pas un seul qui ne reste convaincu, à la simple vue de
ces deux figures, que tant que la micrographie n'aura pas à
nous offrir des formes plus dissemblables et plus constantes,
dans chaque catégorie de cellules, elle ne parviendra jamais,
ses arguments fussent-ils escortés d'un régiment de profes-

seurs de physique, à faire admettre au plus naïf des cliniciens la ou les doctrines de l'hétéromorphisme, dans le sens propre de ce mot, qui est celui défini assez exactement, par le verset XXIV du Catéchisme micrographique. M. Lebert a donc bien raison, tout en professant la ou les doctrines de l'hétéromorphisme, de ne pas attacher trop d'importance à la forme des cellules.

Est-il beaucoup mieux fondé de s'attacher au volume? Je pourrais me dispenser d'examiner cette question, car il s'agit ici d'*hétéromorphisme*, c'est-à-dire de « *différence de forme, rien de plus,* » et une différence de volume n'est pas une différence de forme ; un œuf de pigeon diffère beaucoup, par le volume, d'un œuf d'autruche, et, cependant, je ne crois pas qu'aucun naturaliste, — ni même aucun professeur de physique, — soit tenté de les considérer comme hétéromorphes. Si donc, la spécificité des cellules résultait d'une différence de volume, ce n'est point par le mot d'hétéromorphisme que l'on devrait désigner cette spécificité ; le mot ne serait pas seulement impropre, il serait inexact et induirait en erreur, au moins physiquement parlant ? or, les professeurs de physique, même improvisés, doivent respecter la science qu'ils professent. Maintenant, cette spécificité de volume existe-t-elle ? MM. Vogel, Virchow et beaucoup d'autres le nient ; M. Lebert la défend avec énergie, et insiste en plusieurs endroits de son ouvrage sur la nécessité de « mesurer constamment et d'avoir un micromètre dans l'oculaire, avec une bonne détermination des unités, selon les divers systèmes des lentilles. « Si l'on mesure beaucoup, ajoute-t-il, avec de bons instruments et impartialement (1), on arrive, au contraire, à la conviction qu'il y

(1) Impartialement veut sans doute dire loyalement, car je n'imagine pas que les millimètres, ni leurs fractions, soient sujets à la partialité ; en d'autres termes, M. Lebert soupçonne des contradicteurs comme Vogel, Virchow, etc., de donner de fausses mesures. Cela est aussi peu gracieux, de la part de M. Lebert, que

a des moyennes fort bien établies pour les dimensions de chaque élément microscopique différent. C'est ainsi que le corpuscule du tubercule oscille entre 5 et 7 millièmes 1/2 de millimètre de diamètre. Le globule du pus se trouve en moyenne de 10 millièmes de millimètre, et dans le cancer nous trouvons la paroi cellulaire, en moyenne, de 20 à 25 millièmes, le noyau de 10 à 15, le nucléole de 2 1/2 à 3 1/3. Nous savons fort bien que les maxima et les minima peuvent varier, mais ce sont là des exceptions, tandis que les moyennes sont la règle. » (*Malad. cancér.*, p. 30.)

Il y aurait beaucoup à dire sur cette manière de voir et d'argumenter; il y aurait d'abord à demander dans quelles proportions se rencontrent ces moyennes, et dans quelles proportions les moyennes du cancroïde que, par une omission assez inexplicable, M. Lebert ne donne pas; il se contente de donner celles des cellules et noyaux épidermiques normaux, lesquelles sont précisément celles des cellules cancéreuses.

« Les cellules épidermiques, dit-il, sont composées d'une paroi cellulaire, » — nous ne savons trop pourquoi M. Lebert veut absolument que la cellule soit composée d'une paroi, laquelle existât-elle, distincte de la masse contenue, ne formerait jamais qu'une très-faible partie de la cellule, — « dont le diamètre varie entre 20 et 30 millièmes de millimètre de diamètre; » — (au lieu de 20 à 25 dans la cellule cancéreuse!) — « leur noyau est ordinairement petit, oscillant entre 5 et 7 millièmes 1/2, » — (au lieu de 10 à 15); la dimension des noyaux offrirait donc une différence plus réelle que celle des cellules; mais, chose assez singulière, la dimension des nucléoles épidermiques redevient à peu près celle des nucléoles cancéreux : 2 1/2 à 3 1/3 millièmes de millimètre, pour ceux-ci; 2 millièmes pour ceux-là.

cela est peu probable et serait maladroit, de la part de MM. Vogel, Virchow, Bennet et autres; nous ne pensons pas que pareille accusation eût la moindre portée même contre M. Robin.

Mais, je le répète, je n'ai pas à insister sur ces remarques ni sur plusieurs autres qu'il y aurait à faire. M. Lebert accorde à M. Virchow qu'il est souvent impossible de distinguer une production cancéreuse d'une production épithéliale et de plusieurs autres, quand on n'a à sa disposition qu'une petite portion de production accidentelle ; nous avons accordé, de notre côté, à M. Lebert et à ses rares, très-rares (même en France) partisans, qu'en faisant passer dans le champ du microscope une grande masse de tissu cancéreux, l'ensemble d'un grand nombre d'observations microscopiques permettrait probablement presque toujours de distinguer la variété de cancer dite hétéromorphe de la variété dite épithéliale, et ce n'est pas, comme nous le verrons ultérieurement, beaucoup accorder au microscope, quoique tout le monde ne lui accorde pas même cela. Non, ce n'est point là-dessus que nous avons à insister ; nous avons montré qu'en fait d'hétéromorphisme, les micrographes spécificistes ont été inexacts, et que s'ils avaient été exacts, ils auraient encore été incomplets ; il s'agit, maintenant, de montrer le troisième point de notre thèse, à savoir que :

3° *Les micrographes ont manqué de logique.* — J'ai dit de logique, et j'ajoute de sens médical.

Oui, sans doute, les micrographes, ou plutôt M. Broca, car M. Lebert est loin d'être aussi souple sur les principes, ont écrit qu'hétéromorphisme veut dire *forme différente,* rien de plus ; mais ils seraient désolés qu'on les crût sur parole ; s'il ne s'était agi que d'une simple question de forme, il n'y aurait eu ni grandes théories physiologiques et pathologiques à proclamer, ni grande révolution à accomplir, et la micrographie, nous l'avons déjà vu maintes fois, tenait à faire et paraît croire fermement avoir fait tout cela. Aussi, pense-t-on que la micrographie annonce purement et simplement au public scientifique qu'elle a trouvé, dans deux variétés du cancer, une cellule un peu différente par la forme, le volume et la structure, de celles des autres tissus, et en particulier de celles d'une autre forme de cancer? Bien loin de là : c'est en montant sur le Sinaï de la science qu'elle proclame la *doctrine* ou les *doctrines*, voire même les *doctrines générales* de l'hétéromorphisme :

« Les lois qui régissent l'organisation de la matière, dit-elle, par la bouche de M. Broca, sont générales; toute substance organisable, qu'elle qu'en soit l'origine, leur obéit; et ce qui varie, ce ne sont pas ces lois, mais les conditions au milieu desquelles elles *agissent*. . . . .

« Les conditions du développement normal sont déjà trop complexes, chez les animaux supérieurs, pour qu'on puisse rattacher l'évolution et la nutrition de tous les tissus à une *loi unique*, régissant un élément primordial, unique aussi. Or, les conditions du développement pathologique sont bien plus complexes encore. Aux *lois générales* et *multiples* de l'organisation viennent se joindre ici des *influences* particulières, *plus multiples encore, qui varient* suivant la nature des tissus malades, suivant celle des causes morbifiques, locales ou générales et suivant l'idiosyncrasie de l'individu. »

Nous croyons inutile de rester plus longtemps sur ces hauteurs, où l'honorable législateur-micrographe n'est monté que pour proclamer cette loi ou ce *principe*, « *qui n'est pas absolu :*

« *Toutes choses égales d'ailleurs* (c'est l'auteur qui souligne), l'intensité du trouble nutritif qui donne lieu à une production accidentelle est d'autant plus grande et révèle un état d'autant plus fâcheux, que la structure de cette production accidentelle s'écarte davantage de celle des parties qui constituent un organisme normal. »

Et l'auteur ajoute : « Nous ne parlons ici qu'*au point de vue anatomique* (1), au point de vue clinique, que nous examinerons

(1) Il serait assez curieux de savoir comment un état peut être, *au point de vue anatomique*, plus grave qu'un autre, à moins qu'en anatomie, le carré ne soit plus grave que le losange; ou la circonférence plus grave que l'ellipse!

ultérieurement, d'autres conditions très-diverses viennent compliquer l'étude du pronostic. » (Broca, *Traité des tum.*, p. 79 et suiv.). »

Nous croyons parfaitement inutile, nous le répétons, de nous arrêter plus longtemps sur ces hauteurs; mais nous croyons utile de n'en pas descendre sans faire remarquer aux simples cliniciens que, pour avoir trop voulu monter, le savant micrographe-métaphysicien s'est élevé jusque dans la région des nuages. Nous espérons qu'il sentira, lorsqu'on l'aura prévenu, que cette région est malsaine pour des physiciens, parce qu'elle se confond avec celles de la métaphysique, et qu'un philosophe assez connu, a dit, depuis longtemps que, lorsqu'on est professeur de physique, fût-ce d'une physique de circonstance, ce dont on doit s'abstenir avant tout, c'est de métaphysique.

Il est d'abord une première remarque que les cliniciens les moins physiciens feront à la micrographie spécificiste, c'est que les lois,— qui ne sont que des abstractions, des vues de l'esprit dont M. Lebert ne veut à aucun prix, mais dont il se sert néanmoins, ainsi que son docte élève, comme M. Jourdain se servait de la prose, — *n'agissent* pas et ne peuvent *agir*. Lors donc que M. Broca parle de leur *action* (1) et des conditions au milieu desquelles elles *agissent*, quand il oppose l'*action* des lois normales aux *influences* pathologiques, il emploie un langage qui n'a pas de sens, et qui semblerait indiquer que celui qui s'en sert n'a jamais réfléchi à ce qu'on entend par loi, dans les sciences mathématiques, physiques ou morales. Ce n'est pourtant pas ce que nous voulons inférer de ce langage, que M. Lebert doit trouver légèrement pompeux; mais on nous per-

____

(1) « Tandis que, d'une part, dit-il aussi, l'*action* des lois normales *tend* à donner à la matière plastique une organisation semblable à celle que cette matière devrait revêtir à l'état normal dans le même lieu; d'une autre part, les *influences* pathologiques *tendent* avec plus ou moins d'énergie à donner une autre direction à l'organisme des éléments nouveaux. » *(Loc. cit.)*

mettra d'en induire que M. Broca n'a pas une notion bien complète des « *lois de l'organisation de la matière;* » qu'il serait probablement assez embarrassé de les formuler, comme Képler, Newton, Lavoisier, Ampère et autres ont formulé les leurs; et qu'il y a, par conséquent, un tant soit peu de fatuité —(car toute idée de charlatanisme, de la part de M. Broca, est très-éloignée de notre esprit) — à parler de lois générales et de lois particulières de l'organisation, de *lois multiples* et de lois *plus multiples encore,* et qui *varient,* suivant des causes morbifiques..., etc., quand on ignore absolument toutes ces lois, et qu'on en parle même comme si l'on ignorait ce qu'on entend et ce qu'on doit entendre par *une loi.* Et toute cette métaphysique vide et même sonore, pour parler comme M. Lebert, pour arriver à quoi? A des propositions comme celle-ci :

« D'autres fois, enfin, et c'est ici AU POINT DE VUE MORPHOLOGIQUE le plus grave de tous les écarts, les éléments pathologiques de la production accidentelle ne ressemblent à aucun élément normal *en particulier,* » proposition qui, abstraction faite de : *en particulier,* tombant là, à peu près, comme une araignée dans un potage, est rigoureusement l'équivalente de celle-ci :

AU POINT DE VUE DE LA FORME, *les éléments pathologiques* QUI NE RESSEMBLENT *à aucun élément normal, s'en écartent plus que ceux qui leur ressemblent plus ou moins.*

Ou, en d'autres termes :

LES ÉLÉMENTS QUI NE RESSEMBLENT PAS DU TOUT A D'AUTRES ÉLÉMENTS, LEUR RESSEMBLENT MOINS QUE CEUX QUI LEUR RESSEMBLENT UN PEU ! !

Ce n'est vraiment pas la peine de s'ériger en professeur de physique, ni de monter sur les sommets de la cosmologie pour proclamer de semblables lois. Nous connaissons tous le nom d'un gentilhomme célèbre, qui vivait encore un quart d'heure avant sa mort, et qui en décrétait de pareilles, du fond de son modeste manoir.

Passons à des propositions moins évidentes, mais qui appar-

7.

tiendraient davantage à l'ordre scientifique si elles étaient démontrées. « *Toutes choses égales d'ailleurs*, dit M. Broca.... (voir ci-dessus); *toutes choses égales !* » C'est bientôt dit! mais quelles sont *toutes ces choses égales*, que les cliniciens seraient si heureux de connaître ?

M. Broca les connaît, assurément, puisqu'il en parle avec une si imperturbable assurance : il sait, par exemple, parmi cent autres choses, quelles sont les choses égales et inégales qui font que le cancer de la lèvre inférieure offre une fréquence si différente de celui de la lèvre supérieure, et une gravité si notablement différente aussi, quoique la structure de l'un et de l'autre soient identiques, et s'éloignent, également, par conséquent « de celle des parties qui composent un organisme normal ; » il sait encore quelles sont les choses égales et inégales qui font que la kéloïde (1) et l'épithélioma, dont la structure ressemble également à « celle des parties qui composent un organisme normal, » offrent une différence de gravité bien autrement considérable encore, et pourquoi, malgré cette immense différence, tous deux sont néanmoins rangés dans l'*espèce* cancroïde ; il sait encore..... etc. Oh ! cent lignes de etc. (2). Comment se fait-il donc que M. Broca, sachant toutes ces choses, et n'étant pas, suivant les apparences, partisan des mystères, n'ait pas déposé dans son ouvrage

---

(1) M. Broca n'adopte pas, il est vrai, la classification de son maître, et il range la kéloïde, non parmi les affections épithéliales et par conséquent dans le cancroïde, mais bien dans les productions *à éléments fibreux et fibro-plastiques* combinés. Ce sont là des combinaisons à débattre entre micrographes ; la kéloïde serait fibreuse ou fibro-plastique, ou l'un et l'autre, que cela ne changerait rien à notre argumentation ; nous trouverions des fibro-plastiques qui ne le cèdent en rien, en gravité, aux épithéliaux et aux hétéromorphes ; la question des choses égales et inégales resterait donc la même.

(2) Ceux qui voudraient voir une assez jolie petite collection de maladies *hétérogènes* réunies dans l'espèce homœomorphe du fibro-plastique et de l'épithéliale, n'ont qu'à se reporter au dernier discours de M. Velpeau, dans la grande discussion déjà citée de 1854.

l'exposition claire et précise, — sans aucun vernis métaphysique, par conséquent, — de toutes ces connaissances pré-
cieuses que ses confrères, cliniciens ou théoriciens, auraient
apprises avec une profonde gratitude, car ni les uns ni les
autres n'en savent le premier mot. M. Broca voudrait-il
suivre l'exemple du vieux Chaussier, qui connaissait parfaitement les fonctions de la rate, mais qui n'a jamais voulu les
dire à personne, et qui est mort avec son secret? Nous le regret-
terions pour lui; il a assez de fond pour ne pas se faire imitateur, fût-ce de Chaussier, et nous ne croyons pas manquer à
la sincère considération que nous avons pour lui, en lui conseil-
lant ou de ne pas cacher à ses confrères ce qu'il sait, ou de ne
pas les entretenir de ce qu'il ignore, ou, et encore moins, de
ce qui n'a pas de sens bien positif. Je sais bien qu'en suivant
ce conseil, il supprimera pas mal de passages de son *Traité des
tumeurs*, que M. Lebert appelleraient peut-être pompeux et so-
nores, mais je crois que ce sacrifice sera agréable à ses lecteurs,
profitable à la science et à lui-même, et je ne désespère pas que
cette considération ne triomphe de son amour-propre d'auteur.

Revenons à l'hétéromorphisme. Nous venons de voir quelle
est sa réalité et quelle serait sa portée, au point de vue doc-
trinal ou théorique; pour en terminer avec lui, il ne nous
reste que quelques mots à dire sur son utilité, sur sa valeur,
au point de vue pratique.

Nous avons vu M. Lebert *stigmatiser*, et, s'il avait été le
moins du monde pape, il aurait volontiers excommunié la
malignité et la *bénignité*; M. Broca, toujours plus conciliant et
plus disposé à sacrifier aux puissances encore debout, se donne
la peine de réfuter à sa manière, la *malignité* (1); mais après
l'avoir victorieusement réfutée, il la conserve, néanmoins, et

(1) M. Lebert, nous devons le dire pour être exact, se sert bien aussi, ça et
là, du mot malignité, qu'il a *stigmatisé;* mais c'est qu'alors, il s'oublie, tandis
que M. Broca s'en sert de propos délibéré, et parce que le mot est utile et a
du bon.

reconnaît qu'elle a du bon. Qui donc a raison de ces deux hétéromorphistes? Franchement, ni l'un ni l'autre : M. Lebert a eu tort de condamner et encore plus, de *stigmatiser* la *malignité* sans l'entendre et sans la comprendre; M. Broca a eu tort de la repousser d'abord, après l'avoir mal entendue et mal comprise, et de l'admettre, ensuite, sans la comprendre beaucoup mieux.

Voici, en effet, ce que dit M. Broca ; la citation sera un peu longue, mais on jugera, je l'espère, que la question vaut la peine qu'on ne la tronque pas.

« Il importe peu de savoir d'où vient le mot de *malignité*.... Aujourd'hui, on donne le nom de *tumeurs malignes* à celles qui affectent une marche clinique menaçante et qui possèdent quelques-unes des propriétés suivantes :

« 1° La propriété de s'accroître indéfiniment, en se propageant aux tissus voisins ; 2° de s'ulcérer lorsqu'elles arrivent au contact des membranes tégumentaires et de donner lieu à des ulcères qui ne peuvent guérir *sans opération* (1) ; 3° la propriété de déterminer, dans les ganglions lymphatiques correspondants des engorgements de même nature que la tumeur primitive ; 4° celle de récidiver après une ablation incomplète et *même après une ablation complète* (2) ; 5° celle de se *généraliser*, c'est-à-dire de déterminer une affection générale à la suite de laquelle des tumeurs semblables à la première se développent dans divers points de l'économie, et notamment dans les organes internes. En d'autres termes, une tumeur maligne est celle qui devient nuisible autrement que par son volume ou par les troubles fonctionnels qu'elle fait naître dans la région malade.

« Cela posé, il y a différents degrés de malignité, car cer-

(1) Ni même et surtout avec opération.

(2) Elles ne guérissent donc pas avec opération. Il faut que le penchant à l'inconséquence soit bien entraînant, pour que des esprits aussi subtils y cèdent ainsi à quelques lignes de distance.

taines tumeurs possèdent seulement quelques-uns des caractères précédents. Les plus malignes sont celles qui les réunis-
sent tous. La malignité n'est donc pas une chose absolue et
invariable, c'est une chose relative et changeante. Telle
tumeur qui, comparée au fibrôme, paraît maligne, paraît
bénigne au contraire lorsqu'on la compare au cancer. Réunir
en un seul groupe, comme quelques-uns voudraient encore le
faire, toutes les tumeurs qui présentent quelques-uns des
caractères de la malignité, c'est donc additionner des unités
d'espèces différentes et faire à plaisir des confusions. Mais cette
doctrine soulève une objection bien plus grave, car pour
beaucoup de tumeurs, le caractère de la malignité est éventuel
et même exceptionnel. Par exemple, le chondrôme a été décrit
par beaucoup d'auteurs comme une tumeur entièrement bénigne. Mais depuis quelques années on a recueilli cinq ou six
observations à marche excessivement maligne. Il en est de
même des fibrômes, dont la bénignité est presque proverbiale,
et qui peuvent cependant, par exception, s'ulcérer, récidiver,
se généraliser, comme le feraient les cancers les plus graves.
Placera-t-on, maintenant, les chondrômes et les fibrômes dans
la classe des tumeurs malignes? Ce serait faire une règle avec
des exceptions. Les placera-t-on dans la classe des tumeurs
bénignes? Ce serait aller contre des faits incontestables. Il ne
reste donc qu'une ressource, c'est de laisser de côté, dans les
classifications, un caractère aussi décevant que celui de la
malignité, et de grouper les tumeurs en se basant sur les
caractères anatomiques, qui, étant l'expression d'un fait, et
non d'une théorie, ne peuvent jamais devenir trompeurs.

« Est-ce à dire qu'il ne faille tenir aucun compte de la malignité? Bien loin de là. L'étude de la malignité fournit au contraire des éléments fort précieux pour la comparaison et la
distinction des diverses espèces de productions accidentelles.
N'est-il pas utile de savoir que les tumeurs d'une certaine
espèce sont très-malignes, que d'autres le sont à un moindre

degré? Que les unes le sont toujours, d'autres souvent, d'autres seulement dans des cas exceptionnels? Quand on songe que ces différences de malignité coïncident avec des différences de structure, et que, grâce à cela, il est devenu possible de faire reposer les probabilités du pronostic sur une base scientifique, on est obligé d'avouer que la classification anatomique des tumeurs est non-seulement la plus positive, mais encore la plus pratique. » (Broca, *Traité des tumeurs*, p. 124.)

Il faut, en vérité, voir de pareilles choses écrites par un homme instruit et par un esprit distingué, pour les croire. « N'est-il pas utile de savoir que les tumeurs d'une certaine espèce sont très-malignes....? etc. » Eh! sans doute, cela est utile, comme il est utile de connaître le degré de gravité de toutes les maladies! Est-ce que, par exemple, la micrographie se flatterait d'avoir découvert cette utilité? Nous serions obligé alors, de la prévenir que cette découverte est pire que celle de la Méditerranée. Mais glissons sur les puérilités de ce passage, et bornons-nous à en relever les erreurs sérieuses.

Après l'avoir décrite à peu près exactement, M. Broca résume heureusement la *malignité* des tumeurs par ces mots : « Une tumeur maligne est celle qui devient nuisible autrement que par son volume ou par les troubles fonctionnels dans la région malade. » Voilà qui est bien et qui serait parfait, si l'on ajoutait que ce qui est vrai des tumeurs est vrai *de toutes les maladies;* une pustule d'*acne sebacea* ne produit d'autres troubles que ceux résultant des lésions apparentes de la peau, c'est-à-dire ne produit à peu près aucun trouble ; c'est donc une pustule ou une tumeur bénigne; il en est tout autrement de la pustule maligne, et c'est pour cela qu'on lui a donné et qu'elle mérite son nom. Mais par quel effort d'imagination ou par quel aveuglement M. Broca trouve-t-il une *théorie* dans l'énoncé de ce fait, le plus simple, le plus pur de tous les faits? La pustule maligne, le cancer du sein, causent d'autres troubles que ceux résultant des lésions anatomiques visibles; nous les appelons maladies malignes, c'est-à-dire maladies très-graves. Où diable est la *théorie*, dans cette dénomination de convention? Il n'y a pas là plus de théorie que dans la convention d'appeler homme certain animal à deux pieds sans plumes, ou d'appeler coq certain animal à deux pieds sans poils.

« Réunir en un seul *groupe, comme quelques-uns voudraient encore le faire*, toutes les tumeurs qui présentent *quelques-uns* des caractères de la *malignité*, c'est additionner des unités d'espèces différentes et faire à plaisir des confusions ! » Voyons, tirons un peu à clair cette argumentation, où la confusion manque encore moins que dans le prétendu groupe.

D'abord, qui sont ces *quelques-uns* qui voudraient réunir dans un seul groupe les tumeurs qui présentent *quelques-uns* des caractères de la malignité? Il faut le dire, si l'on ne veut pas laisser croire qu'on fait la guerre à des moulins à vent; ce serait, vraiment, trop de réunir sous un seul costume les personnages de deux gentilshommes fameux.

Et puis, qu'entend-on par *groupes* et par *additions d'espèces?* Est-ce que, par exemple, réunir dans un groupe des plantes vénéneuses ou des maladies virulentes, c'est *additionner* des unités d'espèces différentes? Est-ce que ce groupement empêchera qu'on ne fasse des sous-groupements où l'on placera les plantes narcotiques, les plantes irritantes, les narcotico-âcres? Est-ce que cela empêchera, enfin, qu'on n'arrive à distinguer en dernier lieu, des espèces où figureront la belladone, l'aconit, la fève de Saint-Ignace, le croton tiglium, etc., etc., ou bien la syphilis, la variole, la morve, etc., suivant qu'il s'agira d'histoire naturelle ou de pathologie? Où voit-on que ce soit là faire de la confusion? S'il y en a là, toute l'histoire naturelle n'est que confusion.

« Mais *cette doctrine* soulève une objection *bien plus grave...*, dit M. Broca, car pour beaucoup de tumeurs, le caractère de la malignité est éventuel..... » Faut-il donc faire observer une fois encore à l'honorable micrographe que la malignité n'est pas une doctrine, mais un fait; une tumeur est maligne ou elle ne l'est pas, c'est-à-dire qu'elle détruit les tissus, qu'elle les envahit de plus en plus, qu'elle récidive..., etc.; cela est indépendant de toute doctrine, et toute la doctrine consiste à reconnaître, à *constater* la malignité; que le chondrôme, presque toujours bénin, puisse, dans des cas extraordinairement exceptionnels, revêtir les caractères de la malignité, qu'est-ce que cela peut prouver, sinon qu'il faut apprendre à distinguer ces chondrômes exceptionnels des autres? car ils sont incontestablement très-différents, et leur malignité ne prouve qu'une chose, c'est que, si l'anatomie et le microscope ne les distinguent pas encore, c'est que l'anatomie et le microscope, que M. Broca dit n'être pas trompeurs, à la page 125, sont réellement trompeurs, comme il le dit à la page 135; ou, pour être plus exact encore, je dirai qu'on les rend trompeurs, parce qu'on veut en faire la base d'une fausse doctrine et leur prêter un langage qui n'est pas le leur. Nous l'avons montré surabondamment, dans tout le cours de la longue discussion qui précède, nous allons le montrer une fois encore, en terminant l'examen du passage que nous venons de citer, examen qui ne finirait pas s'il fallait y relever tout ce qu'on y trouverait à reprendre.

Quel est l'esprit de ce passage, quel en est le but, ainsi que d'une infinité d'autres qu'on pourrait emprunter aux micrographes spécificistes? Il faut le dire nettement, sans détours métaphysiques, comme le disait M. Lebert dans sa *Physiologie pathologique*, le but, c'est de remplacer par la *doctrine scientifique* de l'hétéromorphisme la prétendue *doctrine empirique* de la *malignité;* c'est de faire de l'hétéromorphisme, si l'on nous permet cette locution, une *malignité scientifique;* ce but éclate à chaque page du *Traité des maladies cancéreuses* comme du *Traité des tumeurs*, et c'est encore celui qui perce dans la conclusion du passage que nous venons de citer : « Quand on songe, dit M. Broca, que ces différences de malignité coïncident avec des différences de structure, et que, *grâce à cela,* il est devenu possible de faire reposer les probabilités du pronostic *sur une base scientifique,* on est obligé d'avouer que la classification anatomique des tumeurs est non-seulement la plus positive, mais encore *la plus pratique.* »

Voilà le grand mot lâché ou plutôt relâché : les micrographes spécificistes ont tout simplement la prétention de substituer une pratique éclairée, scientifique, à une pratique empirique, confuse, aveugle. C'est en cela qu'ils manquent à la fois de logique et de sens médical. Nous accordons volontiers que, si la classification microscopique était plus *positive,* elle serait plus pratique, attendu que pour être pratique, rien, classification ou autre chose, ne doit être chimérique; mais être positif ne suffit pas; il faut que la positivité porte sur les faits utiles, dominants qu'on a en vue. Quelle est la première question qui, en présence d'une maladie, intéresse le médecin et le malade? C'est évidemment la question de gravité ou de pronostic ; le premier caractère qui se présente à l'esprit du médecin, pour établir une classification médicale, c'est donc celui qui est fondé sur la gravité ou la non gravité, la curabilité ou l'incurabilité; la distinction primordiale des tumeurs en malignes et bénignes, c'est-à-dire en curables et en incurables ou presqu'incurables est donc une distinction essentiellement médicale, et il faut manquer de sens médical autant que de logique pour ne pas en être frappé. Les micrographes partisans de la méthode naturelle appellent cette classification une classification dichotomique ; cela prouve qu'ils ne se font pas une idée plus exacte de la méthode dichotomique que de la méthode naturelle : toute classification serait dichotomique, s'il lui suffisait, pour cela, de diviser primordialement, et même parfois secondairement ou tertiairement, une classe d'êtres en deux catégories. Est-ce que la méthode de de Jussieu est dichotomique, parce qu'elle divise les végétaux en cryptogames et en phanérogames, et ces derniers en monocotylédonés et en dicotylédonés? on éprouve vraiment quelque embarras à rappeler de pareils principes. La classification dite clinique des tumeurs, en bénignes et malignes, n'est donc pas plus dichotomique que la classification, dite anatomique, en homœomorphes et hétéromorphes.

Maintenant, y a-t-il une classification anatomique et une classification clinique? J'ai déjà donné à entendre, dans un des paragraphes précédents, que cette distinction est un non-sens, j'aurais pu dire un galimatias.

Sans doute, il serait possible à la rigueur de faire une classification des tumeurs, purement anatomique, c'est-à-dire dans laquelle on ne parlerait ni de leur étiologie, ni de leur symptomatologie, ni de leur marche, ni de leur pronostic; ce serait une sorte de classification pour des artistes en anatomie, mais non pour des médecins; cette classification pourrait se faire, mais il est inutile d'ajouter qu'elle n'a jamais été faite. Quant à imaginer une classification *clinique* sans anatomie, ce serait un peu plus difficile, et les micrographes qui condamnent les « *quelques-uns,* » partisans de cette classification, devraient bien nous donner les noms de ces « quelques-uns. » Ils seraient, en effet, assez curieux à voir les cliniciens qui classeraient des tumeurs, sans parler de leur couleur, de leur forme, de leur consistance, de leur siége, de leur composition (vasculaire, celluleuse, adipeuse, nerveuse, etc., etc.); tous caractères qui font, si je ne me trompe, partie de l'anatomie, et qui constituent même à peu près toute l'anatomie, moins la microscopie; mais je crois que les micrographes auront encore plus de peine à nous montrer ces cliniciens fantastiques que les cellules hétéromorphes ou tout au moins presque hétéromorphes. Mais qu'elles soient quasi-hétéromorphes ou tout à fait hétéromorphes, doivent-elles servir de caractère primordial de préférence à la malignité? en d'autres termes, est-il préférable, médicalement parlant, d'inscrire en tête d'une observation, ou d'une pancarte, ou d'une consultation :

Tumeur bénigne,

ou :

Tumeur homœomorphe?

d'y inscrire :

Tumeur maligne,

ou :

Tumeur hétéromorphe?

Je prétends qu'il ne se trouvera pas un seul vrai médecin qui hésite un instant à préférer le premier diagnostic au second, ou, si l'on veut, la première classification à la seconde. Que veut dire malignité? Tous les médecins le savent, et, dans la citation précédente, M. Broca l'a presqu'exactement indiqué. Que veut dire hétéromorphisme? Le lecteur le savait, sans doute, avant d'avoir lu les pages qui précèdent ; peut-être le sait-il un peu mieux maintenant :

Physiquement ou anatomiquement, le mot hétéromorphisme exprime un fait douteux, d'aucuns disent erroné ;

Médicalement ou doctrinalement, il affirme une théorie absolument fausse.

C'est bien autre chose du mot homœomorphe, lequel s'applique à des états qui ne méritent pas même le nom de maladie, comme les cors aux pieds et les verrues, et à des maladies terribles et constamment mortelles, comme le cancer épithélial de la langue ou de l'utérus !

Mais, diront des micrographes entêtés, la bénignité a été attribuée à des tumeurs qui peuvent offrir les caractères de la malignité, aux chondrômes, par exemple? Et qu'en voulez-vous conclure, messieurs les professeurs de physique? Que les cliniciens sont faillibles et les micrographes infaillibles? La conclusion serait peut-être contestable; mais celle qui dirait que la *malignité* et la *bénignité*, — parce que leur diagnostic n'est pas infaillible, — font commettre des confusions à plaisir, serait absolument ridicule : s'il y a quelques chondrômes malins parmi un grand nombre de chondrômes bénins, cela prouve tout simplement qu'il faut apprendre à distinguer les uns des autres, et n'attribuer la bénignité ou la malignité qu'à ceux qui la possèdent. Si c'est l'hétéromorphisme qui nous apprend à faire cette distinction, on lui en saura gré; mais jusqu'à présent, c'est lui surtout qui a confondu les contraires et séparé les semblables; on ne lui doit vraiment pas des couronnes pour cela; on lui doit seulement un bon conseil, c'est de l'inviter à plus de logique, à moins de prétentions, et à ne pas prêter, en fait de confusion,

Ses qualités aux autres.

C'est par ce conseil que nous en terminerons avec lui, au moins directement; si nous nous en occupons encore, ce ne sera qu'à propos de ses conséquences.

De ces considérations déjà bien longues, mais que j'ai dû cependant abréger beaucoup pour ne pas trop dépasser les limites où doit se renfermer un travail aussi spécial que celui-ci, il résulte assez clairement, si je ne m'abuse, que s'il n'y avait que l'hétéromorphisme pour faire deux espèces morbides distinctes du cancroïde et du cancer, jamais espèces n'auraient été plus mal spécifiées. Mais, pour être justes, il faut reconnaître que les micrographes spécificistes, M. Lebert surtout, ont invoqué à l'appui de la spécification hétéromorphique des caractères cliniques; reste à savoir quel en est le nombre et la valeur, c'est ce que nous allons chercher à éclaircir le plus brièvement qu'il nous sera possible; relevons toutefois auparavant un étrange argument de M. Lebert.

Dans une thèse sur le cancroïde de la peau, fort remarquable pour l'époque où elle parut et encore pleine d'intérêt aujourd'hui, M. le docteur Mayor, de Genève, avait rangé dans le cancer les productions épithéliales, de la peau, sans méconnaître certaines différences existant entre ces tumeurs et les productions cancéreuses d'autres parties; il avait même pensé et nous aurons à revenir dans un instant sur cette opinion, qu'il n'y avait à la peau d'autre cancer que le cancer épithélial. Que, pour ce motif, M. Lebert ait reproché à M. Mayor de « n'avoir pas su embrasser d'une manière plus philosophique tout l'ensemble de cette grande et belle question du cancer cutané; » qu'il ait voulu lui apprendre « que c'est une étrange exagération tout à fait contraire à l'esprit de la science moderne, de considérer un mal comme cancéreux, parce qu'il peut récidiver sur place; » qu'il ait cru devoir lui rappeler enfin à ce propos, et répéter une fois de plus « qu'en pathologie, aussi bien qu'en zoologie et en botanique, nous tendons de plus en plus à établir la méthode naturelle, » tout cela se conçoit et est acceptable comme forme de discussion, et sous toutes réserves; mais que dire du couronnement de cette argumentation par l'apostrophe suivante : « Nous posons à M. Mayor cette simple question : *Deux produits de structure différente peuvent-elles* — (M. Lebert a certainement voulu écrire peuvent-*ils*) — *être identiques?* » *(Traité des malad. cancér.*, p. 595). A pareille question il n'y avait vraiment, pour M. Mayor, qu'une réponse : c'était de demander à M. Lebert si, un quart d'heure avant sa mort, le gentilhomme dont nous parlions plus haut était bien encore en vie? M. Lebert aurait dû comprendre qu'il n'est pas fait pour recevoir de semblables réponses, et il aurait dû, par conséquent, éviter de faire des questions qui les provoquent inévitablement.

Prenons donc l'esprit plutôt que la lettre de l'argument de

M. Lebert, et répondons-lui : Non, ce qui est différent n'est pas identique; mais ce qui est différent peut appartenir à une même catégorie, et s'il s'agit d'histoire naturelle ou même de médecine, à une même espèce. Il est bien probable, par exemple, que M. Lebert diffère en quelques points de Newton, de Linnée et de Bichat, ce qui ne l'empêche pas de leur être identique, zoologiquement parlant; l'encéphaloïde diffère en beaucoup de points du squirrhe, et pourtant leurs différences n'empêchent pas M. Lebert de les considérer comme identiques et peut-être même, avec M. Broca, comme *absolument* identiques, ce qui est un peu trop. En pathologie comme en histoire naturelle, il n'y a pas d'autres identités que celle-là : Si l'on y exigeait une identité mathématique, il n'y aurait pas une seule espèce, il n'y aurait que des individus; j'ai déjà dit qu'il y a des médecins qui sont allés jusqu'à cette extrémité : de n'admettre pas de maladies, mais seulement des individus malades; je ne pense pas que M. Lebert ni la micrographie veuillent entrer dans cette voie, où l'on peut sans doute marcher sans déshonneur, mais où l'on trouverait peu de compagnons de route.

La question n'est donc pas de savoir s'il y a des différences entre le cancer épithélial et le cancer dit hétéromorphe ; elle est de savoir si ces différences doivent l'emporter assez sur les ressemblances, pour faire deux espèces ou une seule des uns et des autres. En se plaçant à ce point de vue, le seul juste, pour tout vrai médecin, et surtout pour tout médecin partisan de la méthode naturelle, la question est si peu douteuse, que nous n'hésitons pas à croire qu'après l'avoir envisagée sous toutes ses faces, M. Lebert lui-même, avec la bonne foi que nous croyons lui connaître, rectifiera ses vues, quelque écartées qu'elles soient de la ligne droite médicale. Et pour le ramener à cette ligne, nous n'abuserons pas de ses inconséquences classificatrices ou classificantes, ou classifiantes, comme on voudra; nous ne lui demanderons pas, entre autres choses,

comment il a pu faire deux *ordres*.—(qui ne sont que deux espèces) de l'encéphaloïde et du squirrhe d'une part, et de l'épithélioma de l'autre, tandis qu'il fait un seul ordre — (qui n'est
qu'une seule espèce) — du *lupus*, de la *kéloïde*, de l'*éléphantiasis
des Arabes* et de la *lèpre tuberculeuse !* Non, nous n'insisterons pas
sur ce genre d'argumentation, d'abord, parce que si nous tenons
beaucoup à rester dans la vérité scientifique, nous ne tenons
nullement à avoir raison *contre* M. Lebert; ensuite, parce que
ce n'est nullement prouver qu'on est conséquent soi-même que
de démontrer l'inconséquence des autres. Nous ne puiserons
donc pas nos principaux arguments dans les erreurs de
M. Lebert, nous les puiserons, surtout, dans les vérités reconnues de tout le monde et de lui-même.

Il est une de ces vérités que personne n'a contestée jusqu'à
présent, c'est que le squirrhe et l'encéphaloïde appartiennent
à la même espèce morbide. Or, ces deux maladies, quoi qu'en
dise M. le professeur de physique — et de métaphysique —
Broca, ne sont pas *absolument identiques :*

Le tissu de l'une a un aspect différent, le plus souvent même
très-différent de l'autre ;

Ce tissu est très-dur dans l'une, et ne se ramollit presque
jamais ; il est beaucoup plus mou dans l'autre, et se ramollit (1) presque toujours, quand il n'est pas mou d'emblée, et il
devient même quelquefois diffluent ;

Le microscope lui-même, ce qui doit toucher M. Lebert,
trouve des cellules hétéromorphes très-abondantes dans l'encéphaloïde, beaucoup moins abondantes, parfois rares ou même
très-rares, dans le squirrhe ;

---

(1) Nous avons déjà fait remarquer que M. Lebert repousse énergiquement le
ramollissement de l'encéphaloïde, et professe que, lorsque ce tissu est diffluent,
c'est qu'il l'a été d'emblée. Au point de vue de notre parallèle, cela nous serait
indifférent ; mais la vérité exige que nous admettions, avec tout le monde, du reste,
le ramollissement de l'encéphaloïde. M. Lebert est seul de son avis, et son fidèle
Acate, M. Broca, l'abandonne complétement sur ce point, comme il commence à
l'abandonner sur quelques autres.

L'encéphaloïde est riche en vaisseaux sanguins, les hémorrhagies y sont fréquentes; les vaisseaux sont si peu apparents dans le squirrhe, qu'on en a longtemps nié l'existence; les hémorrhagies y sont, par conséquent, très-rares;

Le squirrhe affecte une marche beaucoup plus lente que l'encéphaloïde et ne tue pas *comme* lui, ainsi que nous avons déjà eu l'occasion de le faire observer à M. Broca;

Enfin, le squirrhe est fréquent dans certains organes, rare dans d'autres; et il en

dans d'autres; et il en est de même de l'encéphaloïde, mais en sens inverse.

Ces différences, pour nous en tenir aux principales, sont incontestablement d'une certaine importance, et il ne se trouvera aucun clinicien pour admettre que les maladies où on les observe soient *absolument* identiques. Mais, si personne ne les tient pour telles, tout le monde les considère comme appartenant à la même espèce morbide. Pourquoi cela? Évidemment parce que, à côté de ces différences, il y a des ressemblances qu'on juge plus importantes, et que je n'ai pas besoin de rappeler, pas plus que je n'ai besoin de rappeler pourquoi on considère deux hommes ou deux chevaux comme appartenant à la même espèce, quoique l'un soit blond et que l'autre soit brun. Or, il y a aussi des différences et des ressemblances entre le cancroïde d'une part, le squirrhe et l'encéphaloïde de l'autre. Ces différences sont-elles suffisantes et les ressemblances assez faibles pour qu'on fasse *deux espèces* de ces *trois formes* de maladies? M. Lebert et ses partisans le pensent. Voyons quelles sont leurs raisons, elles doivent être bonnes, car elles ne sont pas nombreuses; elles se bornent aux suivantes :

1° *Le cancroïde ne se généralise pas.* — M. Lebert a des variantes pour exprimer ce caractère différentiel, mais ces variantes se résument toutes dans une même idée.

2° *Il ne produit pas*, par conséquent, *d'infection générale* et n'est pas le résultat d'une diathèse.

3° *Il ne se propage qu'aux glandes et aux tissus du voisinage.*
— C'est encore le même caractère, exprimé en d'autres termes.

4° *Sa marche est plus lente.*

5° *Sa gravité est bien moins prononcée.*

6° *Il laisse intacte la santé générale.* — Ce caractère diffère peu des trois premiers; voilà donc quatre variantes du même caractère, sans compter celles, plus frappantes, que nous omettons.

7° *Il diffère de structure avec le squirrhe et l'encéphaloïde.*

8° *Il ne contient pas comme les premiers du suc cancéreux.*

9° Enfin, et nous appelons toute l'attention des praticiens sur ce caractère, le cancroïde diffère du cancer en ce qu'il y a dans le premier, « *possibilité ou plutôt* CERTITUDE *de guérison par une extirpation complète, et même parfois innocuité parfaite,* QUAND ON N'Y TOUCHE PAS. » (LEBERT, *Loc. cit.,* p. 100.)

1° *Le cancroïde ne se généralise pas.* — Il faut constater, d'abord, que le cancroïde se généralise quelquefois, et, qui plus est, se généralise en donnant lieu à des productions secondaires qui peuvent offrir la forme squirrheuse ou encéphaloïde. Ces généralisations ont été constatées assez de fois pour qu'elles ne soient plus contestables. Entre la forme cancroïdale et la forme squirrheuse et encéphaloïde, la différence ne peut donc être tout au plus qu'une question de proportion, et cette question, nous le répétons, doit être examinée pour chaque organe séparément, et non d'une manière générale.

Cela posé, nous commencerons l'examen de cette première différence, qui est une différence capitale pour les hétéromorphistes, en relevant une faute générale de logique dans laquelle ils sont tombés, et qui suffirait, à elle seule, pour vicier dans sa base toute la doctrine de l'hétéromorphisme. Cette faute radicale consiste à comparer le squirrhe ou l'encéphaloïde de n'importe quel organe au cancroïde de n'importe quel autre organe.

« Lorsqu'on enlève un sein cancéreux, dit M. Lebert, le mal

se reproduit souvent dans l'autre sein, ou dans les cavités viscérales, ou dans le système osseux ; lorsque vous amputez un membre pour une affection encéphaloïde, vous avez coupé le membre par la racine, mais pas le mal, car il se reproduit dans un point éloigné du siége primitif, il se généralise dans l'économie tout entière. Ce n'est pas ce genre de récidive que nous observons dans le cancroïde de la lèvre inférieure. »

Si ce n'est pas ce genre de récidive que les micrographes observent, ce n'est pas non plus ce genre de raisonnement qu'ils doivent faire : ils doivent comparer l'encéphaloïde et encore mieux le squirrhe de la cuisse au cancroïde de la cuisse, et le squirrhe de la lèvre inférieure au cancroïde de la même lèvre ; ce point est capital, et l'on ne s'explique pas que les micrographes spécificistes ne s'en soient point aperçus. Il est possible que M. Mayor ait exagéré, en professant qu'il n'y a d'autre cancer à la peau que le cancer épithélial ; mais ce qu'il y a de certain, c'est que le squirrhe y est infiniment moins fréquent qu'au sein. M. Lebert n'a-t-il pas dit lui-même que le cancer (lisez squirrhe et encéphaloïde) *fuit* les surfaces épidermiques ? Il a vu, on ne sait trop pourquoi, dans cette antipathie une preuve que le cancroïde n'est pas du cancer ; ne serait-il pas plus naturel d'y voir une raison de croire que le cancroïde est la forme du cancer des « surfaces épidermiques ? » M. Broca n'a-t-il pas exprimé la même chose en d'autres termes, en disant que l'influence de la région peut modifier, et même peut-être neutraliser la tendance à la formation des éléments hétéromorphes ? Ne serait-il pas possible que la même cause qui fait que l'encéphaloïde envahit moins certains organes que d'autres, fasse aussi que le cancer, épithélial ou non, de ces organes, se généralise moins que d'autres ? Quoi qu'il en soit des explications, nous voulons nous en tenir au fait : pour déterminer la tendance à la généralisation de l'encéphaloïde, du squirrhe et de l'épithélioma, il faut comparer le nombre de généralisations de ces diverses formes, *dans le même organe;*

ce point, nous le répétons, est capital, et si nous voulions suivre
les grands exemples de M. Ch. Robin (ce dont Dieu nous
garde !) nous dirions que c'est un point *logique élémentaire;*
or, ni M. Lebert, ni ses co-doctrinaires ne s'en sont préoccupés. Sans me croire ni me donner comme prophète, je ne crains
pas de prédire, d'après ce que l'expérience m'a déjà appris,
que les recherches faites dans ce sens prouveront que les généralisations du squirrhe, de l'encéphaloïde et de l'épithélioma
d'un même organe sont à peu près également fréquentes, et
qu'elles diffèrent énormément de fréquence dans des organes
différents. Ce dernier fait est, du reste, déjà établi d'une
manière générale, et c'est un fait important, dont M. Lebert et
ses adeptes semblent à peine s'être aperçus; je dois ajouter
même que M. Lebert, à propos de ce fait, combat le sentiment
général par des arguments qui doivent diminuer sensiblement
la confiance qu'on est disposé à avoir dans ses observations et
dans ses statistiques. Par exemple, il annonce, page 621 de son
Traité des maladies cancéreuses, que « les dépôts secondaires,
dans le cancer, varient entre le tiers et les deux tiers des cas,
selon les divers organes. » — Nous croyons que, dans un autre
passage, M. Lebert dit même les trois quarts, ce qui est assez
peu orthodoxe, pour un statisticien. Ainsi, dans les organes où
les généralisations sont les moins nombreuses, elles s'élèvent
au moins à un tiers, et dans ceux où elles sont les plus nombreuses, à deux tiers (ou à 3/4). Or, tout le monde sait que le
cancer de l'utérus se généralise rarement : dans un ouvrage
consciencieux, qui vient de paraître, et qui est dû à l'un de nos
chirurgiens les plus distingués (1), l'auteur fait remarquer une
fois de plus et avec raison, que « le cancer de l'utérus se généralise peu ou point; il gagne par voisinage le vagin, la vessie,
le rectum, les veines et les éléments lymphatiques du bassin,

(1) *Pratique journalière de la chirurgie,* par A. RICHARD, chirurgien de
l'hôpital Beaujon, t. I, page 349.)

rarement l'ovaire et la trompe, et ne s'accompagne de cancers secondaires que très-exceptionnellement. »

Or, d'après M. Lebert, la généralisation du cancer de l'utérus a été *d'un tiers*, dans les observations qu'il a analysées; mais il faut remarquer que, dans les cas de généralisation, l'auteur fait entrer ceux où la maladie s'est propagée *au vagin* (lesquels sont déjà au nombre de 15 sur 50!), à la vessie, aux ganglions pelviens et mésentériques, aux ovaires et au péritoine! Voilà ce que l'auteur appelle des généralisations et non des extentions de voisinage. Quant aux généralisations véritables, elles se sont faites deux fois dans la rate, deux fois dans le foie et deux fois dans le poumon, c'est-à-dire six fois en tout, ce qui est loin d'être le *tiers* de cinquante.

Mais nous avons une remarque bien plus sérieuse à faire sur l'article consacré par M. Lebert au cancer de l'utérus, article capital de son ouvrage, dont il forme plus de la neuvième partie, et cette remarque la voici :

Les observations, au nombre de cinquante, pour la symptomatologie, réduites à quarante-cinq, pour l'anatomie pathologique, qui servent de base à l'article sur le cancer de l'utérus, ont été fournies à M. Lebert, pour « *un bon tiers,* » par M. Louis. Nous reconnaîtrons, certes, avec empressement qu'on ne pouvait recevoir des matériaux de meilleures mains que celles de cet excellent, de ce consciencieux observateur; mais quelque attentif que soit M. Louis, je ne crains nullement de me tromper, en affirmant qu'il n'avait pas deviné l'épithélioma, et que du temps où il recueillait ses observations, il ne s'occupait guère à distinguer cette forme pathologique du squirrhe et de l'encéphaloïde. Nous tenons donc pour certain qu'il n'est et ne peut être question de cancroïde, *dans aucune des observations* communiquées à M. Lebert par M. Louis. Or, un « *bon tiers* » — (singulière supputation pour un statisticien) — de quarante-cinq est pour le moins de quinze; pour peu qu'on fût sévère, on pourrait même dire dix-sept ou dix-huit; ces quinze ou dix-huit observations étant mises de côté, il en reste vingt-sept à trente dans lesquelles M. Lebert a pu chercher à distinguer la forme épithéliale de la forme carcinomateuse. Comment se fait-il donc qu'il nous dise qu'il a trouvé *six fois* la première forme et trente-neuf fois la seconde, *sur quarante-cinq observations?* Ce que nous avons dit de la parfaite loyauté de M. Lebert, nous le maintenons volontiers, et il n'entre aucunement dans notre pensée d'accuser sa bonne foi; mais on comprend que de pareilles contradictions, qui sont inexplicables, doivent répandre un certain nuage sur la rigueur des analyses et des déductions de M. Lebert. Toutefois, en prenant ses observations comme exactes et en faisant à ses supputations les corrections rendues nécessaires par sa méprise, il résulterait que sur quarante-cinq cas de cancer de l'utérus, la généralisation a eu lieu *six* fois; mais dans ces six fois, il est impossible de savoir combien appartiennent au carcinome et combien au cancroïde. D'après mes observations, non analysées encore il est vrai, je crois que cette proportion de six sur quarante-cinq est encore exagérée, et mon opinion sur ce point est entièrement conforme à celle de M. A. Richard, conforme elle-même, d'ailleurs, à celle de l'immense majorité, si ce n'est de l'universalité des cliniciens.

En ce qui concerne les affections de la langue, c'est bien une autre chose : je ne me flatte pas d'avoir fait la distinction du carcinome et du cancroïde, dans les observations qui servent de base à ce travail; mais, au point de vue qui nous occupe, cette distinction est absolument sans intérêt, car ni dans les trente-neuf observations que j'ai rapportées, ni dans les faits presque aussi nombreux que j'ai vus, sans pouvoir les recueillir, je n'ai observé *pas un seul cas* de généralisation du cancer; or, à moins de prétendre que sur près de quatre-vingts cas de cancer de la langue, pris au hasard, il ne s'en est pas rencontré un seul de squirrhe ou d'encéphaloïde, il faut bien reconnaître que ces formes, quand elles existent à la langue, ne s'accompagnent jamais ou presque jamais de généralisation, pas plus que la forme épithéliale.

Cette absence de généralisation semble, du reste, appartenir à toutes les affections cancéreuses de la face et de la tête. M. Lebert lui-même dit que la généralisation est rare, dans le cancer du pharynx; il ne paraît pas bien certain qu'il l'ait jamais observée, et je vois, dans un livre tout récent sur *les angines*, que le docteur Lasègue, — qui, pour le dire en passant, ne fait aucune distinction entre le cancer et le cancroïde, — n'en a pas davantage vu un seul cas, dans les affections cancéreuses de la gorge. (*Traité des angines*, p. 273.)

2° *Le cancroïde ne s'accompagne pas d'infection générale.* — Cette différence n'est en quelque sorte que la précédente, sous une autre forme. Il y a cependant entre elles une nuance qu'il n'est pas indifférent de signaler. A quoi reconnaît-on l'infection générale ou du moins croit-on la reconnaître? A beaucoup de symptômes, mais qui n'ont rien de pathognomonique, ni ensemble ni séparément. Dans le chapitre qu'il a consacré à l'infection et à la généralisation, chapitre que nous sommes heureux de signaler, parce que sans être, tant s'en faut, irréprochable, il est néanmoins très-remarquable, M. Broca réduit ces symptômes à deux, auxquels il en ajoute un troisième, la fragilité des os, qu'il aurait pu garder pour une meilleure occasion. Des deux autres, qui sont la teinte jaune paille de la peau et la multiplicité des tumeurs à distance, nous croyons qu'on peut encore retrancher le premier, quoiqu'il soit de tradition classique : s'il n'y avait cancer, que lorsqu'on observe une teinte vraiment jaune paille, nous n'hésitons pas à affirmer que le cancer serait aussi rare qu'il est fréquent.

C'est, d'ailleurs, au fond, la pensée de M. Broca aussi, qui dit que « le seul caractère pathognomonique de l'infection est la formation d'une ou de plusieurs tumeurs consécutives, tout à fait indépendantes, au point de vue anatomique, de la tumeur primitive. »

Il ne reste donc, en définitive, au point de vue de la doctrine des micrographes, que la multiplicité des productions accidentelles dans des points sans connexions anatomiques directes avec les tissus ou organes primitivement atteints. Comme on le voit, le caractère de l'infection n'est donc, en définitive, que celui de la généralisation.

Il n'en est pas précisément de même, à notre point de vue. Dans l'article remarquable que nous avons loué avec d'autant plus de plaisir que nous en avons dû critiquer sévèrement beaucoup d'autres, M. Broca a distingué, sans toutefois faire ressortir assez la portée de cette distinction, la *multiplicité* de la *généralisation;* mais il n'est pas parvenu, malgré la peine qu'il a prise, dans ce but, à établir une distinction assez nette entre l'infection et la diathèse, et il a souvent pris l'une pour l'autre, ainsi que son maître M. Lebert; ni l'un ni l'autre n'ont même pris le soin d'établir positivement la réalité de la première, ni de la définir catégoriquement. Le sujet est important, on nous pardonnera de citer un exemple.

« L'ordre de succession des symptômes qui suivent l'infection n'est pas invariable, dit M. Broca. La généralisation ne dépend ni de l'anémie ni de la teinte jaune paille de la peau, ni des autres symptômes de l'infection. Ces divers phénomènes ne sont nullement corrélatifs ; ils ne s'enchaînent pas dans un ordre régulier ; ils sont simplement les effets d'une même cause, qui est l'infection, et celle-ci peut donner lieu à la formation de tumeurs secondaires, avant de s'être manifestée par des symptômes généraux appréciables. Ces cas sont d'autant plus trompeurs qu'ils sont plus rares. J'ai vu Blandin opérer une femme cancéreuse qui ne présentait aucun des signes de l'infection ; la mort survint au bout de peu de jours, à la suite d'un érysipèle, et à l'autopsie nous trouvâmes dans le foie de petits foyers cancéreux. » M. Broca croit qu'on « n'aurait pas même songé à l'opération si l'on avait pu soupçonner pendant la vie l'existence de cette complication indiagnosticable et irrémédiable.

« La généralisation peut donc précéder les autres symptômes de l'infection, et l'on a été tenté d'en conclure que les
cancers généralisés n'étaient pas dus à l'infection. Mais on
aurait dû songer que les symptômes de l'infection doivent
exister quelque temps avant de devenir appréciables. » (BROCA,
Traité des tumeurs, p. 287.)

Nous ne croyons pas avec le savant micrographe qu'un
symptôme puisse exister avant de devenir appréciable, par la
raison, aussi péremptoire que simple, qu'un symptôme n'est
symptôme que lorsqu'il est appréciable; il peut y avoir des
lésions anatomiques ou troubles fonctionnels inappréciables,
mais non pas des *symptômes*. Ce n'est là, du reste, qu'une erreur
sans importance, au point de vue de l'infection, et nous ne
l'aurions pas même relevée, si les erreurs analogues de pathologie générale n'étaient trop fréquentes chez un grand nombre
de chirurgiens, même chez les plus distingués, et n'expli-
quaient des erreurs beaucoup plus graves, dans la manière
dont ils envisagent ou jugent des questions très-importantes
de pathologie (1). Dans le cas cité par M. Broca, la question
n'est pas même de savoir si les troubles, qui n'étaient pas
encore devenus symptômes, avaient réellement existé; pour
nous, il est certain qu'ils avaient existé, du moment qu'il y avait
des lésions de produites. Mais la vraie question est de savoir si ces
troubles et ces lésions étaient le résultat de l'*infection* ou d'un
état que, faute de mieux, nous appelons diathèse. M. Broca,

(1) Ces fausses notions et, souvent, cette absence de notions de pathologie
générale habituent beaucoup de chirurgiens à une négligence, à une irréflexion de
langage, qui fait que, si l'on prenait ce langage à la lettre, on se ferait une idée
bien plus fâcheuse encore de leurs connaissances médicales : M. Broca ne peut
évidemment supposer qu'il existe un seul médecin qui attribue la généralisation des
tumeurs à l'anémie ou à la couleur jaune paille de la peau; c'est cependant ce qu'il
donne à entendre positivement, par cet étrange lapsus : que la généralisation *ne
dépend* ni de l'anémie ni de la teinte jaune paille; mais quoique ce ne soit là qu'un
lapsus, il n'en indique pas moins des dispositions d'esprit peu compatibles avec de
saines notions de pathologie générale.

M. Lebert et quelques autres spécificistes se prononcent sans
difficulté pour la première alternative, mais sans donner aucune
raison péremptoire à l'appui de leur opinion, sans même définir
nettement, ainsi que nous l'avons déjà dit, ce qu'ils entendent
par infection. Voici comment M. Broca s'explique sur ce point :

« ..... D'autres tumeurs, au contraire, exercent au bout d'un
certain temps, sur l'organisme entier, une influence nuisible,
qui n'est en rapport ni avec leur siége, ni avec leurs phénomènes locaux. Un trouble général des fonctions nutritives, un
dépérissement graduel, un état anémique caractérisé par la
paleur de la peau et des muqueuses et quelquefois par un bruit
de souffle, soit au premier temps du cœur, soit dans les vaisseaux du cou, plus tard, la coloration jaune paille de la peau et
des sclérotiques, assez souvent l'œdème d'un ou plusieurs membres, ou l'hydropisie de certaines cavités splanchniques, plus souvent la petitesse et la rapidité du pouls, la fièvre hectique, enfin,
dans beaucoup de cas, l'apparition de tumeurs extérieures ou
de signes annonçant la formation de tumeurs intérieures, en
général multiples et sans connexion anatomique avec la tumeur
primitive, tels sont les principaux symptômes de cet état général que nous désignons sous le nom d'*infection* ; état qui va toujours en s'aggravant jusqu'à la mort, et qui, dans la période la
plus avancée, porte le nom de *cachexie*. » (BROCA, *Loc. cit.*,
p. 278).

M. Broca, comme on voit, reproduit exactement l'ensemble
des phénomènes que la tradition classique attribue à la
cachexie cancéreuse, et l'on peut s'étonner même qu'un novateur, nous ne voulons pas dire un romantique comme lui,
sacrifie autant aux classiques, en attribuant à cet ensemble de
symptômes une spécificité qu'il est loin d'avoir. A l'exception
des tumeurs cancéreuses, qui ne font pas partie de la cachexie
et qui sont loin, comme on sait, d'exister toujours, le même
ensemble de symptômes peut se rencontrer dans d'autres
maladies, dans la cachexie paludéenne et la cachexie syphili-

tique, par exemple; c'est une remarque que nous faisons en passant, mais c'est autre chose qui doit nous préoccuper, surtout, ici. M. Broca appelle l'ensemble de symptômes dont il a reproduit le tableau *infection;* mais, toute querelle de mots à part, cette dénomination est absolument illogique, fût-elle exacte, quant à la pensée qu'elle veut traduire. M. Broca veut dire que l'ensemble de symptômes qu'il rappelle est le résultat d'une infection; ce n'est pas tout à fait la même chose, et il n'aurait pas manqué de le sentir, s'il avait été plus imbu des sains principes de pathologie générale; qu'on appelle infection tel ou tel ensemble de symptômes, c'est une convention qu'on peut faire, comme on a dû en faire une pour attacher un sens déterminé à tous les mots de tous les vocabulaires du monde; mais qu'on attribue l'ensemble en question à une infection qui a son sens parfaitement défini, il est absolument indispensable de prouver que cette infection existe. Or, les micrographes ni M. Broca n'ont pas même établi sur ce point un commencement de preuves; ils n'ont ni démontré que les éléments cancéreux passaient de la tumeur dans le sang et se déposaient dans les organes éloignés, ni même constaté que le sang renfermait ces éléments, quelle qu'en fût l'origine; à peine ont-ils un commencement de preuves pour le transport dans les plus prochains ganglions lymphatiques, commencement de preuve que nous discuterons plus tard. Quant à nous, ce transport, — nous parlons de celui qui s'effectuerait à travers le système sanguin et qui seul justifierait le mot infection, — nous paraît peu en harmonie avec les données de la physiologie pathologique, et nous croyons beaucoup plus rationnel d'attribuer l'ensemble des phénomènes généraux à l'aggravation de la disposition générale qui a produit la première et souvent la seule tumeur, et aussi à l'action locale de cette tumeur elle-même, c'est-à-dire, en un mot, à l'action combinée des désordres locaux, — autant qu'ils peuvent l'être, — et de la diathèse, qui devient cachexie.

Les faits comme celui que M. Broca emprunte à la clinique de Blandin, et qui sont loin d'être aussi rares qu'il le dit, nous paraissent une preuve à peu près péremptoire en faveur de la diathèse, preuve qui acquiert un nouveau poids de ce que les récidives ne sont guère moins certaines après une opération faite au début des tumeurs carcinomateuses ou épithéliales, qu'à une époque plus avancée de leur évolution : invoquer, dans ces cas, l'existence, non pas de *symptômes*, mais de troubles que rien ne décèle, ou d'une extension du mal à des distances où il est impossible de le constater, c'est prouver une opinion douteuse par des faits non moins douteux.

En résumé, et pour en revenir au but de cette discussion, rien ne prouve que l'infection existe dans la cachexie cancéreuse ; quant à la cachexie elle-même et à la diathèse (1) qui la précède, elles sont tout aussi bien prouvées, sinon plus, par la récidive des tumeurs, que par leur généralisation, et cette récidive est commune aux tumeurs carcinomateuses et *cancroïdales ;* la différence que l'on a voulu établir entre elles, sous ce rapport, est donc, au contraire, une analogie de plus.

3° *Le cancroïde ne se propage qu'aux glandes voisines.* — Absolument parlant, cette proposition est une erreur, puisque des faits irrécusables ont démontré la généralisation du cancroïde. Quant à la fréquence de cette généralisation, nous n'avons rien à ajouter à ce que nous avons dit sur la première différence.

4° *La marche du cancroïde est plus lente que celle du squirrhe et de l'encéphaloïde.* — Ainsi formulée, la question est encore mal posée ; voici comment elle doit l'être :

Quelle est la marche de chaque forme de cancer, et spécialement de la forme encéphaloïde, squirrheuse et épithéliale dans chaque

(1) M. Broca, qui avait déjà imaginé les demi, les quarts et les demi-quarts de spécificité, a aussi imaginé, en faveur de l'hétéromorphisme, les demi, quarts et demi-quarts de diathèses. Peut-être aurons-nous à revenir sur cette invention, à propos des engorgements ganglionnaires, dans le cancer de la langue.

organe? et, seconde question, qui est implicitement renfermée dans la première :

Y a-t-il plus de différence, quant à la durée totale, entre la marche du cancroïde et celle du squirrhe, qu'entre celle du squirrhe et celle de l'encéphaloïde?

La science ne permet de répondre péremptoirement ni à l'une ni à l'autre de ces questions; mais nous ne croyons pas nous aventurer trop, en prédisant que des statistiques plus précises que celles qu'on a produites, prouveront que la différence entre la durée d'un squirrhe et celle d'un épithélioma d'un même organe, est moindre que celle qui existe entre la durée du squirrhe et celle de l'encéphaloïde. La quatrième différence invoquée par les hétéromorphistes n'a donc qu'une valeur encore indéterminée, et probablement très-faible, sinon nulle.

5° *La gravité du cancroïde est bien moins prononcée que celle du carcinôme* (1). — Il est incontestable qu'au point de vue de la durée, le cancroïde est moins grave qur l'encéphaloïde; l'est-il moins que le squirrhe? Cela est moins certain. Quant au résultat définitif, c'est la mort dans tous les cas ou à peu près, quand on se borne aux méthodes thérapeutiques usitées jusqu'ici. Les exceptions sont si rares, qu'elles ne peuvent évidemment constituer des différences spécifiques ni même contribuer à les établir.

6° *Le cancroïde laisse intacte la santé générale.* — Cela peut-être *à peu près* vrai de quelques cancroïdes, comme ceux de la joue, du nez, du front chez les vieillards, tant qu'ils restent limités à une petite surface; mais, pour que M. Lebert ait osé formuler une pareille proposition, il faut qu'il ait absolument, en l'écrivant, perdu le souvenir des cancroïdes de l'utérus, de la verge, de la lèvre inférieure, de la langue, qu'il avait vus. Cette proposition est, en effet, une monstrueuse erreur; on ne

(1) Le lecteur comprend sans peine que nous disons carcinôme pour éviter de répéter constamment squirrhe et encéphaloïde, dont ce mot devient synonyme.

s'en convaincra que trop en parcourant les observations que
nous rapportons à la fin de ce travail.

7° *Le cancroïde diffère de structure avec le squirrhe et l'encéphaloïde.* — Nous nous sommes suffisamment appesantis, à
propos d'hétéromorphisme, sur les différences des *éléments* de
ces diverses productions, pour n'avoir pas à y revenir ici; nous
ajouterons seulement quelques mots sur ce que M. Lebert dit à
ce sujet, dans le chapitre qu'il a consacré au cancer de l'utérus,
et sur deux autres points que nous n'avons pas encore abordés.

Dans le cancer, la forme de la cellule est variable, dit
M. Lebert, — et cela était inutile à dire, — mais variable au
degré le plus hyperbolique, depuis la sphère jusqu'au fuseau « se
terminant en un fil mince, » ce sont les termes de M. Lebert.
Dans de pareilles formes, il est assez difficile de déterminer
un diamètre moyen; M. Lebert donne cependant celui de 20
à 25 millièmes de millimètre, que nous connaissons déjà.

Quant aux cellules du cancroïde, que M. Lebert appelle ici
des *feuillets ovoïdes* (une feuille en forme d'œuf serait, on l'a-
vouera, une singulière feuille!) — lesquelles ne sont pas moins
capricieuses dans leur « multiformité, » leur diamètre moyen est
de 20 à 40 millièmes de millimètre, c'est-à-dire exactement le
même que celui des cellules cancéreuses. Mais la microscopie
peut se rattraper sur les noyaux; ceux de la cellule cancéreuse
ont de 10 à 15 millièmes de millimètre; ceux du *feuillet
ovoïde* n'ont que 5 à 8 millièmes, soit moitié moins. Quant à la
forme, les premiers sont quelquefois *ronds*, le plus souvent
ovoïdes, et les seconds semblent être plus rarement ovoïdes
que ronds; ce n'est pas là une différence égale à celle qui sépare
une grenouille d'un bœuf. Il faut ajouter, cependant, que les
noyaux du cancer renferment *ordinairement* des nucléoles et
que ceux du cancroïde n'en renferment *ordinairement* pas. Il
serait fastidieux de répéter combien peu de semblables différences justifient les distinctions radicales et *naturelles* de la
micrographie, je dis de la micrographie, car de l'hétéro-

morphisme, il ne saurait évidemment plus en être question.

Au caractère tiré de la structure se rattachent deux différences qui n'en font guère qu'une, ce sont les suivantes : 1° le carcinôme est un produit nouveau, tandis que le cancroïde n'est qu'une altération des tissus normaux ; 2° le carcinôme détruit la trame des organes, se substitue à elle, le cancroïde s'interpose entre les éléments des organes, qui restent toujours reconnaissables.

Que le cancroïde commence souvent par une altération des tissus normaux, nous le nions d'autant moins, que nous croyons l'avoir vu assez souvent débuter ainsi, à la langue ; mais qu'il soit toujours et à toutes les périodes une altération d'un tissu normal, c'est ou une logomachie ou une erreur. En admettant que le cancroïde soit une production de cellules épidermiques anormales, quel est donc le tissu normal altéré, quand le dépôt de ces cellules se produit au centre de la langue ou d'un os, ce qui est loin d'être rare ? n'y a-t-il pas une véritable production nouvelle, s'il en existe, et même un véritable hétéromorphisme, dans le sens adopté par M. Virchow, c'est-à-dire une hétéro-topie ? Maintenant, dans la langue, dans les os ou ailleurs, le produit nouveau se dépose-t-il entre les éléments du tissu normal sans les *détruire*, sans se *substituer* à eux, en les laissant reconnaissables ; nous accordons qu'il en est souvent ainsi ; en est-il ainsi toujours ? A l'examen microscopique nous ne le nierons pas, parce que nos observations sur ce point spécial sont insuffisantes, mais cela nous paraît peu probable ; à l'œil nu, nous le nions formellement, et nous mettrions volontiers au défi le plus habile des anatomistes de reconnaître, le scalpel à la main, le tissu de la langue, de la lèvre ou de la verge dans tels cancroïdes que nous pourrions mettre sous ses yeux. Mais, à part ce cas, le cancroïde diffère-t-il du carcinôme, sous le rapport qui nous occupe, aussi radicalement que veulent bien le dire les micrographes spécificistes, qui peuvent, dans ce cas particulier et par exception, s'appuyer de l'autorité de M. Vir-chow ? Nous ne saurions l'admettre, et cela, pour des raisons

qui auraient dû frapper les micrographes comme tout le monde,
tant elles sont je dirai volontiers colossales, si l'on voulait me
passer ce mot. Loin de moi la pensée de rayer du nombre des
caractères du cancer la propriété qu'il a de détruire la trame des
tissus, puisque j'ai rappelé ce caractère essentiel, dans le tableau
sommaire que j'ai tracé de la maladie, au début de ce travail.
Mais, malgré son importance, est-ce là un caractère tellement
absolu, que toujours et partout le tissu de l'organe envahi
disparaisse sans laisser de traces? il faudrait n'avoir jamais vu
un cancer des os pour le prétendre, ou bien avoir un bandeau,
non pas sur les yeux, mais sur le cerveau. Ainsi, les micrographes qui professent la substitution absolue décrivent la
raréfaction et l'*hypertrophie* du tissu osseux, dans le cancer des
os (1)! M. Lebert a constaté, presque *constamment*, dans le cancer de l'utérus, des éléments fibro-plastiques *au milieu* du
tissu cancéreux, ce qui l'a étonné pendant un temps, mais ce
qui ne l'étonne plus « depuis qu'il sait, par les *belles recherches*
de M. Ch. Robin, que ces éléments entrent à l'état normal dans
la composition de la muqueuse utérine.» (*Malad. cancér.*, p. 227.)

Franchement, nous ne voyons pas trop qu'il y eût plus lieu
de s'étonner avant qu'après les belles recherches de M. Robin,
puisqu'on trouve, et que M. Lebert a trouvé des éléments fibro-
plastiques mêlées aux cellules cancéreuses dans bien d'autres
organes que l'utérus; mais ce qui nous étonne, c'est qu'ayant
trouvé les fibres normales de l'utérus « *au milieu du tissu cancéreux,* » il ait cru pouvoir professer que le tissu cancéreux
détruit toujours et remplace les tissus normaux, et qu'il ait fait
de cette destruction constante un caractère différentiel entre
le carcinôme et le cancroïde. Quant à dire que l'une des pro-

____

(1) Qu'il y aurait à dire, à propos du cancer des os, sur la nécessité de comparer
le cancroïde d'un organe au carcinôme du même organe ! mais les inconséquences
de la micrographie nous entraînent toujours à des discussions trop générales, et
nous ne devons pas oublier tout à fait que nous écrivons une étude sur les maladies organiques de la langue.

ductions serait le résultat d'une formation de toutes pièces nouvelles, et l'autre, le résultat d'une altération des organes, la discussion d'une proposition pareille nous ramènerait à des subtilités métaphysiques sur les blastèmes et sur leur origine, c'est-à-dire à de vaines discussions sur des mots sans idées, qui ne peuvent mener à rien. Nous avons manifesté plusieurs fois déjà toute notre antipathie pour de semblables parlages; nous espérons que nos confrères les cliniciens nous approuveront.

Nous concluons donc qu'il n'y a encore, dans cette septième prétendue différence, rien qui puisse justifier une séparation du cancroïde et du cancer en deux espèces, et nous passons à l'examen de la huitième.

8° *Le cancroïde ne renferme pas de suc cancéreux.* — Une première remarque à faire sur ce prétendu caractère différentiel, c'est que M. Cruveilhier, à qui l'on doit la découverte du suc cancéreux, l'a trouvé dans toutes les formes du cancer; or, nous renouvellerons à propos de M. Cruveilhier la remarque que nous avons déjà faite sur M. Louis. Le savant professeur d'anatomie pathologique ne faisait et ne fait probablement pas encore de distinction entre le cancer épithélial et le cancer squirrheux et encéphaloïde; par conséquent, du moment qu'il a trouvé le suc cancéreux dans tous les cancers, c'est qu'il existait dans la forme épithéliale. Nous n'exagérerons pas la portée de cet argument, parce que, suivant nous, le suc cancéreux est loin d'exister dans tous les cas de cancers dits hétéromorphes, dans le squirrhe surtout. Il est loin d'exister aussi souvent dans le cancer de certains organes que dans celui de certains autres, fait reconnu d'ailleurs de M. Lebert. Mais nous persistons cependant à croire que M. Cruveilhier a eu raison de professer que le suc se trouve, sinon constamment, du moins dans toutes les formes de cancer; c'est-à-dire qu'en pressant fortement la surface d'une section de produit cancéreux, on en fait sourdre un liquide non sanguin. Quant à ce que ce liquide serait lactescent et miscible à l'eau, dans le vrai cancer et n'aurait point ces caractères dans le cancroïde, il y a encore là beaucoup d'exagération, et nous avons vu maintes fois M. Cruveilhier, à ses autopsies, extraire à grand'peine des plus véritables cancers quelques gouttelettes microscopiques d'un liquide dont il était bien difficile de distinguer les caractères intrinsèques, tant on était obligé de presser le produit et d'en gratter la surface, pour obtenir ces imperceptibles gouttelettes. Dans tous les cas, si le caractère tiré de l'existence ou de la non existence du suc cancéreux était aussi tranché qu'on le dit, ce serait sans doute un moyen de distinguer deux formes de maladie, mais non deux espèces. Il est vrai que M. Lebert ajoute que c'est dans ce suc que se trouvent les éléments spécifiques du cancer, mais nous savons maintenant ce qu'il faut penser de la spécificité de ces éléments.

Reste donc le neuvième caractère ; l'examen de celui-ci ne sera pas long.

9° Pour le cancer, incurabilité ; pour le cancroïde, « *possibilité* ou PLUTÔT CERTITUDE *de guérison par une extirpation complète, et même parfois innocuité complète*, quand on n'y touche pas. »

Nous avons eu précédemment le soin de prévenir le lecteur que certaines propositions micrographiques appartenaient, au moins pour la forme, à un micrographe en particulier ; cette précaution nous paraît ici de rigueur, car la proposition nous semble dépasser tout ce qu'on peut attendre du plus aveugle esprit de système ; nous devons donc déclarer que cette proposition appartient en propre à M. Lebert. C'est tout ce que nous en dirons, et nous passerons sans plus de discussion au chapitre des ressemblances.

Après la proposition précédente, il n'aurait été nullement surprenant que M. Lebert eût contesté toute analogie entre le cancer et le cancroïde, bien qu'il ait adopté ce dernier mot, précisément pour exprimer cette analogie. Mais s'il ne l'a pas niée, peu s'en faut, car voici comment il la formule :

« Le cancroïde a avec le cancer *quelque analogie* dans sa marche; comme lui il peut s'ulcérer, s'étendre *notablement*, reparaître sur place après une opération, et amener le dépérissement et la mort, lorsqu'il est abandonné à sa marche naturelle. » (Lebert, *Mal. cancér.*, p. 207.)

De cette proposition à celle qui nierait toute analogie entre le cancer et le cancroïde, la distance n'est vraiment pas énorme; mais avant de compléter le tableau que M. Lebert trace de cette analogie, voyons d'abord comment il se montre conséquent avec lui-même. Nous avons déjà parlé du chapitre consacré au cancer ou pour parler comme lui, « *aux affections cancéreuses et cancroïdes de l'utérus.* » Ce chapitre, nous l'avons dit aussi, est le plus étudié, le plus complet de ceux que renferme le *Traité des maladies cancéreuses;* on doit donc s'attendre à y trouver la description exacte de toutes les différences anatomiques et cliniques que présentent deux maladies, qui n'ont que « *quelque analogie dans leur marche.* » Les différences anatomiques, on les y trouve, en effet, à l'article *anatomie pathologique*, et nous les avons déjà mentionnées; on les y trouve encore au diagnostic (1), mais pour la forme seulement. Quant aux différences cliniques, — c'est à peine si l'on

___

(1) Et on les y retrouve avec des caractères qui donnent, une fois de plus, une idée exacte de la valeur du prétendu hétéromorphisme, en même temps que de la précision des observations qui lui servent de base. « Que l'on enlève, dit M. Lebert, des fragments d'une production douteuse de la cavité du corps (de l'utérus) le microscope sera toujours à même de décider si l'on a affaire à une affection cancéreuse, à un cancroïde épidermoïdal ou à de simples productions polypeuses. Dans le premier cas, on reconnaîtra l'existence de cellules cancéreuses, et dans *les autres*, celle de papilles ou d'épithélium pavimenteux ou cylindrique. » (*Mal. cancér.*, p. 277.) C'est toujours, comme on le voit, la même chose : le microscope reconnaît les cellules cancéreuses; mais quant à l'épithélium pavimenteux ou cylindrique, il est le caractère soit du *cancroïde*, soit de *productions polypeuses!* Si la clinique n'avait pas d'autres caractères à sa disposition, ne porterait-elle pas là un beau diagnostic !

en croit ses yeux, — on les y cherche en vain; il n'y en est pas plus question que si le cancer et le cancroïde étaient, pour M. Lebert, deux maladies *absolument* identiques. L'auteur étudie successivement la pathologie « des affections *cancéreuses et cancroïdes* de l'utérus, » l'étiologie « des affections *cancéreuses et cancroïdes de l'utérus,* » le traitement « des *affections cancéreuses et cancroïdes* de l'utérus, » et tout, dans ces chapitres, est commun aux deux formes d'affections; aucune distinction, absolument aucune, n'est faite entre *les cancéreuses* et *les cancroïdes;* en sorte qu'il résulte clairement de tous les nombreux détails, statistiques et autres, de ce long chapitre, que le cancroïde

Débute comme le cancer,

et produit :

Des pertes, comme le cancer,

De la leucorrhée, comme le cancer,

Des douleurs, comme le cancer,

Des troubles dans l'abdomen, comme le cancer,

Des troubles urinaires, comme le cancer,

Des troubles digestifs et intestinaux, comme le cancer,

De la pesanteur au fondement, comme le cancer,

Des troubles respiratoires, ni plus ni moins que le cancer,

De la fièvre, autant que le cancer,

Le même *état général* que le cancer;

qu'il a :

La même marche et la même durée que le cancer,

La même gravité que le cancer,

La même *étiologie* que le cancer;

et qu'enfin,

Il réclame le même traitement que le cancer,

lequel traitement a la même efficacité contre les deux affections, c'est-à-dire une action à peu près nulle, malgré la *certitude* de guérison annoncée par M. Lebert! A propos du traitement, et comme pour consacrer l'identité que tout ce qui précède établit entre les *affections cancéreuses et cancroïdes*, M. Lebert les désigne toutes ensemble sous le nom de « *la maladie,* » indiquant nettement par ce mot, que toutes ces affections n'en font qu'une (1). Que pourrions-nous ajouter après cet implicite aveu, arraché à la théorie par l'évidence des faits cliniques? Est-il nécessaire d'insister longuement sur les ressemblances du cancroïde et du carcinome? Nous le croyons d'autant moins, que la plupart des différences qu'on a voulu établir entre eux sont plutôt des analogies, ainsi que nous l'avons démontré. Il nous suffirait donc, à la rigueur, pour achever notre parallèle entre la forme can-

(1) Ce tableau de deux maladies qui ont tant de points communs, nous rappelle deux opérations citées par un chirurgien plein de sagacité, et qui ont beaucoup d'analogie avec elles. L'histoire assez plaisante de ces opérations est un souvenir d'étudiant, qui éclaire assez la physiologie professorale, pour qu'on nous pardonne de la consigner ici.

Il s'agissait d'un concours pour une chaire de chirurgie. Le docteur Richet était un des concurrents, et il soutenait publiquement une thèse dans laquelle il avait rapporté l'histoire de deux opérations qu'on pratique assez rarement. Et le docteur Richet était ravi d'en avoir découvert deux exemples assez complets! Mais, à l'argumentation de la thèse, voici la petite conversation qui s'établit, à propos de ces deux observations, entre le docteur Richet et l'un de ses argumentateurs :

L'argumentateur : Monsieur, vous avez rapporté aux pages ..... de votre thèse deux observations d'opération.....

Le docteur Richet : Oui, Monsieur.

— Vous avez sans doute remarqué que ces deux opérations ont été faites dans le même pays?

— Oui, monsieur, aux États-Unis.

— Et dans la même ville?

— Oui, monsieur.

— Et dans le même hôpital?

— Parfaitement.

— Et par le même chirurgien?

— Sans doute.

— Et le même jour?

— C'est un hasard assez curieux, que je n'avais pas remarqué.

— Et à la même heure?

— C'est possible, mais où voulez-vous en venir?

A cette réponse, digne d'un roi..... de Béotie, un rire homérique de l'auditoire

croïdale et les formes squirrheuse et encéphaloïde du cancer, d'appliquer à tous les organes le tableau que nous venons de dresser pour l'utérus, et dont M. Lebert nous a fourni les éléments. Mais nous ne voulons rien exagérer, et comme il nous paraît établi, au moins d'une manière générale, sinon avec une parfaite précision, que la forme cancroïdale offre réellement une notable différence de structure et de marche avec le squirrhe et avec l'encéphaloïde, nous nous contenterons de constater que l'ensemble des phénomènes que nous avons énumérés page 8, et que nous pouvons nous dispenser de reproduire ici, phénomènes qui caractérisent les productions cancéreuses, appartient entièrement, sauf des nuances, au cancroïde épithélial, fibro-plastique, etc.; que, par conséquent, cette production est un véritable cancer.

Si nous voulions nous en tenir à ce que la clinique nous apprend de positif, c'est par cette conclusion que nous terminerions cette discussion, déjà bien longue. Nous ajouterons un mot, cependant, qui ne paraîtra peut-être pas sans importance, quoique nous devions sortir, dans les considérations qui vont suivre, du domaine de la démonstration, pour entrer dans celui de l'hypothèse; mais l'hypothèse de la veille est quelquefois la vérité du lendemain, et nous avons la conviction intime que tel sera le sort, et peut-être le sort prochain, de celle que nous allons proposer ou plutôt *reproposer* (1).

fit, enfin, comprendre au docteur Richet qu'un même chirurgien, fût-il Richet en personne, ne peut faire, soit dans un même pays, soit dans deux pays différents, deux grandes opérations le même jour et à la même heure..... à moins de faire l'une de la main droite et l'autre de la main gauche ! On rit beaucoup des deux opérations du docteur Richet, mais le docteur Richet n'en est pas moins devenu professeur ! Loin de nous la pensée de mettre M. Lebert au nombre des professeurs qui s'imaginent qu'on peut faire deux opérations à la fois ; mais nous ne pouvons nous dispenser de faire observer qu'il faut être sujet à de grandes distractions, pour ne pas voir que deux maladies qui ont entre elles autant de points communs que les affections cancéreuses et cancroïdes de l'utérus, n'en doivent réellement faire qu'une.

(1) Nous pourrions même dire, si nous avions un peu de présomption, que

VI

J'ai dit précédemment que les trois formes du cancer dont je me suis plus spécialement occupé devaient être rangées dans une même espèce morbide, au moins à titre provisoire. (*Voy.* p. 82.) Ce n'est pas sans motif que j'ai fait cette restriction, car j'ai dit aussi que cette espèce morbide, de même que beaucoup d'autres, repose sur des probabilités, mais non sur une entière certitude, comme l'espèce syphilis ou variole, par exemple, et en général comme toutes les espèces contagieuses. J'ai dit aussi par anticipation que, dans mon opinion, le cancer est contagieux; mais les considérations et les faits sur lesquels mon opinion s'appuie n'ont pas une suffisante précision, pour que je puisse affirmer si chaque forme se transmet avec ses caractères, ou si, au contraire, une forme peut en transmettre une autre, ainsi que cela paraît acquis pour les productions qui sont le résultat des récidives ou de la généralisation (1).

Or, je l'ai dit aussi avec M. H. Bouley : « Les maladies spé-

son sort est déjà fixé, car la médication parasiticide, depuis quelques mois surtout, a fait de tels progrès, que tout ce que nous avions annoncé dans les *Nouvelles Applications de l'acide phénique*, sur la cause et le traitement de la fièvre typhoïde (*Nouv. Applic.*, p. 110), du croup (*Nouv. Applic.*, p. 153), de la fièvre puerpérale (*Nouv. Applic.*, p. 35), etc., etc., se trouve aujourd'hui accepté partout et appuyé par des faits. Il est vrai que ceux qui ont obtenu des cas de guérison de fièvre typhoïde, de fièvre puerpérale, etc., oublient de dire où ils ont puisé l'idée de ces applications; mais dans une très-prochaine édition de notre ouvrage, nous remettrons chacun et chaque chose en leur place, comme nous commençons déjà à le faire, dans le présent travail.

(1) On a beaucoup cité, à propos de contagion, une expérience de feu M. Follin et de M. Lebert. Nous reparlerons ultérieurement de cette expérience, dont il nous paraît impossible de rien conclure de favorable à la contagion.

cifiques résultent de causes spécifiques, c'est-à-dire de causes
qui produisent toujours les mêmes effets, à part les différences
d'intensité. De sorte qu'en voyant un de ces effets produits, on
est autorisé à conclure de l'effet à la cause spécifique. »
(Voy. *Nouv. Applicat. de l'acide phénique*, p. 117.) Les différences de structure, y compris, bien entendu, les différences
microscopiques, sont-elles des différences d'intensité seulement? Je ne voudrais pas affirmer le contraire, mais je ne veux
pas dissimuler que le contraire est mon opinion, opinion que
je n'émets, on le comprend bien, que sous toutes réserves,
comme on doit le faire de toute présomption, même la plus
fondée. Tout en admettant, quant à présent, l'unité de la maladie cancéreuse, je n'en crois donc pas moins qu'elle peut renfermer et qu'elle renferme plusieurs espèces, autant peut-être
que de formes anatomiques, et je suis, en définitive, plus hé-
térologiste ou hétéromorphiste que les hétéromorphistes de
profession; seulement, au lieu de donner mon hypothèse
comme une vérité démontrée, je ne la donne, quoiqu'elle me
paraisse infiniment plus fondée que la leur, que pour ce qu'elle
est, et je ne *stigmatiserai* personne pour ne pas l'admettre.
Une autre différence me sépare des hétéromorphistes, c'est
que je me garderai bien de faire reposer une hypothèse sur
une forme et même sur une dimension de cellules et de
noyaux, surtout quand cette dimension et cette forme sont
aussi variables que celles que les micrographes nous ont montrées. Pour mériter quelque crédit, les hypothèses demandent
à être étayées sur des faits plus importants ou sur des considérations plus philosophiques, quoique les micrographes parlent beaucoup de philosophie; mais ils confondent trop souvent la philosophie avec la métaphysique, qui est la négation
de toute philosophie, c'est-à-dire de toute science, parce
qu'elle est le contraire de tout ce qui est démontrable. Voilà
pourquoi ils donnent si souvent comme démontré ce qui ne
l'est pas, et même ce qui ne saurait l'être.

Non-seulement je répète avec M. Bouley que les maladies spécifiques résultent de causes spécifiques, mais j'ajoute que toutes les maladies sont spécifiques, et j'ajoute encore qu'on ne connaît bien ces maladies, assez bien pour en faire des espèces définitives, que lorsqu'on connaît leurs causes. C'est aussi l'opinion que M. Virchow professe, dans sa *Pathologie des tumeurs*, mais qu'il expose malheureusement avec cette obscurité germanique de langage dont l'illustre savant n'a pas su se dépouiller, laquelle rend si pénible la lecture de son remarquable ouvrage, et qui, par suite, nuit tant à la propagation de ses idées parmi nous, et nous pouvons dire sans orgueil que parmi nous, c'est un peu parmi tout le monde (1).

« On ne peut poser les bases d'un système d'*onkologie*, dit M. Virchow, qu'en partant de la *genèse* des tumeurs et en établissant (2) avec autant de certitude que possible l'histoire anatomique. » Ailleurs, M. Virchow dit encore : « Il est très-important de se rappeler dès l'abord que les possibilités accidentelles qui peuvent se produire à propos d'une tumeur complexe peuvent entraîner, pour l'observateur, une confusion des plus grandes, et qu'alors précisément la connaissance de la *marche génésique* du développement, celle de l'*essence* propre de

(1) Il est d'autant plus regrettable que M. Virchow n'ait pas répandu dans cet important ouvrage la clarté française, que, dans une polémique qu'il soutient, en ce moment même, contre M. Robin (voir *Mouvement médical* d'octobre et novembre 1868), il prouve surabondamment qu'il ne possède pas moins l'esprit français que la science allemande : rien de plus gaulois, de plus charmant que l'argumentation à l'aide de laquelle M. Virchow perce à jour et livre au ridicule les élucubrations physiologo-positivo-galimatiasiques de M. Robin : On regretterait seulement, si l'on n'avait tant de plaisir à le lire, que M. Virchow eût dépensé tant de science et d'esprit contre un si mince adversaire : M. Robin, franchement, ne vaut pas cela. Cette brillante polémique nous fait craindre que l'obscurité de M. Virchow ne soit surtout l'œuvre de ses traducteurs ; nous ne saurions donc trop l'engager à faire revoir ses traductions, dans les éditions prochaines de son *Traité des tumeurs* et de sa *Pathologie Cellulaire*.

(2) C'est sans doute « en en établissant, » que dit M. Virchow ; en sorte qu'à l'obscurité de l'original, il faut ajouter trop souvent celle de la traduction.

la tumeur, sera bien plus décisive que la connaissance la plus exquise des formes particulières des produits qui peuvent s'y rencontrer. » (Virchow, *Pathol. des tum.*, p. 114 et 120.)

Marche génésique, essence, voilà qui sera médiocrement clair pour des lecteurs français, non métaphysiciens; mais on arrive à peu près à s'entendre avec le célèbre auteur de la *Pathologie Cellulaire*, en se rappelant qu'histoire anatomique aussi certaine « *que possible,* » *marche génésique* et *essence,* tout cela, ou du moins toute recherche faite dans cette direction « conduit finalement *toujours* à *l'étiologie* et à la genèse des tumeurs.» (*Loc. cit.*) Nous ajouterons, nous, que, sans dédaigner la connaissance de la genèse des tumeurs, nous croyons que si l'on en connaissait bien l'étiologie, — à supposer que la genèse ne soit pas comprise dans l'étiologie, — on pourrait se consoler de ne pas connaître cette *genèse* et même cette « *marche génésique.* » Malheureusement l'étiologie est, en pathologie médicale, ce qu'il y a de moins avancé, et les tumeurs sont loin de faire exception à la règle générale. M. Lebert résume d'un mot nos connaissances sur ce point : c'est que nous ne savons rien; et M. Broca, après avoir passé en revue et réfuté un petit nombre de prétendues causes, ajoute qu'on a fait bien d'autres hypothèses, qui ne méritent même pas une mention. De ce nombre est celle qui a été émise par des auteurs fort recommandables et que j'ai émise à mon tour, mais en l'envisageant d'un point de vue un peu différent de ceux de mes prédécesseurs (1). J'avoue franchement que je suis moins que jamais disposé à en faire bon marché. Voici dans quels termes je

____

(1) Virchow est un de ceux qui croient au parasitisme des tumeurs, mais à un parasitisme que je pourrais qualifier de métaphorique, et aussi, naturellement, un peu mystique. Après avoir rappelé, mais imparfaitement, l'opinion des auteurs qui croyaient aussi au parasitisme des tumeurs, il ajoute : « Toutes ces manières de voir procèdent du point de vue, en lui très-juste, du *parasitisme,* dont la démonstration est facile par l'observation, comme aussi par la théorie, et sur lequel je reviendrai. » (*Pathol. des tum.*, p. 17.) Virchow y revient, en effet, mais c'est pour montrer que certaines tumeurs sont en entier formées par des parasites, et

l'avais formulée dans les *Nouvelles applications de l'acide phénique :*

« Les observations déjà nombreuses que je viens de rapporter m'ont conduit à penser, je ne saurais trop le redire,
que la cause première de ces maladies (affections internes ou
externes, contagieuses, cancroïdales, etc.) est dans l'introduction de certains ferments au milieu de nos tissus, ferments
qui, par leur présence, altèrent le parenchyme d'une manière
spéciale et déterminent les productions diverses qui constituent le plus grand nombre des tumeurs et ceux des troubles
vitaux qui anéantissent l'individu par la modification rapide
des éléments anatomiques.

« La nature agit de même dans toutes les circonstances
analogues. Nous savons, par exemple, qu'il suffit, en certains
cas, de la piqûre d'un moucheron sur une feuille de chêne
pour que la sève qui devait produire une feuille ou en entretenir les organes se transforme sous l'action de cet insecte, en
une production très-différente de la feuille et même des
diverses parties qui constituent le chêne. Or, ce n'est pas
l'insecte qui produit lui-même la noix de galle, il est seulement la cause de la modification de la sève du chêne. Cette
sève modifiée, au lieu de s'organiser en cellules normales, produit sur l'arbre un tissu hétéromorphe. Ce qui arrive dans
cette circonstance sur la feuille du chêne peut arriver chez les
animaux et chez l'homme. Si l'observation directe n'a pas
permis encore de vérifier cette formation de certaines orga-
nisations isomorphiques et hétéromorphiques, l'analogie
m'autorise à y croire.

« L'analogie, cette arme puissante de l'intelligence humaine,

que d'autres sont encore parasitaires, en ce qu'elles ont une vie propre qui leur
permet de s'accroître, de prospérer, si l'on peut ainsi dire, pendant que la nutrition
de tous les organes normaux souffre, et que les organes eux-mêmes s'atrophient
et se détériorent. C'est bien là, comme on le voit, un parasitisme métaphorique ;
ce n'est pas celui que nous avions en vue, en citant la formation de la noix de galle.

nous permet de procéder d'une chose connue à celle qui ne
l'est pas encore, et d'acquérir sans preuve une probabilité
pouvant aller jusqu'à la certitude; et s'il n'est pas déraisonnable de croire que le plus grand nombre des planètes sont
habitées, il n'est pas déraisonnable d'admettre que le plus
grand nombre des tumeurs et des maladies organiques est produit par la présence et par l'action d'un ferment, c'est-à-dire
par la pénétration d'un être vivant. » *(Nouvelles Applications de
l'acide phénique*, p. 187 et suiv.)

En avançant, dans l'ardeur de mes convictions, que l'analogie pouvait conduire à une probabilité équivalant à la certitude, je m'avançais peut-être beaucoup; je suis plus persuadé que jamais, cependant, qu'en ce qui concerne le sujet
qui nous occupe en ce moment, il n'y aura, dans un temps
donné, rien à retrancher de mes prévisions. A quelque distance
que soit l'homme des végétaux, ce que m'a fait voir chez ces
derniers mon ami, M. de Castelnau, a de telles analogies avec
ce qu'on observe chez les animaux, qu'il ne me paraît pas possible que cette analogie soit trompeuse, et que je crois plus
que jamais à la *nature* parasitaire de toutes les tumeurs. J'aurais vivement désiré que M. de Castelnau me communiquât la
description détaillée de ce qu'il m'a fait voir, dans quelques
visites champêtres que je lui ai faites; mais, soit qu'en réalité
il n'ait pas jugé ses observations suffisantes, soit qu'il n'ait pu
consacrer un temps suffisant à une note que je l'avais prié de
rédiger à ce sujet, voici les seuls détails que j'ai pu extraire
d'une lettre qu'il a bien voulu m'adresser :

« ..... Quant au résumé de mes observations sur quelques
maladies de végétaux que je vous ai montrées, il me serait
assez difficile, mon cher ami, de vous le donner, par la raison
que, si ces observations sont assez concluantes pour permettre à celui qui les a vues, et vues très-souvent, de se faire
des convictions, elles ne sont nullement assez complètes pour
être présentées honorablement au public scientifique. Je ne

connais ni le nom ni les mœurs de tous les insectes qui causent
les maladies, ni l'évolution complète de la plupart de ces
maladies elles-mêmes, et c'est le moins qu'il faudrait savoir,
pour se permettre d'entretenir le public de ce qu'on a vu.
Encore moins me permettrai-je de faire des applications de
mes observations de pathologie végétale à la pathologie
humaine : il faut être fidèle à son éducation, et vous savez à
quelle école j'ai été élevé. Mais comme il est dans votre nature
d'être plus hardi que moi, rien ne vous empêche de faire vous-
même ces applications, si vous les jugez possibles ; en vous
rappelant ce que je vous ai montré, vous en saurez autant que
moi, et vous n'en saurez pas très-long. Ce que je vous ai
montré le voici :

« D'abord, la noix de galle, que vous aviez vue, bien avant
que je ne vous l'eusse montrée ; mais, je vous ai montré de
plus la larve qui en provoque la formation et le ver qui s'y
développe et s'y nourrit, jusqu'à l'âge adulte.

« La noix se développe sur la feuille du chêne ; mais ce n'est
pas la seule maladie qu'on y observe ; il y en a au moins une
autre, qui consiste dans le desséchement et dédoublement de
la feuille en deux lames dont l'une, la supérieure, semble
formée par une épiderme très-mince, et l'autre, par le reste
de l'épaisseur de la feuille ; ce dédoublement est également dû
au dépôt d'une larve quasi-microscopique, et il s'observe sous
forme de taches blanches, plus ou moins étendues, mais
n'occupant jamais qu'une portion plus ou moins centrale de la
feuille.

« Enfin, vous avez vu ou plutôt revu, sur les bourgeons du
chêne, ces pommes de chêne, si connues de tous les chercheurs
de hannetons, et si nombreuses, aux premières pousses du
printemps ; on les appelle pommes de chêne, probablement à
cause de leur ressemblance avec de véritables pommes ; la
ressemblance n'est pas parfaite ; mais elle est encore bien
supérieure à beaucoup de celles que les botanistes et les

anatomistes ont trouvées dans un grand nombre d'organes ou de parties d'organes. Ces pommes sont produites par le dépôt et l'éclosion, non plus sur les feuilles, mais sur les jeunes bourgeons, d'une foule de larves qui, en devenant des vers, se font chacun une loge dans la pomme, ce qui fait ressembler beaucoup celle-ci, après le départ de ses hôtes, à une pierre ponce, même quant à la dureté, car la pomme durcit beaucoup en se desséchant, ou en se gangrénant, si vous aimez mieux.

« Vous avez vu aussi des tumeurs ou des maladies de pommiers, d'aubépine, de rosier sauvage, d'orme, de peuplier suisse, de plusieurs espèces de saule, de lilas (*syringa vulgaris*), de pins, de cèdre et de plusieurs plantes herbacées (chardons, sauge, etc.).

« Il serait fastidieux, je crois, de vous décrire toutes ces maladies; ces descriptions n'auraient un véritable intérêt que si elles étaient complètes, et je ne suis pas en mesure, je le répète, de vous les donner telles. Mais, s'il peut vous être agréable que je vous redise les conséquences qui m'ont paru, quant à présent, découler de mes observations, tout incomplètes qu'elles soient, les voici, formulées le plus sommairement possible.

« A part le défaut d'air, de lumière, d'eau ou de substance alimentaire, ce qui est, au fond, la même chose, (l'air, la lumière et l'eau étant les véritables aliments), je n'ai jamais vu une maladie de végétal qui n'eût pour cause un parasite animal ou végétal (presque toujours animal, dans les espèces que j'ai vues).

« Tantôt, le parasite se borne à détruire la substance de l'être sur lequel il se développe, et il n'a sur ce dernier aucune autre action nuisible; c'est ce que vous avez vu, notamment, sur un pied de lilas dont la tige se trouvait rongée, dans presque la moitié de son épaisseur, et dans une grande étendue; à un certain endroit, elle était même détruite dans toute son épaisseur; c'est dans ce point qu'un coup de vent rompit l'arbre, qui

ne tenait presque plus que par l'écorce, et c'est à la suite de
cette rupture que je décrouvris le parasite, au fond d'un canal
d'environ 40 centimètres de long; c'était un ver presque de la
grosseur et de la longueur du petit doigt; avant sa rupture,
l'arbre avait toutes les apparences de la santé.

« Tantôt le parasite détruit encore le végétal; mais sa présence a une influence nuisible soit sur les portions qu'il
touche, soit sur le végétal tout entier; c'est cette double
influence que tous les jardiniers constatent journellement de
la part du puceron lanigère, qui produit sur les pommiers de
véritables ulcères chancreux, la gangrène de l'écorce et même
du bois, et, finalement, si l'on n'y porte remède, la mort de
l'arbre.

« D'autres membres de l'innombrable tribu des pucerons
semblent, au contraire, n'agir que par leur masse, soit en
interceptant l'air, soit en absorbant une trop grande quantité
du suc des jeunes bourgeons.

« Tantôt, et c'est assurément là un des faits les plus curieux
d'organogénèse, la seule présence des parasites détermine
sur les points où ils se fixent des productions accidentelles, qui
affectent toutes les formes et toutes les structures possibles;
ce sont de simples développements du tissu normal, d'apparentes hypertrophies, partielles ou générales, soit de l'écorce,
soit du bois lui-même; des productions d'une structure absolument distincte de celle du sujet malade, lesquelles peuvent
ou faire corps avec le sujet, ou être renfermées dans des kystes
parfaitement isolés; et, dans ces kystes, elles peuvent encore
conserver la même structure que l'arbre qui les porte, ou bien,
au contraire, revêtir une organisation tout à fait hétérologue :
la noix de galle, la pomme de chêne, l'étrange végétation qu'on
observe sur les feuilles des églantiers, les tumeurs enkystées
qu'on trouve dans l'écorce de plusieurs conifères, sont des
exemples remarquables de cette dernière organisation; ce sont
des productions essentiellement hétérologues. Les tumeurs

enkystées de l'écorce des conifères, sortes de kystes follicu-
laires, parfaitement énucléables, se trouvent dans un tissu
relativement très-tendre, et elles-mêmes ont la dureté de la
corne, et une structure absolument différente, et du tissu cor-
tical qui les renferme et du tissu ligneux normal lui-même.

« Je vous ai parlé d'hypertrophies partielles, et vous avez
pu voir que rien n'est curieux comme les effets de forme qui en
résultent; je vous ai montré, notamment, plusieurs jeunes bran-
ches d'aubépine courbées à angle droit par un tissu accidentel,
plus développé dans un sens que dans l'autre, qui simulait à
merveille un genou affecté d'une énorme tumeur blanche avec
ankylose, ou certaines inflexions de l'utérus.

« C'est assurément une chose des plus remarquables que,
par la seule présence d'une larve, ou de l'insecte lui-même,
toute une production organisée se développe sur un autre
être; que cette production continue à vivre et à grandir tant
que l'être parasite y séjourne, et qu'elle meure ou se transforme, — c'est-à-dire que les influences normales de l'être
envahi reprennent leur empire, — quand le parasite est mort
ou qu'il a disparu. Mais je m'aperçois que j'entre ici dans des
considérations que je dois éviter, tant que je ne posséderai que
des observations insuffisantes. Contentez-vous de ce qui précède et de ce que vous avez vu, si vous n'êtes pas trop difficile;
si, au contraire, vous exigez des faits complets et des théories
parachevées, supposez que vous n'ayez rien vu et que je n'aie
rien dit; ce que vous avez à écrire n'en vaudra probablement
ni plus ni moins.

. . . .

« H. DE CASTELNAU. »

Je ne suis nullement de l'avis de mon honorable ami, touchant l'importance des faits qu'il m'a fait voir; je les crois, au
contraire, de première importance. J'aime autant que qui que
ce soit les observations nombreuses et complètes, mais je pense

que si, en science et en médecine surtout, il fallait toujours
attendre des théories scientifiques parachevées, comme il le
dit, pour conclure et pour obtenir des résultats pratiques,
le traitement des fièvres de marais et même celui de toutes les
maladies pourrait bien encore en être où il en était du temps
d'Hippocrate. Ainsi, tout en aimant les faits nombreux et
complets, je n'en pense pas moins qu'avec un très-petit nombre, pourvu qu'ils soient bien observés, on arrive, grâce
à ce précieux instrument de l'analogie que j'ai invoqué,
sinon à démontrer, au moins à entrevoir assez clairement
les lois générales auxquelles les faits semblent obéir. Malgré
leur innombrable variété, à la superficie, les faits ne s'écartent
jamais beaucoup, au fond, de ces lois, et quiconque en a bien
vu un petit nombre peut, sans courir grand risque de se
tromper, les prévoir à peu près tous.

Déjà, rien qu'en considérant les analogies qui existent entre
la noix de galle et les tumeurs cancéreuses, je n'avais pas
hésité à attribuer ces dernières à la présence d'un parasite;
aujourd'hui, après ce que m'a fait voir M. de Castelnau, je
n'hésite pas à affirmer que toutes les tumeurs, moins, peut-être,
et je dis peut-être, celles qui ne sont qu'une accumulation du
produit d'une sécrétion normale, sont dues à la présence, dans
nos tissus, de parasites divers; je n'hésite pas à prédire, par
conséquent, qu'on triomphera de ces tumeurs, le jour où l'on
connaîtra les parasiticides de ces parasites, et qu'on trouvera
les moyens de les faire arriver jusqu'à eux. Et cette présomption, je commence déjà à la prouver par les résultats que
j'ai obtenus au moyen de l'application de l'acide phénique et de
quelques adjuvants que j'indiquerai, à la curation du cancer
en général, mais surtout à celui de la langue et de l'utérus.

Je ne fais pas un reproche aux micrographes d'avoir cherché
des cellules, des noyaux, des nucléoles et même des nucléolules; j'ai déjà dit que nul plus que moi n'était disposé à rendre
justice à leur zèle louable et à leur grande patience, pourvu

qu'ils voulussent bien renoncer à enfler outre mesure l'importance de leurs recherches. Mais, tout en leur rendant justice, je crois qu'ils avaient mieux à faire que de chercher ces cellules, ces noyaux, ces nucléoles et ces nucléolules ; ce qu'il fallait chercher, c'est la cause productrice de ces cellules, qui, elles-mêmes, ne sont que des effets ; il fallait chercher cette cause dans les tumeurs, dans le sang, dans la lymphe, partout enfin, car celui-là seul qui trouvera la cause ou la devinera, fera une découverte pratique et sera utile aux malades.

Ainsi que l'a dit et répété plusieurs fois, avec une haute raison, M. Virchow : qui ne connaît pas la cause des tumeurs, — et il aurait pu dire des maladies, — ne connaît que bien peu de chose ; et j'ajoute bien peu de chose d'utile. Tel est le champ ouvert aux micrographes futurs ; qu'ils l'explorent résolûment, et ils ne tarderont probablement pas à se convaincre qu'il est plus fécond que celui qu'ils ont cultivé jusqu'à ce jour.

Oui, j'ai la conviction que, s'ils se mettent avec ardeur au travail, ils trouveront ces parasites, qu'il est essentiel de connaître. Bien plus, je crois même pouvoir prédire que, pour les maladies cancéreuses, ils en trouveront plusieurs. Il est, en effet, une autre remarque qui découle des observations de M. de Castelnau, et qu'il m'a exprimée maintes fois, quoiqu'il ne l'ait pas rappelée dans la lettre dont j'ai publié un extrait, c'est la parfaite, je dirai l'étonnante uniformité de toutes les individualités morbides produites par un même parasite : quiconque a vu une galle les a vues toutes ; quiconque a vu une pomme de chène les a vues toutes ; et ainsi de même, de la végétation herbacée de l'églantier, des ampoules de feuilles de saule, des *tumeurs blanches* de l'aubépine, etc., etc. Non-seulement cette uniformité est des plus parfaites, mais le même parasite produit toujours la même maladie sur la même plante, sur le même organe, et souvent sur la même partie de l'organe de cette plante ! Je ne méconnais pas, je le répète, la distance qu'il y a de l'organisation de l'homme à celle du végétal,

mais je ne perds pas de vue non plus l'uniformité des lois naturelles, et cette uniformité ne me permet guère de croire qu'un
encéphaloïde vrai et un squirrhe type soient produits par une
même cause, par un même parasite ; que l'on se rappelle seulement la gale, la teigne faveuse, et je puis ajouter, je crois, la
variole, la rougeole, le croup, etc., et l'on verra s'il y a de
pareilles différences entre les diverses unités de ces espèces.
Il est probable que tous les parasites qui produisent les diverses
formes de cancer appartiennent à des espèces très-voisines
les unes des autres, mais à la même espèce, je ne le crois pas,
et c'est en me plaçant à ce point de vue, que je me suis donné
précédemment comme plus hétéromorphiste que les hétéromorphistes micrographes.

Une hypothèse n'est pas fausse, comme le pense M. Broca,
parce qu'elle est contradictoire à une autre hypothèse qu'on
aura faite ; deux hypothèses contradictoires ne se détruisent pas, ainsi qu'il l'a écrit, sans doute par distraction ; car
supposer que l'une est détruite, c'est nécessairement admettre
que l'autre est exacte. Mais ce qui est vrai, c'est qu'une hypothèse ne peut, sous peine d'être rayée de l'ordre des choses possibles, être en contradiction avec des faits avérés. L'hypothèse
du parasitisme n'est incompatible avec aucun, et elle les explique
même tous d'une manière assez satisfaisante. On pourrait trouver seulement une difficulté dans ce fait, que le cancer récidive
à peu près toujours, après les opérations en apparence les plus
complètes ; si l'on enlevait tous les parasites, on ne comprend
guère, en effet, pourquoi la maladie récidiverait. Mais d'abord
y a-t-il des opérations *complètes?* C'est une première question
indispensable à résoudre et que pas un chirurgien n'a résolue,
pas même M. Lebert, qui insiste si souvent et si énergiquement
pour qu'on fasse des opérations complètes, dans le cancroïde.
Qui peut avoir cette certitude, de dépasser avec le couteau ou
le caustique les germes du mal? qui sait où s'arrêtent ces germes, dans n'importe quelle tumeur? Évidemment personne ; et

l'on ne saurait se défendre d'un mouvement de pitié, quand on voit certains chirurgiens, qui se croient plus sages que les autres, recommander avec insistance de ne rien épargner pour dépasser les limites du mal : c'est placer un aveugle au centre d'un cercle étroit, et lui recommander de marcher une journée sans en sortir ! Je laisse de côté la question de diathèse, sur laquelle je reviendrai plus loin, mais que je puis déclarer d'avance n'être en rien contraire au parasitisme cancéreux, pas plus que la vérole constitutionnelle n'est contraire au parasitisme syphilitique.

La récidive n'a donc rien d'incompatible avec l'hypothèse du parasitisme, puisqu'elle n'est que la diathèse en action. Il en est de même, on le comprendra sans que nous l'expliquions, de la généralisation et même de l'infection, si l'infection venait à être démontrée. Enfin, l'hérédité et l'influence de l'âge et du sexe, seules circonstances étiologiques positivement démontrées, la seconde surtout, n'ont rien de contraire non plus à l'idée du parasitisme, car on sait très-bien que les parasites ne se développent pas indistinctement sur tous les sujets, mais qu'il y a, au contraire, des particularités, connues ou inconnues, qui sont nécessaires à leur naissance comme à leur évolution. Il faut bien qu'il en soit ainsi, sans quoi leur propagation serait indéfinie, et nul espoir ne resterait au médecin de les détruire, eux et la maladie qui en est la conséquence.

Telles sont les considérations générales qui m'ont paru être une introduction indispensable à l'étude des maladies organiques de la langue, dans laquelle nous pourrons maintenant, ce me semble, entrer d'un pas plus assuré.

VII

ANATOMIE PATHOLOGIQUE

L'anatomie pathologique qu'il me sera possible de faire ne sera guère qu'une partie de la symptomatologie, puisqu'on sait, par ce que j'ai dit dès les premières pages de ce travail, que je n'ai pas eu le triste avantage de compléter par l'autopsie cadavérique l'examen des parties malades que j'avais fait sur le vivant, et que, d'une autre part, repoussant de ma pratique l'amputation de l'organe, je n'ai pas eu, non plus, l'occasion de faire la dissection des produits morbides qui constituent les maladies organiques de la langue. Je regrette d'autant plus de n'avoir pu faire les dissections cadavériques, que les descriptions du cancer de la langue qui ont cours dans les ouvrages classiques me paraissent renfermer d'assez nombreuses inexactitudes. Ces descriptions semblent avoir été faites presque toutes, comme va l'être la mienne, d'après l'examen des parties sur le vivant, et quand on y trouve des détails de véritable anatomie pathologique, ils sont presque toujours si sommaires et si légèrement rédigés, qu'ils ne peuvent pas inspirer une très-grande confiance ; on se sent d'autant moins disposé à accorder cette confiance, qu'il semble très-probable que les différents auteurs se sont plus ou moins copiés les uns les autres. Nous devons faire une exception en faveur de M. Lebert, dont la description indique qu'il a eu sous les yeux les produits anatomiques qu'il décrit ; mais il est probable, d'après les apparences, que les faits observés par M. Lebert ont été trop peu nombreux pour servir de base à une description générale, exacte et complète, car nous allons voir que, sous beaucoup de rapports, sa description laisse à désirer. Nous avons donc lieu d'espérer que, malgré l'absence d'autopsies cadavériques, les faits que nous avons observés et dont nous allons présenter l'analyse ajouteront quelque chose à ce que l'on sait, même sous le rapport anatomo-pathologique.

Quoiqu'il soit habituel, aujourd'hui, de commencer par l'anatomie pathologique la description de toutes les maladies, il y a pourtant toujours une question qui se pose préalablement à toute autre, et qui se pose plus impérieusement encore à

propos du cancer, c'est celle du diagnostic; il est évident
que toute description anatomique suppose cette question
résolue. La longue discussion dans laquelle nous venons
d'entrer, et que nous sommes loin d'avoir épuisée, prouve
cependant qu'il n'en est rien; cela n'empêche pas les auteurs
classiques de décrire le cancer de la langue, comme si cette
question n'existait pas. Faut-il les en blâmer et adopter un
autre plan? faut-il, par exemple, commencer par exposer le
diagnostic? Mais un diagnostic ne peut être posé que lorsque
tous les symptômes d'une maladie ont été décrits. Faudrait-il
donc commencer par la symptomatologie? peut-être; cependant
il y aurait bien aussi quelques inconvénients à cette méthode.
Ce qu'il y a donc de mieux à faire, c'est de suivre l'usage, en
faisant toutefois des réserves, et en renvoyant au paragraphe
du diagnostic la discussion sur ce qu'il pourra y avoir de douteux dans ce que nous serons obligés de considérer provisoirement comme démontré. En faisant ces réserves, je montre
un scrupule dont tous les chirurgiens ou à peu près se sont
affranchis; mais je suis de ceux qui, malgré la fermeté de
leurs convictions, ne se croient pas dispensés de toute circonspection, et de tous égards pour la science et aussi pour les opinions d'autrui, même quand ils les combattent le plus vigoureusement possible.

Il faut reconnaître, d'ailleurs, que la plupart des chirurgiens
qui se sont dispensés de poser la question du diagnostic, avant
de décrire ou d'admettre un cancer, ont moins agi par présomption que par habitude, parce qu'ils ont considéré ce
diagnostic comme trop facile pour être contesté. C'est ainsi
que, sur vingt-trois observations de cancer de la langue, rapportées dans la thèse, puis dans la *Clinique chirurgicale* de
M. Maisonneuve, et appartenant à dix-sept chirurgiens, deux
fois seulement, il est fait mention des caractères constatés sur
les pièces anatomiques; encore ces caractères sont-ils mentionnés sommairement plutôt que décrits. Notre situation

comparée, si l'on nous permet ce mot, ainsi établie, voyons ce qu'il nous a été permis de constater, jusqu'à ce jour, sur les caractères anatomiques des maladies organiques de la langue.

Formes ou variétés. — « Le tissu du cancer de la langue, dit M. Lebert, montre (1) sur une coupe fraîche, *bien plus souvent* l'aspect du tissu encéphaloïde que celui du squirrhe, ce qui tient probablement à la petite quantité *du* tissu cellulaire que renferme la langue, même à l'état normal, tissu dont l'hypertrophie et le développement exagéré (2) constituent la forme squirrheuse. » (Lebert, *Mal. cancér.*, p. 430.)

Comment, l'hypertrophie du tissu cellulaire constitue la forme squirrheuse! Oh! que cette explication est grosse de conséquences, que M. Lebert paraît loin, bien loin de soupçonner! Mais nous aurons occasion d'y revenir; renfermons-nous, pour le moment, dans l'objet de ce paragraphe. Combien M. Lebert a-t-il analysé d'observations ou *d'affections*, comme il le dit (p. 681), pour poser cette loi? Il serait curieux de le savoir; mais, quoiqu'il ait omis de nous l'apprendre, il est assez facile de le deviner, au moins approximativement, en comparant les trente lignes qu'il consacre à l'anatomie pathologique du cancer de la langue, aux vingt-six pages, de quarante lignes chacune, qu'il consacre à celle du cancer de la langue; en comparant aussi, et mieux encore, les tableaux, qu'il reproduit, de la fréquence du cancer de la langue et de celle du cancer de l'utérus; dans l'un de ces tableaux (celui de M. Tanchou), le cancer de l'utérus est à celui de la langue comme 2996 est

(1) Ce paraît être une locution convenue entre certains micrographes que celle qui consiste à dire qu'une tumeur, un tissu, un élément, etc., *montrent* ce qu'on y peut voir. Si ce langage peu orthodoxe était racheté par la solidité et la profondeur de la pensée, on le passerait encore aux néologistes; mais, hélas! trop souvent le fond ne vaut pas mieux que la forme.

(2) Est-ce que, par hasard, l'*hypertrophie* et le *développement exagéré* ne seraient pas comme les deux observations du perspicace professeur Richet? Je le crains fort; s'il en est autrement, M. Lebert a bien eu tort de ne pas dire où est la différence; le lecteur français, quoique né malin, ne la devinera probablement pas.

à 36; dans l'autre (celui de **M. Marc d'Espine**) comme **72** est à **6**, encore le nombre six représente-t-il les cancers « de la bouche, » et non pas seulement ceux de la langue. Le cancer de la langue serait donc à celui de l'utérus comme **1** est à **12**, d'après Marc d'Espine, et comme **1** est à **83**, d'après Tanchou. Nous croyons que la vérité est entre ces deux rapports, mais se rapproche plus de celui de Tanchou. Or, on se rappelle que M. Lebert a tracé l'anatomie pathologique du cancer de l'utérus, d'après quarante-cinq observations, dont « *un bon tiers* » lui ont été communiquées par M. Louis. En usant de beaucoup de libéralité à l'égard de M. Lebert, on peut donc supposer qu'il a analysé quatre ou cinq « affections » de la langue; mais quelque libéral qu'on soit, on ne saurait lui accorder que ce nombre suffise pour poser des lois, et nous ne croyons pas lui faire tort en affirmant qu'il ignore absolument quelle est la fréquence relative de l'encéphaloïde, du squirrhe et du cancroïde de la langue (1). Nous savons, cependant, que son autorité a inspiré toute confiance à des chirurgiens émi-nents, et même à l'un d'entre eux qui s'est occupé spécialement du sujet : ainsi, M. Maisonneuve dit bien aussi que « les tumeurs encéphaloïdes sont, de toutes les productions cancéreuses, celles qu'on rencontre le plus souvent à la langue; » (*Cliniq. chir.*, t. II, p. 323.) mais il n'apporte aucune preuve à l'appui de son opinion, et même les vingt-trois observations qu'il emprunte à divers auteurs ou dont il est l'auteur lui-même, présentent autant qu'on en peut juger, plutôt les caractères du squirrhe que ceux de l'encéphaloïde; et dans le très-petit nombre de celles dont les caractères pourraient faire croire le plus à un encéphaloïde, celle, entre autres, dont le sujet est

---

(1) Dans deux autres passages de son livre, M. Lebert dit avoir examiné sept cas de cancer de la langue; que ce soit six ou que ce soit sept, on comprend que ce n'est pas là une différence dont les conséquences doivent fonder ni renverser les lois de la pathologie.

le docteur James (1) et sur laquelle nous aurons à revenir,
M. Maisonneuve dit précisément avoir constaté anatomiquement les caractères du cancroïde épithélial. Il paraît donc
évident, d'après cela, que M. Maisonneuve n'a fait qu'adopter
sans contrôle l'opinion de M. Lebert. Il est à craindre qu'il en
soit de même de M. le professeur Nélaton. « Les tumeurs
encéphaloïdes, dit cet éminent chirurgien, sont les plus fréquentes » — (à la langue); mais il ne donne pas plus que
M. Maisonneuve de relevé à l'appui de son opinion, en sorte
qu'il paraît l'avoir aussi accepté purement et simplement de
M Lebert qui, lui-même, l'a donné sans aucune preuve. Ce
n'est pas assez dire, car les observations, éparses çà et là dans
la science, prouvent bien plutôt la fréquence du cancer
dur que du cancer mou. Qu'est-ce, en effet, que l'encéphaloïde,
sinon le cancer mou? Après avoir décrit les débuts de l'encéphaloïde, non probablement pour les avoir observés sur la
langue, mais en se rappelant ce qu'il avait vu ou lu n'importe
où, M. Maisonneuve ajoute : « A mesure que la tumeur
augmente de volume, son tissu se ramollit et se transforme en
une bouillie rosée, quelquefois mélangée de caillots sanguins.
L'ulcération ne tarde pas alors à survenir. Dans ce cas, la
maladie prend tout à coup une autre physionomie. De la face
ulcérée s'écoule incessamment un ichor fétide auquel se
mêlent fréquemment des portions plus ou moins considérables
de la tumeur, qui tombent en putrilage et laissent à leur place
des excavations profondes. Dans d'autres points, l'ulcère
boursoufflé se recouvre de végétations fongueuses, qui tombent
en se reproduisant incessamment; en même temps se déclarent
des hémorrhagies abondantes qui épuisent le malade. Quand
ces accidents ne précipitent pas le terme fatal, la dégénérescence encéphaloïde envahit toutes les parois buccales, le

(1) Nous ne croyons pas qu'il y ait le moindre inconvénient à donner le nom de
ce malade, quoique M. Maisonneuve ne le donne pas, M. James, que nous sachions,
n'ayant laissé que des héritiers collatéraux très-éloignés.

pharynx, le larynx même, d'où la mort par la suffocation. »
(Maisonneuve, *Cliniq. chir.*, t. II, p. 325.)

Voilà bien, en effet, les caractères de l'encéphaloïde; mais
combien de fois M. Maisonneuve les a-t-il observés? Pas une
fois, assurément, dans les cas qui servent de base à son travail.
De ces cas, sept sur vingt-trois, lui appartiennent, et dans
ces sept cas, M. Maisonneuve caractérise ainsi la maladie :
1° *cancer ulcéré;* 2° *induration;* 3° *induration* squirrheuse ;
4° *induration* considérable; 5° *vaste ulcération, langue clouée au
plancher;* 6° *dégénérescence cancéreuse;* 7° *tumeur du volume
d'une petite noix.* On voit d'autant moins, dans ces désignations,
les caractères de l'encéphaloïde, qu'aucun des autres phénomènes que M. Maisonneuve attribue avec raison à cette forme
du cancer n'est mentionné, et que, dans le seul cas où le
volume de la langue était très-augmenté, l'examen « anatomique » paraît avoir prouvé qu'il s'agissait d'un cancer
épithélial. Or, la période à laquelle ont été observés les faits
de M. Maisonneuve était précisément celle où le ramollissement
et toutes ses conséquences devaient exister à leur sommum.
Quant aux seize autres observations qu'il rapporte, et qui
appartiennent à seize chirurgiens différents, dans une seule,
celle qui appartient à M. J. Cloquet, la maladie est qualifiée
d'ulcère *fongueux,* c'est-à-dire d'un nom qui doit faire supposer
qu'il s'agissait d'un encéphaloïde; encore le fait est-il bien
insuffisamment établi. Quant aux quinze autres, elles sont le
plus souvent désignées par *dureté, dureté squirrheuse, tumeur
dure, tumeur carcinomateuse,* ou simplement par cancer,
tumeur cancéreuse, ulcère cancéreux, désignations dont la plupart excluent l'idée d'un encéphaloïde, et dont aucune ne doit
la suggérer. C'est donc, on le voit, contre toutes les apparences que l'encéphaloïde est considéré comme la forme la
plus fréquente du cancer de la langue; nos propres observations ne confirment pas plus que celles de M. Maisonneuve
cette opinion. Vingt-six cas, sur les trente-neuf que nous

rapportons, avaient des cancers graves ou très-graves, puisque douze d'entre eux se sont terminés par la mort, et que sur les quatorze autres, un est encore gravement menacé, et que trois ou quatre autres ne maintiennent leur guérison que par une continuation persévérante ou des reprises périodiques d'un traitement énergique. Or, sur ces vingt-six cas, quatre fois seulement l'induration a été jugée « assez forte, » et dans tous les autres forte ou très-forte, souvent analogue à la dureté du bois ou de la pierre. Et cette induration persistait, même quand le cancer tombait par faibles portions en gangrène, ou était détruit par une sorte de suppuration; il n'y avait de ramollissement que lorsque la maladie rétrogradait, et que l'organe revenait vers l'état normal. De plus, dans trois, si ce n'est même dans quatre de ces cas, le caractère épithélial a été constaté par le microscope, et quant aux autres, ils ont été qualifiés par des chirurgiens distingués, ou de squirrhe, ou de carcinome, ou d'épithélioma, une fois de « production hétéro-morphe » (Nélaton); mais aucun n'a été nommément désigné par le mot d'encéphaloïde, et il n'en offrait, en effet, ni les caractères anatomiques (du moins ceux constatables par l'examen clinique), ni les symptômes, ainsi qu'on le verra plus tard. En résumé, le cancer dur est donc la forme habituelle, je dirais volontiers presque exclusive de la langue, et cette forme ne laisse guère le choix qu'entre le squirrhe et l'épi-thélioma. Dans quatre des vingt-six cas que je rapporte, et dans lesquels l'examen microscopique a été fait, une fois par M. Broca, une fois par M. Robin, et deux fois à l'étranger, par des observateurs qui nous sont inconnus, on a cru reconnaître des productions épithéliales; à moins qu'un hasard qui n'est pas impossible mais qui est peu probable, n'ait *favorisé* le can-croïde, il en résulterait donc que cette forme serait de beau-coup la plus fréquente du cancer de la langue; et cette fois, du moins, les prévisions suivantes de M. Lebert seraient justi-fiées par les faits : « Les recherches les plus récentes sur cette

matière me font croire que les affections épithéliales cancroïdes
de la langue sont plus fréquentes qu'on ne le croit généralement. » (*Mal cancér.*, p. 429.)

Après la longue discussion à laquelle nous nous sommes
livré sur la valeur des caractères microscopiques en général,
nous pourrions nous dispenser de parler des constatations que
M. Lebert a faites sur la langue en particulier; nous y reviendrons cependant d'une manière très-sommaire, ces constatations devant mettre plus en évidence encore, s'il est possible,
la justesse de nos appréciations.

Nous avons appelé, il n'y a qu'un instant (voyez ci-dessus,
p. 150), l'attention du lecteur sur cette assertion doctrinale de
M. Lebert que « *l'hypertrophie du tissu cellulaire normal constitue la forme squirrheuse* » du cancer, et que c'est uniquement
parce que le tissu cellulaire est rare à la langue que la forme
encéphaloïde y est fréquente. Nous savons maintenant que la
dernière allégation est inexacte; mais comment concilier la
première avec cet autre point capital de la doctrine de
M. Lebert, que le cancer n'est pas une altération des tissus
normaux, qu'elle les détruit et se substitue à eux? La conciliation, on le comprendra, est assez difficile, et le devient
encore bien davantage lorsqu'on songe que cette doctrine de
M. Lebert, sur le squirrhe, est encore compliquée des constatations suivantes :

« Cette substance » — (celle dont se compose le cancer de
la langue) — « est donc ordinairement d'un jaune pâle, plutôt
blanchâtre, assez homogène, formant une surface unie » —
(une substance qui *forme* une surface unie n'est peut-être pas
très-orthodoxe) — « ou se trouvant plutôt disséminée sous
forme de tubercules cancéreux qui *montrent* le même aspect,
tout en laissant entre eux un tissu musculaire rouge, à peu près
normal, et *peu* ou point infiltré de suc cancéreux...... Le tissu
cancéreux renferme toujours encore une quantité assez notable
de faisceaux musculaires pâles et altérés, méconnaissables, du

reste, par l'examen à l'œil nu. » (*Mal. cancér.*, p. 430.) Ainsi, entre les noyaux cancéreux, se voient le tissu musculaire rouge, à peu près normal, quoique un peu infiltré de suc cancéreux, et, au sein des noyaux cancéreux eux-mêmes, les fibres musculaires *pâles* et *altérées*. Que devient, devant ces constatations, la doctrine de la substitution, ou du moins la partie métaphysique de cette doctrine, car, pour la partie positive, il y a longtemps qu'elle est connue et établie irrévocablement, pour tous ceux qui ont des yeux et qui savent s'en servir? A la langue comme partout ailleurs, le cancer, qu'il soit encéphaloïde, squirrheux ou épithélial, détruit le tissu normal, en ce sens qu'il est méconnaissable par les sens de la vue et du toucher; mais le détruit-il dans ses éléments *intimes*? Je dis qu'ainsi posée la question ou est mal posée ou devient une question métaphysique : si par destruction intime, il faut entendre la destruction du *blastème* normal ou même de la *tendance du blastème*, c'est une proposition insoluble que l'on formule, par conséquent, une proposition de métaphysique; si, au contraire, on se borne à prétendre que tout tissu envahi par le cancer ne peut revenir à son état normal, c'est une question de fait, et par conséquent scientifique. Eh bien ! le fait donne un démenti à la doctrine, au moins en ce qui concerne le cancer à une certaine période; c'est ce que les observations que je rapporte établissent irrévocablement, ainsi que nous le verrons plus tard. Concluons donc une fois de plus que, de quelque côté que l'on se retourne, on ne voit qu'inconséquences dans cette prétentieuse doctrine micrographique, et continuons notre exposé (1).

(1) Relativement à la cellule cancéreuse, il n'y a rien à noter, si ce n'est que ces cellules « peuvent perdre, dit M. Lebert; toute apparence d'individualité, et se montrer, alors, sous forme de lambeaux irréguliers, renfermant un ou deux noyaux, ou sous celle d'expansions membraneuses, *contenant tout un groupe de ces mêmes noyaux.* » Des lambeaux et des expansions membraneuses qui renferment des noyaux et des groupes de noyaux, on conviendra que cela est assez peu clair et assez peu fait pour satisfaire de vrais professeurs de physique.

M. Maisonneuve parle encore, mais comme de cas rares, de la forme colloïde et de la forme mélanique du cancer de la langue. Ces formes doivent être très-rares, en effet ; nous n'avons, en ce qui nous concerne, rien vu de semblable, et M. Lebert ne paraît pas en avoir vu davantage.

La texture des productions organiques de la langue, telle qu'on l'a décrite et telle, malheureusement, qu'on peut la décrire, se rapporte à la maladie arrivée à un état plus ou moins avancé, et ordinairement très-avancé de développement, à cet état que M. Virchow appelle assez pittoresquement le *stade de floraison* (*Pathologie des tum.*, p. 96), comparant, assez justement à certains égards, les tumeurs arrivées au point où elles présentent tous leurs caractères, aux plantes arrivées à la phase de floraison. Cet état est, assurément, fort important à connaître ; mais tous ceux qui le précèdent le seraient pour le moins autant, surtout au point de vue pratique, car il est à supposer que l'action des agents thérapeutiques serait plus efficace, exercée à cette période, qu'à la période où la production a acquis tout son développement, et, par conséquent, la cause qui la produit, toute sa puissance. Ce qui est vrai de la texture est à plus forte raison vrai des caractères physiques que l'on peut constater pendant la vie ; quand le développement de l'affection organique n'est pas très-avancé, on n'est jamais certain du diagnostic que l'on porte ou qu'on voudrait porter ; en sorte qu'on ne peut décrire comme appartenant véritablement au cancer que des lésions déjà bien éloignées de celles qui constituent le début. Ce n'est pas que nous soyons disposé à adopter, pour celles-ci, la qualification de stade ou de tissu *indifférent*, désignation que le célèbre pathalogiste de Berlin donne à ces lésions initiales ; non que le savant physiologiste considère, comme ou pourrait le croire, ces lésions comme pouvant devenir indifféremment un cancer, un tubercule ou du pus ; il les compare, au contraire, aux cellules normales dont les unes deviennent des muscles et les autres des nerfs, quoique toutes se ressemblent, et nous *paraissent* indifférentes; il y a donc entre elles quelque chose qui diffère; mais ce quelque chose, queM. Virchow considère volontiers comme un *processus*, comme une irritation, c'est-à-dire comme un mot sans signi-fication précise, ce quelque chose, « nous ne pouvons le connaitre. » Nous trouvons que c'est beaucoup s'avancer. Je ne sais si nous parviendrons jamais à distinguer, dans les cellules embryonnaires, celles qui deviendront des muscles de celles qui deviendront des vaisseaux et des nerfs, mais j'ai la conviction que nous parviendrons, un jour, à distinguer les lésions initiales qui deviendront un cancer confirmé de celles qui deviendront un engorgement chronique. Je ne saurais, en aucune façon, en effet, admettre avec le célèbre pathologiste de Berlin, que, dans les points où survient une des *irritations* qui causent les produits morbides, « les choses suivent d'abord la même marche que dans les *irritations* inflammatoires, » ni qu'à un certain stade, « un cancer ressemble à un tubercule. » (*Pathol. des tum.*, p. 85 et 90.) Nous reconnaissons bien, et nos propres observations en donneront la preuve, que les apparences sont souvent telles, que l'on serait tenté de croire à l'existence d'une simple *irritation;* mais nous croyons que ce n'est qu'une apparence; nous n'admettons pas que les irritations cancéreuses soient à aucune période semblables aux irritations simples ou, si l'on veut, mécanico-chimiques, en supposant que ce mot *irritation*, en lui-même vide de sens, désigne les modifications primordiales que subissent les tissus. En fait, cela n'est pas exact; en théorie, cela répugne à la raison, tout comme il lui répugne d'admettre qu'à une époque quelconque, un tubercule puisse ressembler complétement à un cancer; autant vaudrait admettre, suivant nous, qu'un chêne peut, à une époque quelconque, ressembler à un peuplier. Si les différences de l'un et de l'autre ne nous frappent pas toujours, il faut bien nous dire que ce ne peut être que la faute de nos sens et des instruments que nous appelons à notre secours; mais au lieu de désespérer ou de conclure à une ressemblance complète, il faut redoubler d'efforts, car les différences existent inévitablement, et nous pouvons espérer de les découvrir. C'est à ce point de vue, nous l'avons déjà dit, que, si nous ne partageons pas les illusions des micrographes et si nous n'approuvons pas leurs prétentions, nous applaudirons toujours sincèrement à leurs efforts, et encouragerons leur zèle.

Lésions initiales. — Si les lésions initiales de toutes les maladies sont difficiles à caractériser, il faut reconnaître qu'elles sont avant tout difficiles à observer. Quand les malades viennent, pour la première fois, nous demander des conseils, il y a toujours plus ou moins longtemps que leur maladie existe, et elle existe même ordinairement depuis longtemps, quand elle a appelé d'abord leur attention, quoique ce moment soit presque toujours éloigné de celui où ils viennent nous consulter. En décrivant ici les lésions du début, nous n'avons donc, en aucune façon, la prétention de décrire les lésions du début véritable, mais bien celles qui ont pour la première fois attiré l'attention des malades. Nous ne comprendrons d'abord, dans l'énumération de ces lésions, que les vingt-six cas dans lesquels il ne nous paraît pas possible de conserver de doute sur le caractère cancéreux de la maladie; nous étudierons ensuite séparément les treize autres, où le diagnostic est plus incertain.

Sur ces vingt-six cas sérieux ou très-graves, la maladie a débuté deux fois par ce que les malades ont appelé une gêne et un simple embarras de la langue, mais gêne bientôt suivie d'une *grosseur* (obs. 17) ou d'un état appelé phlegmasique par les médecins consultés.

Dans deux cas, les malades se sont aperçus seulement d'une augmentation de sensibilité de la langue, et, autant que nous avons pu nous en assurer, de la superficie de la langue, sensibilité transformée bientôt en une sensation de brûlure, et d'une apparition de plaques blanches très-minces sur la muqueuse (obs. 9), et suivie, dans le second cas, d'une *lourdeur*, d'une augmentation de volume de la langue, et de crevasses (obs. 24).

Dans trois cas, des *picotements* ont été les premiers phénomènes perçus, une fois concurremment avec de petits boutons blancs (obs. 37), et dans les deux autres cas, promptement suivis de véritables douleurs (obs. 31) ou de gonflement et d'induration (obs. 1).

Trois fois (obs. 13, 33 et 36), la douleur seule paraîtrait avoir été le phénomène initial, et sur ces trois fois, une fois cette douleur s'est manifestée très-vive dans une oreille (obs. 36); dans ce même cas une « petite plaie » s'est produite postérieurement sur la langue, mais, chose singulière, sans douleur, celle-ci étant restée pendant assez longtemps localisée à l'oreille. Dans les deux autres, les malades ne se sont pas expliqués très-nettement sur le siége, profond ou superficiel, de la douleur.

Deux fois, le mal a débuté par des *boutons* (obs. 4, 14, 16 et 29) et quatre fois par des « aphtes » (obs. 22 et 35). Ce début est intéressant à noter, parce que les aphtes étant une lésion généralement bien appréciée des personnes étrangères à la science, on peut considérer, dans ces cas, comme exact le renseignement donné par les malades, et cela d'autant plus, que ceux-ci ont fait une différence entre les aphtes et les *ulcérations*.

Cette dernière lésion a formé six fois le début de la maladie (obs. 2, 5, 15, 19, 26 et 28), et paraît avoir existé seule dans les cinq premiers cas; dans le dernier, le malade a constaté concurremment l'existence d'une dureté.

Enfin, cette dureté elle-même a été constatée trois fois comme phénomène initial (obs. 8, 20 et 27), dont deux fois seulement accompagnée ou promptement suivie de douleur; l'induration a été d'abord superficielle une fois (obs. 8), encore plus ou moins superficielle, une autre fois (obs. 27), et profonde une fois (obs. 20).

Dans un cas, nous n'avons pris aucun renseignement sur le début de la maladie.

Si nous comparons les renseignements précédents à ceux qu'on trouve dans quelques-unes des observations rassemblées par M. Maisonneuve, on voit que les plus grandes analogies existent dans les deux séries. Sur les vingt-trois cas réunis par M. Maisonneuve, on a pris huit fois des renseignements sur les phénomènes initiaux de la maladie; sur ces huit cas, deux fois (obs. 3 et 12) la maladie a débuté par un simple embarras, promptement suivi de douleurs lancinantes dans un cas, et d'induration sous le frein, dans l'autre; trois fois, par des picottements (obs. 8), une douleur légère promptement suivie d'une petite dureté (obs. 9) ou une sensation de brûlure (obs. 7), bientôt transformée en élancements; une fois, par une petite dureté, suivie d'une plaque blanche épidermique (obs. 11); une fois, par une ulcération superficielle (obs. 17); et, enfin, une fois par une induration profonde.

Je ne donne pas, tant s'en faut, les renseignements que j'ai recueillis moi-même comme des modèles d'exactitude, pas plus que ceux qu'on trouve dans les faits rassemblés par M. Maisonneuve, qui, presque tous, ont été recueillis dans les hôpitaux, et qui présentent, pour ce motif, quelques garanties de moins. Toutefois, il me paraît difficile de ne pas tirer de la concordance des uns et des autres, la conséquence qu'ils sont exacts, dans de certaines limites; et, s'ils sont exacts, on en doit tirer au moins cette conclusion générale que, dans l'immense majorité des cas, le début des affections organiques de la langue a lieu dans les parties superficielles de l'organe. C'est une circonstance qui aura son importance quand il s'agira de compléter, par le diagnostic, ce que nous avons dit sur la fréquence relative des diverses formes. Comme elle a aussi son importance, au point de vue du traitement, il nous suffit pour le moment d'en prendre acte.

Dans les treize cas douteux ou légers, trois fois la maladie a débuté et a été presque ou tout à fait constituée par un excès de sensibilité, avec plaques blanches dans un cas (obs. 10), et aspect glacé de la muqueuse, dans les deux autres (obs. 11 et 12); une fois la sensation a été celle de piqûre ou de brûlure (obs. 21); deux fois, le début a été signalé par des plaques blanches seules (obs. 18 et 34); une fois par une simple saillie de la muqueuse (obs. 6); deux fois, par un développement papillaire (obs. 30 et 39) auquel se sont joints, dans le dernier de ces deux cas, une érosion très-superficielle, presque imperceptible, et un commencement de ce fendillement que nous allons voir être si remarquable; une fois, les aphtes ont ouvert la scène des altérations (obs. 35); une fois, ça a été un bouton induré, et, enfin, une fois, c'est une ulcération traumatique ou du moins due à un caustique, qui est devenue le point de départ d'une induration très-rebelle, quoique modérée (obs. 32). Cette dernière série de faits, vu leur peu de gravité, pour la plupart, exige quelques remarques spéciales; pour ne pas interrompre ici l'exposé de l'anatomie pathologique, nous les renvoyons au paragraphe du diagnostic et aussi à la suite de chaque observation en particulier.

Nous pouvons cependant, dès à présent, à propos des cas légers, en mentionner un très-intéressant, qui nous fait connaître une forme que nous n'avons pas eu l'occasion d'observer, et que tout devait faire considérer comme bien légère aussi; ce fait est raconté par le professeur Gosselin; de même qu'on peut trouver des bonnes gens, il peut y avoir aussi de bonnes choses partout : « ..... Tantôt, dit ce professeur, le cancer de la langue est sous forme de tumeurs pédiculées, ayant la forme d'une poire ou d'un champignon. Cette dernière forme, qui est la plus rare, s'est rencontrée à l'hôpital des cliniques sur un homme de quarante-huit ans. La tumeur avait un pédicule long d'*un* centimètre, *étroit*, inséré à la face inférieure de la langue. L'ablation en fut faite aisément avec des ciseaux courbes; mais quelques mois plus tard un cancer volumineux des ganglions ramenait le malade à l'hôpital, où il ne tarda pas à succomber, par suite des progrès de cette nouvelle tumeur. » (*Comp. de chir.*, t. III, p. 707.)

Cette forme doit, en effet, être très-rare, puisque nous ne l'avons jamais observée et que nous n'en avons pas trouvé d'exemples dans les observations que nous avons pu lire. Il y avait bien quelque chose d'analogue à la partie postérieure de la langue du malade de notre observation 24; mais les pédicules des végétations n'étaient ni aussi longs, ni aussi minces, et surtout, ils étaient loin de constituer toute la maladie; et ce qu'il y a d'important, dans le fait du *compendium*, c'est de voir qu'une production aussi bénigne ou tout au moins aussi peu avancée en développement, ait été si promptement suivie de mort, après l'opération. Nous aurons occasion de revenir sur ce fait.

Toutes ces lésions du début, qu'elles soient profondes ou superficielles, restent, en général, peu de temps dans le même état, et elles donnent lieu, en se transformant, à des lésions consécutives diverses que nous allons indiquer le plus brièvement qu'il nous sera possible.

Nous ne nous croyons pas obligé, à l'exemple du profond pathologiste et professeur émérite Gosselin, de prévenir le lecteur que, « *à son début, le cancer profond n'est* JAMAIS *ulcéré.* » (*Compend. de chir.*, t. III, p. 707). Nous croyons pouvoir, sans abuser de la générosité, accorder à nos confrères la perspicacité nécessaire pour deviner, sans qu'on la leur apprenne, cette grande vérité; mais nous croyons pouvoir leur dire que, superficiel ou profond, le cancer de la langue, quand il ne débute pas d'emblée par un ulcère, finit tôt ou tard par s'ulcérer, et ordinairement après un temps qui dépasse rarement un an et qui n'est parfois que de quelques semaines.

L'*ulcération* revêt à peu près toutes les formes les plus capricieuses que l'on puisse imaginer. Nous nous contenterons donc

de signaler celles qui nous ont paru les plus dignes d'être signalées, ou qui, du moins, nous ont le plus frappé.

Il en est une qui est au dernier point remarquable et qui
paraît avoir frappé M. le professeur Nélaton et le professeur
Gosselin lui-même, à moins qu'il n'ait copié son maître, sans
s'en apercevoir; c'est celle que, d'après un de nos malades, chimiste distingué, nous appellerons ulcération en *clivage*. « Ma
langue se clive, nous disait-il, comme se clivent certains miné-
raux; » et la comparaison est vraiment des plus justes : une
portion plus ou moins considérable de la langue ou la langue
presque tout entière, est séparée en petits îlots, par des fissures
souvent peu ou très-peu apparentes, quand on regarde l'organe; tandis que lorsqu'on les sonde avec un stylet ou avec un
pinceau, on s'aperçoit qu'elles ont un et même jusqu'à deux
centimètres de profondeur, et qu'ainsi les petites masses poly-
hédriques qu'elles circonscrivent tiennent par leur extrémité
inférieure, par une sorte de pédicule beaucoup plus étroit que
l'extrémité opposée. Cette singulière forme, qui paraît être
plutôt une simple division de la langue qu'une ulcération,
s'explique-t-elle par quelque disposition anatomique ou appar-
tient-elle à une variété particulière de la maladie? Nous ne
saurions le dire; mais il nous paraît probable que l'observation
attentive de cette forme conduira à quelque conséquence intéressante dans l'un ou l'autre sens, si ce n'est dans les deux.

Une autre forme, trompeuse aussi, au premier abord, est
celle qu'on pourrait appeler forme *en cratère* : au sommet d'une
éminence conique se trouve une ulcération de quelques millimètres de diamètre et qui paraît aussi peu profonde que peu
étendue; mais lorsqu'on enfonce dans cette ulcération un pinceau, on pénètre à un, deux et trois centimètres de profondeur, et l'on s'assure que, dans le fond de cette espèce de cratère, l'ulcération est beaucoup plus large qu'à l'orifice, et que
la destruction est, là, infiniment plus grande qu'on n'aurait pu

le supposer. J'ai observé la même disposition dans un cancroïde de la face, chez un contre-amiral. Tels sont les cas des malades des observations 2 et 24.

Tantôt, l'ulcère envahit une surface plus ou moins large et s'avance vers la profondeur de l'organe, en détruisant à peu près également tous les tissus à la fois; tantôt, il détruit les tissus musculaire et cellulaire, tout en respectant plus ou moins intégralement la muqueuse et le derme sous-jacent; cette particularité s'observait à un degré extraordinaire chez le malade de l'observation 26, dont une moitié de la langue ressemblait à une épaisse demi-coquille d'œuf, formée par la muqueuse et le derme; tous les tissus sous-jacents étant détruits. Mais, chose bien digne de remarque, nous n'avons jamais observé et nous n'avons pas vu notée, dans les observations des auteurs, la particularité inverse, c'est-à-dire la destruction de la muqueuse et du derme, avec conservation des tissus sous-jacents. Il semblerait pourtant bien naturel, *à priori*, que la muqueuse qui est presque toujours, ou au moins dans l'immense majorité des cas, la première envahie, qui l'est longtemps seule, dont le tissu n'est pas naturellement très-résistant, dût être détruite pendant que les autres tissus résisteraient; mais il n'en est rien. Les explicateurs trouveront sans doute à ce fait quelque explication très-naturelle, comme ils en ont trouvé une à la plus grande fréquence de l'encéphaloïde, dans la langue; mais un des malheurs de ces explications, c'est d'expliquer aussi bien ce qui n'existe pas que ce qui existe.

Les bords de l'ulcère, quelque disposition qu'il affecte, présentent ordinairement les caractères de tous les ulcères cancéreux, c'est-à-dire qu'ils sont déchiquetés et renversés en dehors; quelquefois cependant ils sont renversés en dedans, et plus rarement droits, comme ceux d'un ulcère ordinaire; ils sont toujours plus ou moins indurés, quelquefois presque aussi durs que l'induration primordiale elle-même.

La surface est également celle de tous les ulcères cancéreux, si ce n'est que la sécrétion ichoreuse offre ici un degré de fétidité que présente très-rarement l'ichor du cancer des autres organes, fétidité qui disparaît, du reste, instantanément et comme par enchantement, aux premières applications de notre médication, ainsi que nous l'expliquons au chapitre du traitement.

Induration. — L'induration est un caractère commun à tous les cancers, sans en excepter l'encéphaloïde, quoi qu'en dise notre savant confrère, M. Lebert; tout ce qu'on peut accorder, c'est qu'elle est moindre dans l'encéphaloïde que dans les autres variétés, sauf le colloïde, qui pourtant est encore souvent très-résistant. A ce compte, nous l'avons déjà dit, l'encéphaloïde serait bien rare à la langue; le squirrhe ou l'épithélioma y acquièrent eux-mêmes une dureté qu'on ne voit guère ailleurs. Cette dureté particulière ne paraît pas, il est vrai, avoir frappé les observateurs qui nous ont précédé, mais elle était telle chez quelques-uns de nos malades, qu'eux-mêmes se plaignaient d'avoir une langue de bois, l'un d'eux disait même une langue de pierre, et la métaphore n'était pas, en vérité, trop exagérée. A moins d'avoir été trompé par une série bien extraordinaire, et partant très-peu probable, nous devons pourtant croire que cette induration exagérée est loin d'être rare, car nous ne l'avons pas constatée moins de douze fois sur nos vingt-six cas graves (obs. 1, 2, 4, 5, 7, 16, 24, 25, 26, 31, 36, 37), et encore existait-elle à un degré encore très-prononcé chez plusieurs autres. La langue diffère donc, sous ce rapport comme sous bien d'autres, de la plupart, sinon de tous les organes.

C'est à cette induration exceptionnelle que la langue doit de paraître assez souvent tellement soudée au plancher de la bouche, qu'elle ne peut exécuter spontanément et qu'on ne peut même lui imprimer aucun mouvement, et qu'il semble qu'on la briserait plutôt que de la faire changer de place.

Siége. Résistance des diverses portions de l'organe. — On a vu

que les parties superficielles sont beaucoup plus fréquemment
atteintes que les profondes, au début de la maladie; mais dans
les parties superficielles elles-mêmes, il y a peu de différence;
cependant, le bord libre paraît un peu plus souvent atteint
que la face supérieure, et celle-ci beaucoup plus souvent que
l'inférieure, même en tenant compte de la moindre étendue de
cette dernière. Cette circonstance n'est peut-être pas tout à
fait indifférente pour le traitement prophylactique, nous aurons
à y consacrer quelques lignes. Un côté ne paraît pas plus souvent
affecté que l'autre; la base paraît l'être un peu plus rarement
que le milieu ou que la pointe. La seule immunité bien constatée est celle de la cloison médiane; quand la maladie n'atteint
d'abord qu'un côté, ce qui est le cas le plus fréquent, elle
éprouve les plus grandes difficultés à envahir l'autre, à travers
la cloison, et il arrive, parfois, qu'une des moitiés de la langue
offre un développement exagéré, tandis que l'autre est envahie
par un cancer atrophique (obs. 2).

A part ces différences générales, il y a des parties ou plutôt
des points spéciaux qui, sur l'organe envahi, conservent
longtemps ou même toujours leur structure normale ou à peu
près normale; ces parties, quelquefois très-circonscrites,
forment au milieu d'un vaste champ de destruction comme un
îlot qu'une heureuse influence a préservé de la contagion;
voilà encore une particularité que nous ne chercherons pas à
expliquer, mais qui doit presqu'inévitablement, un jour ou
l'autre, jeter une certaine lumière sur l'étiologie et, par suite,
sur la thérapeutique ou la prophylaxie du cancer.

Volume. — On a déjà fait remarquer que l'encéphaloïde ne
prend pas à la langue le développement considérable qu'on
observe dans quelques autres organes ou tissus; il y a peut-
être à cela une explication trop naturelle, c'est que l'encéphaloïde, au lieu d'être très-fréquent, est rare ou très-rare à la
langue; mais cette explication, à la supposer juste, ne serait
pas elle-même suffisante; ce qu'on a dit de l'encéphaloïde

serait également vrai du squirrhe, car on ne voit à la langue rien de comparable comme développement à certains squirrhes du sein et du testicule ; on pourrait objecter, il est vrai, qu'un pareil développement est physiquement impossible à la langue, attendu qu'avant d'être atteint, les malades seraient suffoqués. Mais cette objection ne serait vraie que s'il existait au moins un certain nombre d'exemples de mort par suffocation, dans le cancer de la langue, or, ces exemples n'existent pas ; on parle bien, dans quelques cas exceptionnels, de cancers qui produisaient des menaces de suffocation ; mais ces menaces, à notre connaissance, ne se sont jamais réalisées, et il est à craindre qu'elles n'aient été vues que parce qu'il fallait un prétexte à des opérations aventureuses. Dans les faits qui nous sont propres, nous avons observé plusieurs cas où la langue était volumineuse et portait, par suite de son développement exagéré et de son induration, l'empreinte de toutes les dents ; mais nous n'avons observé, dans aucun de ces cas, une suffisante gêne de la respiration pour faire craindre le moindrement une asphyxie. Ce qui est vrai, c'est donc que le cancer de la langue prend un développement moindre que celui de la plupart, sinon de tous les autres organes ; les lèvres, les joues et le nez se rapprochent, du reste, beaucoup de la langue sous ce rapport. Il y a aussi une autre raison qui fait que le cancer de la langue ne prend pas un développement énorme, et qu'il ne « s'étend pas de plus en plus, « comme le dit M. Lebert (*Mal. cancér.*, p. 429) ; c'est qu'il n'arrive jamais à un certain développement, sans que l'ulcération apparaisse, et que l'ulcération détruit une partie de la production morbide, à mesure qu'elle se développe, ce qui n'a pas lieu dans beaucoup d'autres organes où la production est bien supérieure à la destruction.

On ajoute une seconde remarque, qui concorde parfaitement avec la première, c'est que c'est à la langue probablement que le cancer affecte le plus souvent la forme atrophique, quoiqu'elle y soit encore assez rare ; c'est ce que l'ingénieux pro-

fesseur Gosselin dit dans ces termes, avec ce bonheur d'expressions qui lui est propre : « Le volume de la tumeur »
— de la langue — « est quelquefois considérable, dans d'autres cas il est diminué. » Les esprits difficiles demanderont
ce que peut bien être une tumeur dont le volume est diminué,
surtout quand ce volume n'a jamais été augmenté. Mais il ne
faut pas trop raisonner avec certains professeurs, M. Richet
nous en donne une preuve bien convaincante. Il nous faut
pourtant faire une remarque sur ce cancer atrophique, c'est
que, dans les cas que nous avons vus, et particulièrement chez
le malade de l'observation 25, un des plus remarquables sous
ce rapport, il y a toujours eu une suppuration ou une mortification, une sorte de délitescence ichoreuse qui a précédé
l'atrophie, c'est-à-dire, en définitive, une véritable destruction
partielle. Il en était de même chez le malheureux malade de
l'observation 2, qui offrait cette singulière particularité d'avoir
une forme atrophique d'un côté de la langue, et une forme
hypertrophique de l'autre ; mais sur la partie atrophique, plus
encore que sur l'autre, il y avait une ulcération, et l'ulcération
n'existe pas, sans détruire des tissus. Nous ne pourrions donc
pas affirmer, d'après nos propres faits, que le cancer atrophique existe indépendamment de toute perte de substance
extérieure ; ces cas paraissent cependant exister, mais il ne
nous a pas été donné de les observer. S'il s'en trouvait
des observations bien détaillées et bien concluantes, elles
sembleraient démontrer clairement que le tissu cancéreux
peut aussi bien être une transformation d'un tissu normal
qu'une production nouvelle, car il est difficile de comprendre
que l'arrivée d'un produit nouveau dans un organe en
diminue le volume, au moins d'emblée. Un des faits les plus
curieux, sous ce rapport, serait celui qui a été communiqué à la
Société de chirurgie par le docteur Morel Lavallée, et dont
M. Maisonneuve fait mention, p. 322 de sa *Clinique;* mais nous
n'avons pas pu lire l'observation originale, et ce qu'en dit

M. Maisonneuve est tout à fait insuffisant, pour donner la certitude qu'il s'agissait bien d'une atrophie exclusive. Il y a donc là, comme sur d'autres points, encore quelque chose à voir. Ce qui est bien vu, c'est que le cancer de la langue est parfois atrophique, au moins consécutivement, si ce n'est primitivement.

Extension. — M. Lebert a dit qu'à mesure que le cancer de la langue augmente de volume, il contracte des « adhérences » avec les parties environnantes. Nous supposons que ce qu'a voulu dire l'ingénieux micrographe vaut mieux que ce qu'il a dit ; nous n'avons jamais constaté et nous ne sachons pas qu'aucun chirurgien ait constaté des adhérences de la langue avec aucun autre organe ; dans plusieurs des cas que nous avons rapportés, ainsi que dans quelques-uns rapportés par d'autres observateurs, la langue a paru adhérente au plancher de la bouche ; mais cette adhérence n'était qu'apparente, et quand nous avons été assez heureux pour améliorer plus ou moins l'état des parties malades, ce qui a eu lieu très-souvent, nous avons pu constater que la langue était restée parfaitement isolée dans les points où elle l'est naturellement. La plupart de nos observations fournissent des preuves irrécusables de ce fait ; nous nous bornerons à citer, comme l'une des plus remarquables sous ce rapport, l'observation 37. Mais si « le mal ne contracte pas des adhérences, » il s'étend quelquefois aux parties environnantes, beaucoup moins souvent, cependant, qu'on ne serait disposé à le croire, d'après ce qu'écrivent les auteurs, et ce qu'écrit M. Lebert lui-même. Dans nos vingt-six cas graves, nous n'avons vu qu'un petit nombre de fois cette extension, et encore se bornait-elle presque toujours au sillon gengivo-lingual et aux piliers antérieurs du voile. Quelquefois, la propagation s'est faite au voile lui-même et aux amygdales, sur des points qui étaient en face de l'ulcération cancéreuse de la langue, et qui devaient se trouver fréquemment en contact avec elle ; il nous a paru que, dans ces cas, la propagation s'était opérée par une véritable

contagion, comme il arrive souvent des ulcérations syphilitiques de la marge de l'anus ou des grandes et petites lèvres :
en face d'un chancre, on voit assez souvent s'en développer un
autre, sur un point de la peau ou de la muqueuse en contact
avec lui. En dehors de ces cas de contagion, qui ne sont
pas, du reste, eux-mêmes très-nombreux, la propagation est
beaucoup moins fréquente que ne le donnent à entendre les
auteurs.

En revanche, la propagation aux *ganglions lymphatiques*
l'est bien davantage, et nous devons avouer que l'erreur des
chirurgiens, sous ce rapport, nous a étonné au dernier point.
« Les glandes lymphatiques du cou sont *quelquefois* affectées
dans le cancer de la langue, » dit M. Lebert (*Mal. cancér.*,
p. 431), et il cite comme une sorte de rareté « un cas qu'il a
vu dernièrement, et dans lequel existait une masse ganglionnaire plus volumineuse que le poing, » concurremment avec
un cancer de la langue ; comme une autre rareté, il cite un
engorgement analogue observé par M. Bennet ; il semblerait
que ces deux cas sont les seuls qui existent dans la science.

M. Maisonneuve partage, du reste, la même erreur, qui
se trouve, en quelque sorte, justifiée par les faits qu'il rapporte, et dans lesquels on voit seulement quatre cas, sur vingt-
trois, où les ganglions soient plus ou moins volumineux. Il
est vrai que dans la plupart des autres, on ne dit pas qu'ils
le soient ou qu'ils ne le soient pas ; mais comme l'engorgement ganglionnaire est presque toujours (1) considéré comme
une contre-indication à l'opération, on peut et l'on doit même
supposer que, lorsqu'on ne le mentionne pas, c'est qu'il
n'existait pas. Peut-être aussi cette contre-indication explique-
t-elle pourquoi l'engorgement ganglionnaire n'est pas plus

(1) Je dis presque toujours, car dans deux des quatre cas où cet engorgement
existait, une fois les ganglions formaient une tumeur volumineuse (cas de Lisfranc),
et une autre fois, ils étaient en outre en suppuration (cas de M. J. Cloquet), ce qui
n'a pas empêché les chirurgiens d'opérer.

fréquent dans les cas rassemblés par M. Maisonneuve, qui sont tous des cas d'opération.

Quoi qu'il en soit, ce n'est pas quelquefois, comme le dit M. Lebert, ou rarement, comme il le donne à entendre, que les ganglions se prennent dans le cancer de la langue, c'est souvent, et très-souvent, et, nous l'avons noté dans nos observations de cas graves, vingt et une fois sur vingt-six (1) ; et sur ces vingt-six cas, il y en a eu huit (obs. 2, 5, 7, 19, 27, 28, 31, 33) dans lesquels le volume des ganglions était considérable ou même *énorme* (épithète qui, pour nous, représente un volume supérieur au poing d'un adulte) ; quant à la marche respective de cet engorgement et de la maladie primitive, elle offre des particularités assez curieuses, dont nous parlerons dans la symptomatologie. Mais nous devons mentionner ici une circonstance qui est plus particulièrement anatomo-pathologique, c'est qu'il n'y a pas de similitude physique entre l'état de la langue et celui des ganglions : par exemple, chez les malades des observations 5 et 31, le cancer de la langue offrait tous les caractères du squirrhe ou du cancroïde squirrheux ; chez le dernier de ces deux malades, on pourrait même admettre un squirrhe atrophique (atrophique tel que nous l'avons admis, bien entendu) ; et chez tous les deux, les ganglions énormément développés, fongueux et quasi-diffluents, offraient les caractères en quelque sorte types, de l'encéphaloïde. L'observation 27 est peut-être plus remarquable encore sous ce rapport. Nouvelle raison de croire à l'unité de toutes les formes de cancer ; nouvelle est une manière de parler, car des faits analogues à ceux que je mentionne, quoique moins frappants peut-être, ont déjà été signalés, pour d'autres organes, par M. Velpeau, dans la discussion de 1854. On sait du reste depuis longtemps, et nous l'avons rappelé dans les premières pages de ce travail, qu'on

(1) Cet engorgement a même existé deux fois dans les treize cas légers, ou au moins peu graves, comparés aux autres.

peut trouver toutes les formes du cancer réunies dans une même tumeur, et ce qu'il y a de plus étonnant, c'est que M. Lebert signale le même fait qu'il a constaté micrographiquement, sans que cela lui ouvre les yeux sur l'identité fondamentale de toutes ces formes : « Le *plus souvent*, dit-il en parlant du cancer de la peau, nous avons trouvé des formes *intermédiaires* entre la forme squirrheuse et la forme encéphaloïde, et dans un dixième des cas, nous avons observé des tumeurs *mixtes*, cancéreuses et épidermiques (*Mal. canc.*, p. 603); le tout d'ailleurs « *s'explique aisément* » par la structure de la peau, comme s'explique aisément, par la structure de la langue, la fréquence de l'encéphaloïde dans cet organe, comme s'explique aisément, en un mot, tout ce que M. Lebert a observé; mais, de toutes les explications, celle qui paraît la plus naturelle, c'est-à-dire celle qui attribuerait ces intermédiations et ces mélanges à l'identité de leur cause, cette explication ne vient pas à M. Lebert ni aux micrographes.

En résumé, le cancer de la langue est un de ceux qui s'accompagnent le plus fréquemment d'engorgements ganglionnaires, et celui du sein est le seul qui me paraisse pouvoir lui être comparée sous ce rapport, si même il ne vient après. Que ce fait soit aisément ou malaisément explicable, ce qui est certain, c'est qu'il est, et ce qui est non moins certain, c'est qu'il est un indice de la gravité de toutes les formes du cancer lingual, car toutes s'accompagnent également d'engorgements ganglionnaires.

Mais si la propagation du cancer de la langue aux ganglions est fréquente, il faut reconnaître en revanche que la propagation à d'autres organes, — abstraction faite, bien entendu, de ceux qui sont en rapport de contiguïté ou de continuité avec la langue, — est des plus rares. Quoique nous n'ayons pas fait l'autopsie de ceux de nos malades qui ont succombé, l'examen minutieux auquel nous nous sommes livré de leur vivant, aussi bien que les renseignements qui nous sont parvenus après leur mort, quand ils ont succombé loin de nous, nous permettent de croire que, ni chez eux, ni chez ceux que nous avons été assez heureux pour ramener à la santé, aucune production cancéreuse ne s'est développée dans d'autres parties que celles que nous venons de mentionner, au moins aucune production ayant causé un trouble appréciable quelconque des fonctions, ayant donné lieu à des « symptômes *appréciables*, comme dirait mon savant et subtil confrère, M. Broca. J'ai déjà eu précédemment l'occasion de tirer les conséquences qui me paraissent découler de ce fait, je n'y reviendrai pas ici (voyez p. 117), et je me contenterai de conclure que c'est à bon droit, cette fois, que M. Lebert a donné comme une rareté le fait que lui a communiqué son confrère, le docteur Lœfflers, d'un cancer de la langue coexistant avec des tumeurs cancéreuses multiples dans le foie.

Mais où M. Lebert n'a pas eu raison, c'est quand il fait de cette absence de complications lointaines, de généralisation, comme on le dit, un caractère distinctif du cancroïde et du cancer, et où il n'a pas eu raison non plus, c'est quand il a adopté une théorie surannée pour expliquer comme quoi l'infection cancroïdale se borne aux ganglions. Nous ne voulons pas, ainsi que nous venons de le dire, répéter ici les considérations que nous avons développées ailleurs ; mais il nous faut faire une fois pour toutes justice de ces théories mécaniques qu'on est étonné de voir adopter par des savants qui, comme M. Lebert, se sont livrés à des études sérieuses de physiologie. Voyons donc cette théorie de l'infection ganglionnaire, telle que l'expose M. Lebert, et telle que l'ont adoptée les micrographes spécificistes en général :

« Nous avons observé trois fois une infection épidermique des ganglions lymphatiques, voisins du cancroïde : une fois, c'étaient les ganglions inguinaux dans un cancroïde de la verge, et deux fois des ganglions du cou dans le cancroïde de la lèvre inférieure. M. Bennet a, de plus, signalé une infection

épidermique des glandes lymphatiques à la suite d'un cancroïde de la langue. Les partisans de l'identité entre le
cancroïde et le cancer pourraient voir dans ce fait que nous
sommes le premier à signaler (1), une raison en faveur de leurs
doctrines. Un examen bien superficiel seul permet d'arriver
à cette conclusion. Qu'y a-t-il d'exceptionnel dans cette
propagation aux ganglions? ne les voyons-nous pas s'engorger
à la suite des affections de la peau les plus simples et les plus
bénignes? Nous savons, de plus, par les beaux travaux de
M. Ricord, que le virus syphilitique d'un chancre peut se
propager directement aux ganglions lymphatiques voisins de
l'aine et rendre le pus de ces bubons inoculable, tandis que
celui-ci ne l'est plus en aucune façon dans les glandes circon-
voisines lorsque l'inflammation s'en est emparée par simple
propagation. Nous observons quelque chose d'analogue dans
le cancroïde; car, à part les glandes lymphatiques, en rapport
anatomique direct avec le cancroïde, on ne trouve plus trace
d'infection ni dans les ganglions éloignés, ni dans les autres
parties du corps. On est tout naturellement porté à se demander de quelle façon l'épiderme arrive dans ces glandes, et
ici deux manières de l'expliquer se présentent : par absorption
du blastème épidermique qui, pris par les vaisseaux lymphatiques, est déposé dans les glandes, où, alors, des cellules
d'épiderme se forment, ou par transport direct de l'épiderme
par des lymphatiques érodés qui le charrient dans les glandes
voisines. Ce transport n'a rien qui répugne à l'esprit lorsqu'on
tient surtout compte du transport des matériaux solides d'un

(1) Notre savant confrère s'abuse un peu, ce nous semble ; il peut avoir signalé
le premier l'infection des ganglions, dans le *cancroïde*, parce qu'il a le premier
employé le mot de cancroïde ; mais quant à la chose, elle est signalée, je dirais
volontiers de toute éternité, car il n'est pas un chirurgien qui n'ait observé l'infection ganglionnaire dans le cancer de la verge, lequel comprenait le cancroïde,
pour tous les auteurs qui ont écrit avant M. Lebert, comme il le comprend encore
pour nous, et à peu près pour tout le monde.

point de l'économie à un autre, à travers les lymphatiques, constaté déjà par Oesterlen, et tout récemment catégoriquement démontré par M. Follin, qui, chez des individus dont les avant-bras étaient tatoués en rouge, a trouvé des molécules de vermillon dans les ganglions de l'aisselle, et du bleu de Prusse chez des individus tatoués en bleu. Nous trouvons une différence incontestable entre cette propagation du cancroïde aux ganglions voisins avec leur délimitation constante dans ces organes, et l'infection du vrai cancer qui, ayant lieu par toutes les voies circulatoires, ne reconnaît, par cela même, point de limites, et se propage ainsi aux points les plus éloignés de l'économie tout entière. Loin donc de voir dans l'affection ganglionnaire, et surtout dans le mode particulier de ces ganglions dans le cancroïde, une raison d'identité, nous y voyons au contraire une preuve de différence. »

« Un des points les plus importants pour l'appréciation de la nature du cancroïde, c'est le mode de participation de l'économie tout entière à la maladie locale. Nous pouvons dire d'une manière nette et positive que jamais nous n'avons observé de cancroïdes secondaires en dehors de la zone de propagation directe du mal local primitif. Nous avons bien vu les malades succomber à la suite des atteintes profondes de l'économie qu'avaient occasionnées de vastes ulcères cancroïdes, ces foyers d'infection putride. Nous avons même vu cette terminaison fatale être accélérée, dans l'ulcère cancroïde étendu de la lèvre inférieure, par la déperdition continuelle de salive, et par les troubles apportés à la nutrition. Mais en analysant dix-huit autopsies, nous trouvons, *dans toutes*, l'absence totale de dépôts secondaires, semblables au mal primitif, que nous avons si fréquemment observés, au contraire, dans le véritable cancer, dans lequel cette infection générale varie entre un tiers et les deux tiers des cas, selon les divers organes. Sur nos dix-huit observations, il n'y en a que douze où la maladie est arrivée à sa terminaison naturelle, les six autres ayant succombé à la suite des opérations. Mais l'absence de généralisation dans les uns comme dans les autres n'en est pas moins un fait de la plus haute valeur pathologique. » (LEBERT, *Malad. cancér.*, p. 620.)

Laissons de côté la question de généralisation suffisamment débattue dans les pages précédentes, et venons aux explications. Il y a bon nombre de pathologistes, — et ce ne sont pas ordinairement les moins forts, — qui se donnent infiniment de peine pour trouver une explication à certains faits pathologiques, et qui n'en trouvent pas. M. Lebert est plus heureux : sans chercher beaucoup, il en trouve deux, également bonnes, ce qui est pour le moins une de trop. Laissons de côté celle par les blastèmes, — qui serait pourtant assez curieuse à discuter, — puisque M. Lebert la laisse au second plan, et attachons-nous seulement à l'explication mécanique du transport direct de la substance cancroïdale dans les plus prochains ganglions, et seulement dans ces plus prochains, jamais dans les autres. Pour considérer ce transport comme absolument certain, — à moins pourtant que le transport des *blastèmes* ne soit plus certain encore, — M. Lebert a deux motifs : le premier, c'est que Oesterlen, d'abord, et M. Follin ensuite, ont constaté le transport, dans les plus prochains ganglions, de matériaux solides, tels que le vermillon et le bleu de Prusse. A ce premier motif, on pourrait objecter que le vermillon et le bleu de Prusse ne sont pas précisément des cellules épithéliales, et qu'ils sont encore moins la cause en vertu de laquelle lesdites cellules se déposent ou plutôt se forment, une première fois, dans la langue ou ailleurs ; il est évident, en effet, que lorsque les premiers éléments du cancer ou même du cancroïde se développent, ils ne sont transportés de nulle part, à moins qu'ils ne le soient de la peau ou des muqueuses saines, et, alors, on ne voit pas pourquoi tous les organes et tous les tissus ne sont pas infectés d'épiderme ou d'épithélium, et réciproquement, c'est-à-dire qu'on ne voit pas pourquoi le corps humain ou non humain, n'est pas une masse polypeuse, homogène, composée de tous les éléments organiques, disposés pêle-mêle, formant une sorte de chaos, au lieu d'être un admirable assemblage d'organes et de tissus divers, tous composés d'oxygène, d'hydrogène, d'azote et de carbone, pour négliger les éléments moins importants ; tous vivant des mêmes aliments, se nourrissant du même sang et, cependant, aussi différents les uns des autres, organiquement, que le sont chimiquement le soufre et le platine, le carbone et le diamant.

MM. Lebert, Oesterlen et Follin n'avaient probablement pas songé à cela ! J'ai dit ailleurs, et je suis bien loin de m'en dédire, que l'analogie est un des plus précieux instruments de l'esprit, pour arriver à des vérités nouvelles ; mais je n'ai pas ajouté, et j'ai eu tort, puisque je vois que cela était utile, je n'ai pas ajouté que c'est un instrument qui demande à être manié avec délicatesse, et qui se brise facilement entre des mains pesantes ou inhabiles. Or, induire, rigoureusement, de ce que produit dans l'organisme une substance étrangère inorganique, à ce que doit produire une substance organique, probablement même vivante, se formant, ou tout au moins se développant au sein de nos tissus, c'est vraiment avoir la main un peu trop lourde ; ce n'est pas ainsi que l'analogie demande à être maniée, pour conduire à des inductions justes ; il faut la manier plus délicatement encore que le microscope, et les micrographes trouvent pourtant, non sans raison, que le microscope est déjà très-difficile à manier. Si MM. Lebert, Oesterlen et Follin n'avaient pas songé à tout cela, il est sans doute bien inutile d'ajouter que M. Ricord y avait songé moins encore, et, à vrai dire, on ne s'explique guère le motif qui a pu porter M. Lebert à s'appuyer sur cette autorité, aujourd'hui bien déchue.

Nous pourrions d'abord faire remarquer à M. Lebert que les travaux de M. Ricord, quoiqu'offrant un certain intérêt, n'ont jamais été considérés, à aucune époque, comme étant de ceux que l'on peut classer parmi les « *beaux travaux;* » mais au point où nous en sommes arrivés maintenant, la faiblesse de ces travaux et les erreurs de M. Ricord sont trop universellement reconnues, pour que nous ayons à nous y appesantir. Cela est en dehors de notre sujet, comme c'était en dehors du sujet de M. Lebert, qui a invoqué assez inopportunément l'autorité de M. Ricord, là où elle n'avait que faire. Il est bien vrai que le spirituel syphiliographe a cru que le virus syphilitique était absorbable, d'abord, *seulement par un vaisseau lymphatique allant de la plaie chancreuse au premier ganglion,* et n'allant jamais plus loin; que ce virus était soumis exclusivement à l'absorption lymphatique et nullement à l'absorption veineuse; mais c'est là une déplorable physiologie, démontrée fausse, aussi bien par les principes généraux de la science que par les observations particulières des faits syphilitiques; les travaux de M. de Castelnau ont fait, depuis bientôt trente ans, justice des théories antiphysiologiques de M. Ricord; elles sont aujourd'hui condamnées par l'universalité des médecins qui ont quelques notions de physiologie, et notamment par tous les spécialistes, voire même par les spécialistes élèves de M. Ricord; il nous suffira de citer Vidal (de Cassis), Cullerier, Bassereau, Langlebert, etc., etc. Et pourquoi, d'ailleurs, supposer à moitié ce transport mécanique que personne n'a jamais vu? Si le transport a lieu au début, il doit avoir lieu pendant tout le cours de la maladie. Les micrographes mécaniciens prétendraient-ils que toutes ces masses ganglionnaires, à les supposer épithéliales, ce qui évidemment n'est pas, dans bon nombre de cas, soient entièrement formées par des substances transportées par un vaisseau lymphatique? Ce serait monstrueux; mais il faut pourtant aller jusque-là, pour soutenir la doctrine du transport direct; car du moment qu'il se produit une partie de la substance morbide dans le ganglion, on ne voit pas pourquoi elle ne

s'y produirait pas tout entière, et quel besoin il y aurait, pour
en expliquer la production, de recourir à une hypothèse que
rien ne justifie. C'était donc une bien malheureuse inspiration
que d'appliquer ces théories au *cancer* et au *cancroïde*, où elles
ne sont pas meilleures que dans la syphilis. Le cancroïde, à
le supposer aussi distinct du cancer que le pense M. Lebert,
n'est pas, — parce qu'il ne peut pas être, — moins absorbable
que lui par « *toutes les voies circulatoires,* » et, si M. Lebert
n'avait d'autres caractères distinctifs entre ces deux productions que cette prétendue différence d'*absorbabilité*, il peut
être absolument certain qu'il ne pourrait exister de maladies plus identiques. Où M. Lebert, d'ailleurs, veut-il en
venir, en faisant remarquer que les ganglions peuvent s'engorger dans les maladies de la peau *les plus simples et les plus
bénignes?* Veut-il prétendre que le cancroïde soit une maladie
des plus simples, telle, par exemple, que l'inflammation qui
se développe autour d'une épine enfoncée dans les chairs?
Évidemment, non, puisqu'il dit, en toutes lettres, le contraire,
et que le contraire n'en serait pas moins incontestable, s'il
ne le disait pas. A quoi donc aboutissent sa comparaison et
surtout son évocation intempestive des travaux de M. Ricord?
Sunt verba et voces..... Puisque M. Lebert avait du temps à
perdre, et qu'il a tant de facilité à trouver des explications,
en voici quelques-unes qu'il aurait bien fait de chercher, et
qui auraient plus éclairé, s'il les avaient trouvées, la question
de l'infection ganglionnaire, que les théories antiphysiologiques et surannées de M. Ricord.

Si l'infection ganglionnaire n'est pas aussi rare, dans le
cancer de la langue, que le suppose M. Lebert, elle pourrait
l'être, et elle l'est, dans le cancer de certains organes, tel
que celui de l'utérus, où M. Lebert la signale dans un sixième
des cas, ce qui est, à notre sens, une proportion encore trop
forte ; tandis qu'elle est très-fréquente dans d'autres cancers,

tels que celui du sein, où M. Lebert la note dans près de la moitié des cas ?

Pourquoi cette différence ? Est-ce qu'il n'y a pas des vaisseaux lymphatiques dans l'utérus ? y en a-t-il davantage dans la langue ? y en a-t-il plus même que dans le sein, puisqu'au lieu de 9 infections ganglionnaires sur 23 cas, nous en avons constaté 21 sur 26 ?

Voilà une explication qui serait d'une haute importance, et qu'il est étonnant que M. Lebert n'ait pas trouvée ou donnée.

En voici une autre qui ne le serait pas moins.

L'engorgement des ganglions n'apparaît qu'à une certaine période du cancer ; pourquoi cela ? est-ce parce que le cancer est bénin jusqu'à une certaine période ? Non, puisque M. Lebert, et il a bien raison, n'admet pas la théorie de la dégénéres-'cence. Il est vrai qu'en revanche, il croit à la théorie de l'infection, et cette théorie explique tout, pour les mécanistes ou mécaniciens : les ganglions restent intacts aussi longtemps que l'économie tout entière ne s'infecte pas ; ils se prennent dès qu'elle s'infecte. Mais les mécanistes s'abusent ; cette explication n'est pas complète : si l'engorgement des ganglions est le signe de l'infection, comment peut-il se manifester dans le cancroïde où il n'y a pas d'infection ? Faut-il donc admettre que le virus cancéreux, — car M. Lebert admet un virus, en toutes lettres, — que le virus cancéreux, qu'il compare cependant au virus syphilitique, a l'étonnante propriété d'être réfractaire à l'absorption lymphatique, et absorbable seulement par les voies de la grande circulation ? Ce serait curieux, extraordinaire, phénoménal, mais non pas suffisant encore pour tout expliquer ; car les cancers de la langue, qu'ils soient encéphaloïdes, squirrheux ou épithéliaux, produisent également des engorgements ganglionnaires et également aussi, c'est-à-dire aucunement ou à peu près, d'autres engorgements. Voilà donc une hypothèse des plus improbables, celle de l'infection, des théories physiologiques impossibles, imaginées pour donner des explications qui n'expliquent pas ce simple fait : pourquoi le cancer de la langue, à cellule *hétéromorphe*, ne produit-il pas plus de cancers secondaires que le cancroïde à cellules homœomorphes? et pourquoi produit-il autant de cancers ganglionnaires?

Voilà l'explication que les micrographes spécificistes auraient dû chercher et trouver, au lieu d'inventer des théories physiologiques fabuleuses et des infections chimériques.

Jusqu'à ce que cette explication et bien d'autres aient été trouvées, tout ce que nous pouvons dire, c'est que les cancers ganglionnaires sont très-fréquents, dans le cancer de la langue, plus fréquents peut-être que dans le cancer d'aucun autre organe; tandis que les cancers secondaires des autres parties y sont, au contraire, très-rares, plus rares peut-être, que dans le cancer d'aucun autre organe ; et que, pour le moment, cela est parce que cela est.

VIII

SYMPTOMATOLOGIE

En décrivant les diverses lésions qui constituent l'anatomie pathologique du cancer de la langue, nous avons nécessairement décrit une partie de sa symptomatologie ; il s'agit donc maintenant de la compléter.

Les difficultés qu'on rencontre à constater les premiers indices anatomiques de la maladie existent nécessairement, quand il s'agit de constater les premiers troubles fonctionnels. Avec M. Lebert et moins que lui encore, nous sommes, cependant, loin de partager l'opinion du grave Boyer, — quoiqu'elle semble être aussi celle de M. Maisonneuve, — qui dit que le cancer de la langue peut rester pendant des années à l'état latent. Quoi qu'il en soit, les premiers phénomènes que les malades accusent ne sont pas toujours les mêmes : ce sont, tantôt des modifications de la sensibilité, tantôt des modifications physiques de la langue, tantôt une réunion des unes et des autres.

Modifications locales de la sensibilité. — *Démangeaison; — exagération de la sensibilité; — picotements; — sentiment de brûlure; — élancements; — otalgie.*

Le degré le plus léger d'altération qu'éprouve la langue serait une simple démangeaison, signalée par M. Lebert; mais nous ignorons si le savant observateur mentionne ce symptôme pour l'avoir observé lui-même, ou par réminiscence de ce qu'il a lu ou entendu dire; pour notre compte, nous ne l'avons jamais constaté, et il ne nous a jamais été signalé par aucun malade.

La modification la plus légère de la sensibilité que nous ayons constatée est une exagération au contact des corps étrangers, et parfois de certains de ces corps. Chez le malade de l'observation 38, cet excès de sensibilité se dévoilait, quand il mangeait du fromage. C'est, du reste, là un phénomène qu'on observe chez des personnes qui jouissent d'une excellente santé : les noix, les noisettes, même les épinards et plusieurs autres substances, n'ont pas seulement la propriété de produire des aphtes, quelque temps ou presqu'immédiatement après qu'on les a mastiquées; il arrive parfois que, pendant la mastication même, certaines personnes éprouvent une sensation désagréable, qui peut aller jusqu'à une véritable douleur. Je ne pense pas que le renouvellement de cette douleur puisse entraîner par elle-même des conséquences graves; cependant, j'ai vu assez souvent le cancer être attribué à des irritations physico-chimiques, et je conseillerai toujours, pour des motifs que j'exposerai en parlant de l'étiologie, aux personnes sujettes à cet excès de sensibilité, de s'abstenir des substances qui les impressionnent péniblement. S'il n'y a pas, ici, danger réel à braver les avertissements de la nature, il me paraît plus certain encore qu'il n'y a pas d'inconvénients à en tenir compte.

Certains malades n'ont pas éprouvé, au début, une exagération de sensibilité, mais seulement une certaine *gêne*, un *embarras* de la langue, dont ils s'apercevaient dans les mouvements de la parole, de la mastication ou de la déglutition ; à cet embarras, à cette gêne, s'ajoutait, dans certains cas, un sentiment de *lourdeur* de l'organe.

Il est probable que si le médecin avait pu, à cette époque, observer l'état des parties, il aurait déjà constaté, soit quelque induration légère, soit une augmentation du volume de l'organe ; mais ces modifications anatomiques, si elles ont existé, n'ont pas été, en tous cas, assez prononcées pour appeler l'attention des malades.

Douleur.—M. Lebert pense que les douleurs manquent « presque toujours au début et quelquefois pendant tout le cours de la maladie, et que lorsqu'elles surviennent plus tard, elles ne se montrent qu'après que la tumeur a déjà pris un certain accroissement et surtout lorsque la période de l'ulcération s'est établie. » (*Mal. cancér.*, p. 431.) Nos observations personnelles ne nous permettent pas de partager entièrement cette manière de voir. A supposer même qu'on ne comprenne pas dans la *douleur* les picotements qui ont marqué le début d'un certain nombre d'affections, il est au moins cinq de nos malades chez lesquels une douleur véritable a ouvert la scène des désordres pathologiques, et des désordres les plus graves (obs. 13, 20, 31, 33, 36). Dans l'un de ces cas, la douleur s'est même fait sentir d'une manière très-vive dès le début, dans l'oreille, où elle se fait du reste sentir assez souvent, plus tard, de la façon la plus pénible. Dans plusieurs cas où la douleur n'a pas été le phénomène initial, elle s'est souvent développée, très-promptement après l'apparition des autres lésions.

Les mêmes particularités se trouvent constatées dans les observations rassemblées par M. Maisonneuve : sur vingt-trois

malades, il en est huit seulement chez lesquels les débuts de
la maladie ont été mentionnés, et sur ces huit, il s'en trouve
trois (obs. 7, 8 et 9) chez lesquels la douleur est notée comme
le phénomène initial, et un autre chez lequel la douleur a
suivi promptement un simple embarras de la langue.

Cette douleur, du reste, est rarement aussi vive dès le début
qu'elle l'a été chez notre malade de l'observation 36; elle se
développe seulement au fur et à mesure des progrès de la
maladie; mais elle arrive souvent à un degré d'acuité prononcé, beaucoup plus promptement que ne le dit M. Lebert;
cette acuité elle-même est aussi bien plus fréquente que ne
le croit notre savant confrère. Dans les vingt-trois cas rassemblés par M. Maisonneuve, neuf fois seulement les douleurs
ont été notées, et sur ces neuf fois, elles ont été cinq fois
vives ou très-vives (obs. 6, 7, 8, 11, 12); sur nos vingt-six
cas graves, les douleurs ont été, dans vingt cas, très-vives et
parfois atroces, au point de porter les malades au suicide;
et, dans deux cas, elles ont été incessantes, quoique M. Lebert
dise qu'elles ne sont jamais continues.

Le phénomène de la douleur, dans le cancer de la langue,
n'a pas, du reste, appelé l'attention des pathologistes autant
qu'il le mérite, à beaucoup près; il a, à nos yeux, une importance capitale, et doit appeler toute l'attention des praticiens.
Sur les vingt de nos malades où la douleur a été très-vive,
quatorze ont succombé, quatre ont été guéris, un est en voie
de guérison, et un, quoique très-amélioré, est encore dans
une situation qui doit inspirer de vives inquiétudes. Il est vrai
que, parmi les quatorze malades qui ont succombé, plusieurs,
ainsi que nous le dirons ultérieurement, ont abandonné très-
prématurément le traitement, entre autres celui de l'observation 24, dont nous apprenons la mort, par hasard, au
moment même où nous écrivons ces lignes; mais, enfin, leur
état était assez grave pour que nous n'eussions pas osé
promettre une guérison, lors même qu'ils auraient suivi notre

traitement avec une parfaite régularité. Nous appelons donc une fois encore l'attention des praticiens sur le symptôme douleur, et nous le leur signalons comme d'une extrême gravité, quand il se présente à un haut degré d'acuité.

La douleur reste ordinairement bornée à la langue ; mais elle s'irradie assez souvent, et parfois avec intensité vers l'oreille du côté malade ou du côté le plus malade ; parfois, outre la douleur de la langue, il y a une céphalalgie plus ou moins forte, quelquefois atroce et continue, comme chez le malade de l'observation 2, et aussi, quoique pas tout à fait au même degré, chez celui de l'observation 31. Rarement la douleur est notable dans les ganglions envahis. Le caractère lancinant est assez fréquent, mais ne paraît avoir aucune gravité particulière ; plusieurs malades qui ont guéri l'ont présenté à un degré très-caractérisé ; c'est donc plutôt l'acuité et la permanence des douleurs que leur caractère spécial qui en font la gravité. Ceux qui attachent une grande valeur diagnostique au caractère lancinant, trouveront, dans son existence chez des malades atteints de cancroïde, une raison de plus de croire à l'identité de cette forme et de la forme encéphaloïde ; pour nous, qui n'attachons qu'une importance très-secondaire au caractère lancinant, nous n'en tirerons pas de grandes conséquences en faveur de l'unité des diverses formes cancéreuses ; cependant, nous ne devons point passer ce caractère sous silence, parce que, s'il n'a pas la valeur que quelques-uns lui ont donnée, il serait exagéré aussi de ne lui reconnaître aucune valeur.

Modifications locales physiques. — La plupart de ces modifications ayant été décrites, dans le paragraphe consacré à l'anatomie pathologique, nous n'aurons guère qu'à les rappeler ici, et à signaler quelques particularités qui appartiennent plus spécialement à la symptomatologie.

Au nombre des modifications anatomiques qui ont marqué le début de la maladie, chez quelques-uns de nos malades, et

quelquefois les recrudescences qui interrompent presque toujours, pendant plus ou moins longtemps, la marche vers la
guérison, nous avons signalé un enduit blanchâtre de la
langue, qui n'est pas sans analogie avec un très-léger muguet,
mais qui a surtout une ressemblance frappante avec *le blanc*
des feuilles de rosier. Nous insistons ici sur cette modification
initiale, parce qu'il nous semble qu'à son aspect, l'idée du
parasitisme s'impose à tout esprit sensible aux analogies,
et je dis à dessein sensible aux analogies, parce qu'on sait
très-bien que, si certains esprits sont très-aptes à saisir les
ressemblances, d'autres sont surtout frappés des différences,
et que le plus difficile, en cela comme en toutes choses, est
d'apprécier chaque fait, chaque signe, chaque caractère, dans
sa juste mesure, de lui accorder sa juste valeur. Comme c'est
là le propre des esprits complets, nous sommes loin de nous
flatter d'avoir eu ce mérite, même dans l'étroite sphère que
comprend l'étude du cancer; mais nous avons regardé avec
une telle attention ce qui est passé sous nos yeux, que ce n'est
pas sans une certaine confiance, que nous livrons nos observations au contrôle de tous les cliniciens.

Quelques observateurs ont nié, ou tout au moins méconnu,
le *développement papillaire*, comme symptôme initial du cancer
de la langue; il n'y a à cela rien de bien extraordinaire; ce
caractère, ne se voit guère qu'à une période très-peu avancée
de la maladie, période à laquelle, d'un côté, le médecin est
assez rarement consulté, et à laquelle, d'un autre côté, il est à
peu près impossible, dans l'état actuel de la science, de porter
un diagnostic assuré; nous osons néanmoins insister sur ce
caractère dont nous avons vu un remarquable exemple, sur le
malade de l'observation 39. Nous avons la conviction que
lorsque l'attention des médecins et du public lui-même aura
été appelée sur l'importance des moindres altérations de la
langue, comme de beaucoup d'autres organes, ils s'en préoccu-
peront davantage; qu'un plus grand nombre de maladies à

leur début seront soumises à l'examen des médecins, et que le diagnostic fera des progrès dont il est impossible de prévoir les limites. C'est alors, seulement, qu'on saura l'importance que peut avoir le développement papillaire, dans la maladie qui fait l'objet de ce travail; mais, en attendant, nous croyons devoir attacher une valeur sérieuse à cette modification, surtout quand elle est persistante, et qu'elle est accompagnée de quelques-uns ou de plusieurs des autres phénomènes que nous avons mentionnés. Lorsque la maladie a fait des progrès, le simple développement des papilles disparaît dans des désordres plus graves; raison de plus pour l'étudier attentivement, quand il se présente à notre observation.

Cette sorte de glaçage qui donne à la langue l'aspect d'une surface polie, quoiqu'on le rencontre dans d'autres cas que les affections organiques de la langue, nous paraît cependant mériter une certaine attention, et doit marquer assez souvent le début de la maladie. Nous ne l'avons pas, il est vrai, fréquemment observé à ce début; mais nous l'avons constaté très-souvent dans des tentatives de récidive que nous avons à peu près toujours observées, chez les malades que nous avons fini par conduire à la guérison. Ce glaçage, comme le développement papillaire, disparaît du reste assez promptement ou plutôt se transforme en des lésions plus graves.

Le fendillement de la muqueuse linguale est encore un symptôme du début; seulement ce fendillement persiste souvent; il devient crevasse, et la crevasse se transforme en ces scissures profondes, quoique à peine visibles, qui divisent la langue en une foule d'îlots, fixés seulement par un pédicule au centre de l'organe.

Nous n'avons qu'une remarque à ajouter à ce que nous avons dit précédemment sur l'induration. Suivant certains chirurgiens, les indurations encéphaloïdes seraient souvent « constituées par des noyaux arrondis, isolés par une membrane ou kyste dont l'épaisseur a quelquefois près d'un millimètre

(Nélaton); » dans les faits réunis par M. Maisonneuve, on en trouve un, et qui est emprunté, par parenthèse, à la clinique de Dupuytren, dans lequel une tumeur « *carcinomateuse* » de la langue, du volume d'un petit œuf de poule, parfaitement énucléable était renfermée dans un kyste dont les parois avaient *six millimètres* d'épaisseur. Nous n'avons jamais rencontré des tumeurs de ce volume, ainsi isolées au centre de l'organe, et sans nier précisément ni le fait de Dupuytren ni ceux auxquels d'autres chirurgiens font allusion, nous croyons qu'ils doivent être tenus en suspicion, jusqu'à nouvelles informations, en tant qu'appartenant aux affections cancéreuses.

Sur l'état des ganglions, nous n'avons rien à ajouter à ce qu'on trouve dans l'anatomie pathologique, si ce n'est quelques particularités qui trouveront mieux leur place, quand nous étudierons la marche de la maladie. Nous allons donc, maintenant, après avoir parlé des modifications anatomiques, revenir à certaines modifications physiologiques.

Salivation, sécrétions morbides. — Tous les auteurs ont insisté sur la fétidité des sécrétions fournies par les ulcères cancéreux de la langue, et l'on a vu que, dans un des faits réunis par M. Maisonneuve, celui qui appartient à M. J. Cloquet, l'éminent professeur a attribué la mort du malade à l'asphyxie lente et à un véritable empoisonnement. Je n'oserais pas affirmer qu'il n'y ait pas quelque exagération dans cette explication d'une mort qui a suivi, à la distance de trois jours et demi, une opération grave ; nous croyons que l'opération y a eu sa bonne part, et qu'elle est venue mettre le comble à un état grave, à un véritable empoisonnement peut-être, mais à un empoisonnement qui s'opérait lentement, et qui seul n'aurait pas entraîné une mort aussi prompte. Mais il résulte toujours de ce fait l'importance extrême que peut avoir, chez certains malades, la fétidité des sécrétions buccales ; à notre avis, cette importance est même plus grande que ne l'ont dit tous les observateurs ; elle ne provient pas seulement de la fétidité des sécrétions anormales, elle provient encore de l'abondance et du caractère de la salive qu'on n'a pas assez signalés. Cette abondance était telle, chez le malade de l'observation 19, que la salive coulait jour et nuit, même pendant le sommeil, et qu'on était obligé de couvrir le lit d'une toile imperméable, pour qu'il ne fût pas inondé ; le malade, pour ne pas être inondé lui-même, était obligé de poser sa tête dans une situation telle. que la salive, en tombant sur la toile imperméable, s'écoulât hors du lit, dans un vase disposé à cet effet. Mais ce n'est pas seulement par sa quantité que la salivation est remarquable et nuisible ; elle acquiert quelquefois une telle viscosité, qu'il est absolument impossible aux malades de s'en débarrasser par l'expuition, et qu'ils le peuvent à peine, à l'aide de pinceaux, même des doigts ou de tout autre corps étranger ; quand la viscosité coïncide avec une grande abondance, comme cela avait lieu chez notre malade de l'observation 31, le malheureux patient est assez occupé à se débarrasser de cette sécrétion pénible, qui menace de le suffoquer, dès qu'il se sent disposé, d'ailleurs, à prendre un peu de repos. Les menaces de suffocation viennent bien plus de cette salivation visqueuse et abondante que du volume de la langue. On comprend à quel point une telle sécrétion épuise, de toutes les façons, un organisme qui a déjà tant de peine à s'alimenter et à se reposer.

Mais ce qu'il y a d'étrange, c'est qu'au lieu de cette exagération, on peut observer, parfois, une absence à peu près complète de sécrétion salivaire, circonstance moins nuisible, mais guère moins pénible que la circonstance opposée. Cette absence de sécrétion est néanmoins beaucoup plus rare que la salivation ; elle s'est présentée à un degré très-prononcé chez notre malade de l'observation 37 ; mais elle n'a persisté qu'un certain temps, et a fait place, chose assez inattendue, à une véritable salivation, qui n'a pourtant pas atteint les limites où elle est arrivée chez plusieurs autres malades.

Hémorrhagies. — Si l'on a accordé trop peu d'importance aux sécrétions buccales et surtout à la salivation, on en a, suivant nous, accordé plus qu'il ne convient aux hémorrhagies, M. Lebert dit, cependant, qu'elles sont peu considérables, « lorsque ce sont les vaisseaux de l'ulcère même qui fournissent le sang; mais bien plus copieuses, lorsque quelque artère volumineuse a été érodée par l'ulcère. » Et comme il n'y a guère dans la langue d'artères un peu volumineuses à éroder, que cette érosion est d'ailleurs à peu près sans exemple, il s'ensuit que les hémorrhagies copieuses doivent être infiniment rares. Il n'en serait pas ainsi, à en croire M. Maisonneuve et même M. Nélaton : « Quand les hémorrhagies répétées n'ont pas amené la mort *de très-bonne heure*, dit ce dernier, la dégénérescence gagne les parties voisines, le pharynx, le larynx même, et détermine la suffocation. » *(Pathol. chir.*, t. II, p. 51.) Nous savons déjà à quoi nous en tenir, sur la suffocation. Quant à l'hémorrhagie, il résulterait de la manière de s'exprimer du savant professeur que les cas où les hémorrhagies répétées n'amènent pas la mort prématurée sont des cas exceptionnels ; or, les faits que nous avons observés, de même que ceux qui ont été observés par d'autres, prouvent que ce sont les cas contraires qui sont exceptionnels et très-exceptionnels. Dans les vingt-trois cas consignés dans la clinique de M. Maisonneuve, il n'y en a qu'un où il soit fait mention d'hémorrhagies abondantes ; et dans ceux qui nous sont propres, nous en trouvons sept exemples sur nos vingt-six cas graves ; mais il faut ajouter que, dans aucun de ces sept cas, les hémorrhagies n'ont été ni très-fréquentes ni très-abondantes, et qu'elles n'ont concouru que faiblement à amener le terme fatal. C'est chez le malheureux Michel (obs. 15) qu'elles se sont renouvelées le plus fréquemment, et encore ne survenaient-elles que pendant la mastication, jamais spontanément. Loin que les hémorrhagies soient fréquentes et abondantes, on peut s'étonner qu'elles le soient si peu, quand on voit de vastes ulcères dont la surface

est sans cesse irritée par le contact des aliments et par des
mouvements incessants, lorsque la langue n'est pas immobilisée par l'induration. Il est donc fort à craindre que la théorie
n'ait dicté à quelques chirurgiens ce qu'ils auraient dû copier
sur la pratique; on est parti de cette erreur, que l'encéphaloïde est la forme habituelle du cancer de la langue, et comme
les hémorrhagies sont fréquentes dans l'ancéphaloïde, on se
sera dit qu'elles doivent être fréquentes à la langue. Les esprits les plus positifs n'échappent pas toujours à l'influence
des préjugés.

Quelque rares qu'elles soient, les hémorrhagies ne sont
pourtant pas tout à fait à dédaigner, ni même ces petits saignements, qui ne méritent pas le nom d'hémorrhagies, qui
se produisent assez souvent, quand les malades mangent, et
qui, malgré leur faible abondance, n'en contribuent pas moins
à épuiser l'organisme, dans une certaine mesure; on comprend
que, dans des cas où l'alimentation est si difficile, et où se
trouvent réunies tant de causes d'affaiblissement, il n'en faut
négliger aucune, et que ce qui serait indifférent ailleurs, ait
ici sa gravité.

Il est naturel qu'avec des désordres comme ceux que
nous venons de décrire, la mastication soit difficile, parfois
absolument impossible, et que la déglutition elle-même ne
s'accomplisse souvent qu'avec beaucoup de difficultés; ce sont
là des conséquences trop nécessaires des altérations anatomiques, pour que nous ayons à y insister. Chacun peut les
deviner sans peine, et en trouvera des exemples variés, dans les
observations consignées à la fin de ce travail. Il y a toutefois
un fait assez curieux, c'est qu'au milieu des désordres terribles
dont la langue est le siége, la gustation se conserve ordinairement à peu près intacte. Nous savons bien que le sens du
goût n'est pas exclusivement localisé dans la langue, mais il y
est localisé en assez grande partie, pour que l'on dût prévoir,
à *priori*, au moins sa grande altération, sinon son abolition

complète. Il n'en est rien, et il est évident que les nerfs de la langue la plus cancéreuse continuent à fonctionner jusqu'aux derniers moments de la vie, ou peu s'en faut.

Un symptôme qui n'est pas une conséquence aussi nécessaire des lésions buccales, c'est une *toux* sèche ou avec expectoration, accompagnée d'une altération de la voix, que M. Lebert signale comme une suite ordinaire du cancer de la langue. (*Malad. cancér.*, p. 432.) Comme un pareil symptôme n'est pas un phénomène qui paraisse, *à priori*, très-naturel, et dont la théorie puisse, par conséquent, suggérer l'idée, il est probable que M. Lebert l'a bien réellement observé, puisqu'il en parle ; quant à nous, nous ne l'avons observé chez aucun de nos malades, et tout nous porte à croire qu'il en est de même de tous ou presque tous les autres observateurs.

TROUBLES FONCTIONNELS GÉNÉRAUX. — *Insomnie.* — Tant que les lésions de la langue ne sont pas très-considérables, le sommeil des malades est peu ou point troublé ; ces lésions peuvent même être portées très-loin, sans qu'il existe une insomnie notable, surtout quand aux altérations anatomiques ne s'ajoute pas une salivation abondante ou des douleurs trop fréquentes. Mais il arrive pourtant quelquefois que, sans salivation exagérée, sans douleurs vives, les malades ne peuvent dormir ; rien ne les en empêche, mais ils n'en sentent pas le besoin. Cette insomnie, sans raison apparente, doit appeler toute l'attention du praticien, car nous ne l'avons observée que dans quelques cas très-graves, et dans lesquels une issue fatale que rien ne faisait prévoir comme aussi prochaine, est venue surprendre le médecin aussi bien que les personnes qui entouraient le malade. Tel est le cas, notamment, du malade de l'observation 19, et peut-être celui de l'observation 24, dont la mort inattendue nous a causé tant d'étonnement.

Appétit, nutrition, teinte jaune de la peau, cachexie. — Aussi longtemps que les fonctions de la mastication et de la déglutition ont pu s'exécuter à peu près normalement, l'appétit s'est

conservé chez nos malades, et la nutrition n'a pas éprouvé
de troubles sensibles; mais il est facile de comprendre qu'un
tel état ne saurait se maintenir, quand la mastication est très-
difficile, partant, imparfaite, à plus forte raison quand elle est
à peu près impossible, et que les malades sont obligés de se
nourrir d'aliments liquides, qui ne sauraient remplacer complétement une alimentation normale, et qui, eux-mêmes, du
reste, ne peuvent souvent être pris en quantité suffisante, pour
réparer les pertes de la décomposition physiologique. Cependant,
dans ces cas même, l'appétit persiste le plus souvent, et les
malades sont obligés d'ajouter à leurs autres souffrances l'impossibilité de le satisfaire. Dans tout cancer de la langue, parvenu à un certain degré, il y a donc insuffisance d'alimentation
et, comme conséquence nécessaire, insuffisance de nutrition. A
son tour l'insuffisance de nutrition a pour conséquence non
moins nécessaire l'amaigrissement.

Pendant la déglutition, une partie des sécrétions pathologiques de la bouche passent nécessairement dans l'estomac.
Quelle part cette ingestion de matières putrides ou d'apparence
putride prend-elle dans les troubles qu'éprouve la nutrition,
nous ne saurions le dire exactement; mais cette part est, suivant nous, moins grande qu'on ne semble le croire généralement, et nous ne pensons pas, par exemple, qu'elle soit suffisante
pour qu'on puisse admettre avec le savant et ordinairement si
préjudicieux professeur Cloquet, que le malade auquel nous
avons déjà fait allusion (p. 153 et 189) et dont M. Maisonneuve
rapporte l'observation succincte, ait succombé à un empoisonnement putride. Nul doute que si les sécrétions ou plutôt les
détritus cancéreux passaient dans le sang par les voies circulatoires directes, ils ne produisissent des accidents sérieux, peut-
être formidables; mais on sait que les substances organiques
subissent de profondes modifications dans le canal gastro-
intestinal, et surtout dans la portion ventriculaire de ce canal,
et nous ne savons nullement ce qu'il peut rester de nuisible

dans les liquides buccaux, quand une fois ils ont subi l'action des sécrétions gastriques, et qu'ils sont soumis à l'absorption. Ce qui nous porterait à croire que leur nocuité n'est pas très-grande, c'est que chez les malades dont la mastication et la déglutition sont restées faciles, malgré des sécrétions buccales assez abondantes et fétides, la nutrition n'est pas sensiblement plus sérieusement troublée, que chez des malades qui porteraient les mêmes lésions dans quelqu'autre organe aussi sensible et à peu près de même importance que la langue. Nous devons faire remarquer, toutefois, que nous nous trouvons dans des conditions qui ne sont pas très-favorables à l'étude de cette question, attendu que notre traitement détruisant la putridité des sécrétions, nous ne pouvons en observer que bien incomplétement les effets sur nos malades. Aussi ne prétendons-nous en aucune façon que ces effets n'existent pas; nous admettons même qu'ils existent dans une certaine mesure, mais qu'ils sont moins graves qu'on ne le dit dans la plupart des ouvrages plus ou moins classiques.

Fièvre. — C'est une remarque qui a déjà été faite, que le cancer arrive, dans la grande majorité des cas, jusqu'à la dernière période sans que les malades éprouvent de la fièvre, malgré leurs souffrances si grandes. Cette observation ne s'applique à aucun organe mieux qu'à la langue. A moins de complication d'une maladie plus ou moins aiguë de l'apparition de quelque épiphénomène sérieux, nous n'avons jamais observé de fièvre chez nos malades, même chez ceux que nous avons pu suivre ou sur lesquels nous avons pu avoir des renseignements, jusqu'à leurs derniers moments. Nous n'avons pas même vu la fièvre survenir, sauf une fois (obs. 24), dans ces sortes d'explosions aiguës de la maladie, que nous étudierons dans un instant; et encore, dans ce cas unique, y avait-il une constipation opiniâtre qui coïncidait avec la fièvre. Non-seulement on n'observe pas, dans le cancer en général et surtout dans celui de la langue en particulier, l'ensemble des phénomènes qui constituent la fièvre, mais pas même un des éléments de fièvre, soit chaleur de la peau, soit fréquence du pouls; on constate quelquefois des bouffées de chaleur et de la coloration à la face, mais c'est seulement quand la maladie s'accompagne de céphalalgie générale intense, ce qui a lieu quelquefois, ainsi que nous l'avons dit précédemment.

Coloration de la peau. — Cachexie. — Nous réunissons sous un même chef ces deux signes, quoique le premier soit très-simple relativement au second, dont il n'est qu'un élément. Mais cet élément, quoique sans importance en lui-même, n'en joue pas moins un grand rôle dans l'histoire de la cachexie, tellement grand, que c'est principalement, sinon exclusivement, l'existence ou l'absence de la coloration classique, dite jaune paille, qui fait qu'on admet ou qu'on n'admet pas l'existence de la cachexie. Nous avons déjà donné à entendre que nous considérions la teinte jaune paille beaucoup moins fréquente que ne le dit la tradition classique; nous ajoutons ici qu'elle est extrêmement rare dans le cancer de la langue, ou, pour parler plus exactement, nous ne l'y avons jamais observée. Est-ce à dire, pour cela, qu'il n'existe pas de cachexie dans le cancer de la langue? Pour répondre à cette question, on comprend que la première condition est de bien s'entendre sur le mot cachexie.

Nous nous sommes conformé à une opinion assez généralement adoptée en considérant provisoirement, ci-dessus, la cachexie comme la plus haute expression de la diathèse, nous réservant d'examiner plus à fond la question. Le moment est maintenant venu.

Si la cachexie était l'exagération de la diathèse, il en résulterait que l'organisme du cachectique cancéreux, syphilitique, etc., renfermerait en plus grande proportion le principe morbide qui cause la maladie, ou que la modification des tissus en vertu de laquelle la maladie se développe, serait, chez lui, plus complète, plus avancée. J'ai à peine besoin de dire que ce sont là deux hypothèses que rien ne justifie, ou plutôt que tout condamne. Entre la diathèse et la cachexie, il y a tout un abîme : la diathèse est *une*, comme l'a justement dit M. Lebert de la maladie cancéreuse : quand on enlève un cancer de la langue, il ne se reproduit ni un lipôme, ni une gomme syphilitique, ni un engorgement scrofuleux; il se reproduit un cancer; la disposition ou le principe, — je ne saurais exactement dire lequel, — en vertu duquel ou de laquelle le cancer se développe, est donc une disposition spéciale ou un principe spécifique. La cachexie, au contraire, est un état commun, c'est-à-dire que tous les phénomènes qui la constituent appartiennent à une foule de maladies, on peut même dire à toutes celles qui altèrent lentement la nutrition. Celui qui voudrait distinguer la teinte jaune paille d'un cancéreux d'avec celle d'un impaludé, d'un syphilitique, d'un dysentérique chronique même, serait souvent bien embarrassé; à plus forte raison ne saurait-il distinguer à quelle maladie sont dus un amaigrissement, une anémie et une prostration cachectiques. Nous sommes donc heureux de nous trouver en complet accord avec M. Lebert, quand il dit : « Malgré l'extrême fréquence du dépérissement comme période terminale des affections cancéreuses, il n'y a cependant rien de spécial dans cet état, et nous ne voyons, » — c'est sans doute nous *n'y* voyons qu'il faut lire, — « que l'effet d'une nutrition profondément troublée sans pouvoir signaler des symptômes pathognomoniques propres à ce mode de dépérissement en lui-même. » (*Mal. cancér.*, p. 119.) Nous nous étonnons seulement qu'après cette appréciation si juste, notre savant confrère rapporte comme une rareté une observation de bruit de souffle qu'aurait observé M. le docteur Leudet, dans un cas de cancer; nous croyions M. Lebert plus médecin que cela, car nul médecin ne doit ignorer aujourd'hui que, dans toutes les cachexies, le sang est considérablement apauvri, c'est-à-dire que le nombre de ses globules est diminué, et tout le monde sait également que la diminution des globules du sang a pour conséquence des bruits de souffle dans la région des carotides et, en général, de tous les gros vaisseaux.

Comme toutes les maladies chroniques qui occasionnent des désordres graves et entravent la nutrition, le cancer de la langue se caractérise donc, à sa période ultime, par un état cachectique; mais il est remarquable que cet état cachectique est, en général, bien moins prononcé que dans certains autres cancers, celui de l'estomac, notamment.

IX

MARCHE, DURÉE, TERMINAISONS

Quoiqu'on parle ordinairement de la marche du cancer, dans le chapitre consacré à l'étude de sa durée et de ses terminaisons, il n'y est guère question de marche, et c'est surtout, sinon exclusivement de durée qu'on y parle. Nous croyons que c'est un tort : si, dans l'étude des maladies, rien n'est indifférent, c'est surtout quand il s'agit de maladies à la fois incurables et de longue durée, dans lesquelles, il semblerait que l'art a le temps d'agir, et où il est impossible de prévoir d'où viendra la lumière qui nous éclairera sur leurs causes et leur traitement. Rien ne prouve que ce ne sera pas un simple incident d'évolution qui nous mettra sur la voie de la découverte d'un spécifique ou d'un modificateur puissant.

L'étude de la marche, c'est-à-dire la constatation de tous les phénomènes qui se succèdent pendant la durée d'une maladie chronique, est, d'ailleurs, autrement difficile que la détermination de la durée elle-même, quoique celle-ci soit loin d'être sans difficultés. Il n'y a donc rien de bien étonnant que cette étude soit partout si imparfaite; tout en ajoutant quelques détails à ceux que l'on possède, nous n'avons pas nous-même, il s'en faut bien, observé tout ce qu'il serait désirable et possible d'observer. C'est donc avec le vif désir de voir d'autres observateurs faire mieux, et avec l'espoir de faire mieux nous-même, plus tard, que nous allons exposer les quelques détails suivants.

Les débuts du cancer de la langue comme ceux de toute autre maladie, sont, comme nous avons eu l'occasion de le faire observer, très-difficiles à constater. Cependant, nous ne croyons pas qu'il s'écoule un temps aussi long qu'on pourrait le supposer, entre ces débuts et le moment où les malades un peu intelligents et attentifs, ressentent les premiers symptômes du mal; nous croyons que ce temps est sensiblement moins long à la langue que dans beaucoup d'autres organes, non-seulement à cause de sa grande sensibilité, mais encore parce que les nombreux mouvements qu'elle exécute, dans tous les sens, ne peuvent guère s'opérer avec une entière liberté, dès que le moindre changement survient dans la souplesse ou la sensibilité des tissus. Aussi a-t-on vu que, dans les cas où la maladie semble avoir commencé dans l'épaisseur de la langue, les malades ont ressenti une *lourdeur*, une *gêne*, un *embarras* de cet organe. Dans les cas, beaucoup plus nombreux, où le mal a débuté par la superficie, les premiers phénomènes ont été ou des aphtes, ou de petites ulcérations, ou des boutons, ou un excès de sensibilité au contact de certains corps, ou, enfin, une douleur allant depuis les picotements jusqu'à un sentiment prononcé de brûlure. Il n'est guère admissible que, dans tous ces cas, ces phénomènes encore très-légers, n'aient pas marqué le début de la maladie ou une période très-rapprochée de ce début. Nous croyons donc que M. Lebert a eu raison de ne pas adopter l'opinion du grave Boyer, malgré la légitime autorité dont jouit ce célèbre chirurgien, que le cancer pouvait rester pendant de longues années à l'état latent. Nous n'adopterons pas même la variante de cette opinion, professée par M. Maisonneuve, à savoir que : « à sa première période, le cancer encéphaloïde de la langue peut rester longtemps stationnaire, mais que, quand son évolution commence, elle se fait avec une effroyable rapidité ; on voit, ajoute-t-il, la tumeur, pour ainsi dire, grossir de jour en jour, soit en refoulant les tissus, si la tumeur est enkystée ou conglomérée, soit en les envahissant, quand elle appartient à la forme infiltrée ; pendant ce travail, la tumeur devient élastique, comme fluctuante, et semble contenir un liquide..... »

Jamais rien de pareil ne s'est présenté, dans les cas dont le lecteur trouvera la relation à la fin de ce travail, et ce qu'il y a de plus curieux, c'est que rien de pareil n'est davantage noté dans les cas que M. Maisonneuve rapporte dans son propre travail ; en sorte que le tableau de cette marche, comme celui qui est relatif aux hémorrhagies, a probablement été tracé d'imagination, mais non d'après l'analyse des faits.

D'après ceux de ces faits qui ont passé sous nos yeux, la forme influerait peu sur la marche de la maladie, et celle-ci a été fort analogue dans tous ceux que nous avons observés, et qui étaient arrivés à un certain degré de développement.

Il n'y a guère de maladie, même aiguë, qui, de son début à sa terminaison, suive une marche régulièrement croissante, quand elle doit conduire à la mort, ou régulièrement et successivement croissante ou décroissante, quand elle doit se terminer heureusement. Le cancer de la langue ne fait pas, tant s'en faut, exception à la règle générale : soit qu'il reste réfractaire à toutes les ressources de la thérapeutique, soit qu'on ait la bonne fortune de le combattre avec succès, il présente presque toujours, dans sa marche, des temps d'arrêt de nature à faire concevoir des espérances qui semblent légitimes, et à expliquer bien des illusions en matière de thérapeutique. Mais ces améliorations apparentes ou ces suspensions, ne tardent pas à être suivies d'aggravations, de sortes de *poussées*, qui, dans les premiers jours, semblent revêtir une forme aiguë, comme si, dans le foyer de la maladie, la cause productrice reprenait une nouvelle activité ou même se réveillait, après quelque temps d'inaction. Lorsque l'activité morbide se concentre sur un seul point, sur un seul organe, les poussées s'observent naturellement sur cet organe seulement; mais quand les ganglions sont envahis, il se présente alors des phénomènes bien dignes de l'attention du praticien.

Presque jamais, dans ces cas, les *poussées* ne s'observent à la fois sur les deux organes ou sur les deux régions atteintes; il arrive même que lorsque l'une s'améliore, l'autre s'aggrave, et cela, dans des proportions qu'on supposerait difficilement, à *priori*. Ces sortes de *balancements* ont été remarquables surtout chez les malades des observations 24 et 31. Ce qui s'est passé chez le premier prouve même, jusqu'à l'évidence, que l'engorgement des ganglions commence, au moins dans certains cas, par une simple hyperhémie, même quand leur induration est considérable; il n'est pas admissible, en effet, que s'ils étaient déjà infiltrés de matière épithéliale plus ou moins hétéromorphe, leur volume pût diminuer de moitié ou des trois quarts dans vingt-quatre ou quarante-huit heures, comme nous l'avons constaté chez le malade de l'observation 24. Ce n'est pas que nous admettions que cette hyperhémie *simple* soit semblable à celle que causerait l'enfoncement d'une épine dans les chairs ou l'application d'un irritant sur la peau; nous nous sommes déjà expliqué sur ce point; mais, enfin, il y a là un travail morbide plus superficiel, si l'on peut ainsi dire, que celui qui s'opérera plus tard. Ces balancements et ces poussées ne se remarquent cependant pas jusqu'à la période ultime de la maladie : arrivée à un certain degré, celle-ci reste fixe sur chacun des points qu'elle occupe, elle s'étend progressivement et marche d'un pas plus ou moins rapide, mais non interrompu, vers une issue fatale. En revanche, les alternatives, les poussées surtout, se prolongent bien plus longtemps, quand on est assez heureux pour lutter avec avantage contre le mal; ces poussées se représentent même quelquefois à des époques très-éloignées les unes des autres, et après un état de santé qu'on pouvait considérer comme une guérison ; ce sont, si l'on veut, dans ces cas, des récidives ; mais des récidives aux poussées, il n'y que des nuances, et elles se succèdent les unes aux autres, chez le même malade, quand il doit arriver à une guérison définitive ; il en a été ainsi : chez celui de notre observation première, chez ceux des observations 22 et 23, et chez plusieurs autres ; les poussées restent, au contraire, avec leurs caractères, tant qu'on n'a obtenu en quelque sorte qu'une demi-guérison, c'est-à-dire tant qu'on n'a point paralysé complétement, au moins pour un temps, la cause productrice de la maladie. Ces poussées, ces tentatives de récidive, dans les cas de guérison, nous paraissent, du reste, mettre en évidence la puissance du traitement qui les refoule chaque fois qu'elles se présentent, de même qu'elles nous semblent être un sérieux argument en faveur de l'étiologie que nous attribuons au cancer. Nous reviendrons sur ce point, quand nous étudierons l'action de notre traitement ; mais nous croyons pouvoir faire remarquer, dès maintenant, que des recrudescences qui se reproduisent ainsi, opiniâtrement, ne s'arrêteraient probablement pas toutes seules et aussi promptement que nous les voyons s'arrêter, si on les abandonnait à leur évolution naturelle.

Lorsque les malades succombent à leur maladie, sans accident intercurrent, ce qui a lieu, du reste, dans l'immense majorité des cas, ils arrivent lentement à l'épuisement, et meurent, en grande partie, ainsi que nous l'avons dit en parlant de l'amaigrissement et de la cachexie, par suite de l'insuffisance de l'alimentation. On n'observe ni ces suffocations ni ces hémorrhagies mortelles dont parlent plusieurs chirurgiens ; mais il est un genre de mort auquel nous n'avons pas trouvé d'explication satisfaisante, et que nous avons constaté plusieurs fois : certains malades ont encore un embonpoint et un teint qui promettent une assez longue résistance au mal ; ils s'alimentent encore convenablement, et ils succombent tout à coup, non pas, précisément, de mort subite, mais dans un affaissement qui ne dure que quelques jours ou même quelques heures. Les phénomènes observés ne sont pas ceux de l'infection purulente, moins encore ceux de l'embolie. Y aurait-il, dans ces cas, infection putride par quelques vaisseaux veineux? Cela ne nous paraît pas impossible, mais nous sommes peu disposé à le croire; il nous a semblé que ce genre de mort inattendue survenait de préférence chez ces malades sujets à une insomnie inexplicable par les douleurs ou l'état des parties malades. C'est tout ce que nous pouvons dire sur cette mort, qui a plusieurs fois trompé nos prévisions.

Les chirurgiens qui ont parlé de la durée du cancer de la langue ont supposé que la maladie se terminait toujours par la mort; leur durée, par conséquent, est celle qui s'écoule depuis le début de la maladie jusqu'à son issue funeste. Cette durée serait, d'après M. Lebert, de douze à quinze mois; dans un autre passage il la fixe d'une manière plus précise à quatorze mois (*Mal. cancér.*, p. 122); mais il ne donne pas les éléments de sa statistique, en sorte qu'on ne sait ni comment le début a été constaté, ni de combien de faits la moyenne de quatorze est l'expression. Nous aurions été d'autant plus satisfait d'être renseigné à cet égard que nous avons obtenu des résultats très-sensiblement différents. Sur nos quatorze cas de mort, nous avons pris douze fois des renseignements qui nous ont paru assez exacts sur les premières atteintes de la maladie; de ces douze cas nous en avons exclu un (obs. 36), parce que le malade est mort d'un accident qui nous a paru étranger au cancer de la langue (accès de fièvre pernicieuse); la durée moyenne de la maladie, dans les onze cas restants, a été de vingt mois et demi, et nous devons ajouter que, sauf deux cas dans lesquels la durée a été de quatre ans, dans l'un (obs. 24), et d'un an, dans l'autre (obs. 31), tous les autres ont offert une durée qui se rapprochait beaucoup de la moyenne, laquelle, pour ce motif, est une moyenne réelle ou, pour mieux dire, pratique; en sorte que si l'on faisait abstraction de ces deux extrêmes, on obtiendrait la moyenne de dix huit mois et un tiers avec les durées particulières suivantes comme éléments de cette moyenne :

<pre>
Observ.   2 : durée, 20 mois.
   —   5 :   —   17   —
   —   15 :   —   14   —
   —   17 :   —   16   —
   —   26 :   —   22   —
   —   27 :   —   19   —
   —   28 :   —   14   —
   —   29 :   —   22   —
   —   33 :   —   22   —
</pre>

dont la moyenne est de dix-huit mois trente-trois centièmes. D'où vient la différence de cette moyenne et de celle de M. Lebert, moins favorable aux malades de quatre mois et un tiers? Vient-elle de la différence dans la manière de fixer le début du mal? Cela nous paraît peu probable, à moins que les faits dont s'est servi M. Lebert n'aient été recueillis ou très-légèrement ou sur des malades très-intelligents. Vient-elle de l'insuffisance des chiffres de part et d'autre? Cela nous paraît plus possible : onze faits, c'est bien peu pour établir des moyennes, et M. Lebert en aurait eu moins encore, si son relevé ne comprenait que les sept qu'il annonce avoir observés. Cependant, lorsque dans onze cas on n'observe que des écarts comme ceux qu'on trouve dans le tableau ci-dessus, ces chiffres, même restreints, acquièrent une grande valeur, et tout porte à croire qu'ils sont l'expression très-approximative de la vérité. L'uniformité des chiffres qui représentent la durée, dans ces onze cas, n'exclut pas moins l'idée que la différence de notre moyenne et de celle de M. Lebert viendrait de ce qu'il n'a compris dans sa statistique que les vrais cancers de la langue, tandis que nous aurions compris dans la nôtre des cancroïdes, dont la marche, comme il le dit à la page 435 de son *Traité des maladies cancéreuses*, est beaucoup plus lente que celle du vrai cancer. Nous verrons, en effet, en traitant du diagnostic, que cette assertion ne supporte pas l'examen, abstraction faite même de cette uniformité de durée chez les cancéreux de toutes les catégories. En l'absence d'autre explication satisfaisante, serait-ce trop de présomption que d'attribuer au mode de traitement l'accroissement de cette durée moyenne de la maladie ? Nous ne le pensons pas ; il est d'autant plus plausible de reconnaître ici l'influence du traitement, que, dans des cas plus heureux et aussi probants, le traitement a produit de bien autres résultats.

En résumé, nos observations laissent donc aux malheureux atteints d'un cancer de la langue et traités par la médication phéniquée, la perspective de quatre mois et un tiers de vie de plus que celles de M. Lebert. On trouvera peut-être que c'est un mince avantage, et nous ne voulons pas le vanter outre mesure ; il ne nous semble pourtant pas tout à fait à dédaigner. Mais ce qui est plus satisfaisant, c'est qu'il n'est pas le seul que puisse promettre notre traitement ; il n'est, à beaucoup près, que le plus petit, et nos observations permettent d'espérer mieux que cela : elles laissent entrevoir la possibilité d'une terminaison autre que la mort. Il s'agit, maintenant, de savoir comment cette terminaison peut arriver.

Si l'on en croyait la micrographie, la question serait résolue d'avance : la terminaison en question n'arriverait pas. Suivant M. Lebert, la résolution du produit accidentel est *impossible* pour *tous* les pathologistes, et même *inutile à discuter ;* la guérison par métastase est bonne à distraire les loisirs des curieux de la nature ; l'état stationnaire local et l'atrophie s'observent quelquefois ; mais la maladie, comme affection générale, n'en continue pas moins sa marche ; la cicatrisation des ulcères n'est jamais complète ; la chute des tumeurs par gangrène est suivie d'autres tumeurs, et dans tous les cas n'empêche pas la maladie générale de suivre son cours et d'amener la mort. (*Mal. cancér.*, p. 124.)

Voilà bien des questions tranchées en peu de mots. Heureusement qu'elles ne le sont pas d'une manière irrévocable. Il en est une, d'abord, qui serait, pathologiquement aussi bien que pratiquement, d'un haut intérêt, et que nous nous étonnons de voir M. Lebert décider d'un trait de plume, sans discussion, c'est la question suivante :

Qu'une tumeur cancéreuse s'atrophie ou tombe en gangrène, qu'un ulcère cancéreux se cicatrise, ce n'est qu'une guérison locale ; la maladie générale n'en continue pas moins sa marche, jusqu'au dénoûment fatal. Cette question est non-seulement d'un grand intérêt, mais elle nous paraît neuve. Comme tous les vrais médecins, nous croyons, nous sommes obligé de croire à une diathèse cancéreuse, à une prédisposition organique, sans laquelle le cancer ne se développerait que très-rarement, jamais peut-être ; mais que cette diathèse puisse avoir des effets non-seulement sensibles, mais funeste, en l'absence de toute manifestation locale, ou après la disparition de cette manifestation, c'est ce que nous n'avons jamais vu, c'est ce qu'aucun médecin n'a vu à notre connaissance, c'est ce que nous ne croirons que lorsqu'on nous aura montré des faits bien convaincants, que M. Lebert n'a pas songé à nous montrer, et qu'il ne nous montrera pas, nous ne craignons pas de le prédire. Sa doctrine sur cette question est donc uniquement une de ces vues de l'esprit qui lui sont si antipathiques, et pourtant si familières, tant il est vrai que le cœur humain est un insondable abime de contradictions ! seulement cette vue de l'esprit diffère de beaucoup d'autres, en ce qu'elle ne repose absolument sur rien.

Pour nous, la difficulté n'est pas d'empêcher la diathèse de produire des désordres généraux, c'est de faire disparaître les désordres locaux et de les empêcher de revenir, quand ils ont disparu. Et, d'abord, peuvent-ils disparaître ? Oui, sans

doute, au moins par atrophie et par gangrène, M. Lebert
l'admet volontiers; seulement, ils ne peuvent disparaître par
résolution, la résolution des tumeurs étant, suivant lui, impossible et reconnue telle par tous les médecins. Que la résolution des productions cancéreuses n'ait jamais été observée,
nous voulons bien le croire; qu'elle soit impossible, c'est plus
douteux; que tous les médecins la jugent impossible, c'est
inexact, puisque beaucoup d'entre eux en citent des exemples,
lesquels ne sont pas convaincants, pour tout le monde, mais qui
le sont évidemment pour eux; ils ne le sont pas non plus pour
nous, mais nous ne nions pas pour cela la résolution des
productions cancéreuses, parce que nous ne voyons absolument aucune raison qui en démontre péremptoirement l'impossibilité, et que nous citerions, au contraire, des faits qui nous
paraissent prouver qu'elle est réelle. Quant à la terminaison
par gangrène, — j'entends terminaison heureuse, cela va de
soi, — j'en présenterai à M. Lebert un exemple qui ne sera
pas facile à contester, de bonne foi; mais comme il ne s'agit
pas d'un cancer de la langue, nous réservons le fait pour une
autre occasion. Enfin, en ce qui concerne la cicatrisation des
ulcères cancéreux, elle est assez fréquente pour que M. Lebert
n'ait pas cru devoir la nier; seulement, il pense que l'ulcère
se reforme d'un côté pendant qu'il se cicatrise de l'autre.
Il est vrai que les choses se passent souvent ainsi; mais on ne
voit nullement pourquoi il en serait toujours de même; du
moment que l'ulcère se cicatrise sur un certain nombre de
points, il n'y a aucune raison apparente de penser qu'il ne
puisse pas se cicatriser sur tous. Voilà, je crois, ce qu'il était
permis de prévoir ou de dire, avant les faits que je publie dans
ce travail; après la publication de ces faits, je crois pouvoir
ajouter : voilà ce qui est démontré. Je n'ai pas, il est vrai,
observé la terminaison par gangrène totale de la langue ou
seulement par gangrène de toute la partie de l'organe envahie
par la maladie; mais j'ai observé plusieurs fois cette sorte de

gangrène moléculaire, ou par petits fragments que j'ai déjà décrite ; laquelle semble avoir pour but d'éliminer tout ce qui, dans la masse malade, est réfractaire à la réparation ou à 'absorption intersticielle, tout en conservant ce qui peut revenir à la structure normale et en recouvrer les fonctions. Quant à la résolution des tumeurs et à la cicatrisation des ulcères, je crois inutile de les discuter, puisque, sans cette résolution et sans cette cicatrisation, il n'y a pas de guérison possible ; or, comme je prétends avoir obtenu des guérisons, je me contente de renvoyer aux faits. J'ajoute seulement, ici, comme fait général, que la cicatrisation d'ulcères qui n'arrivent jamais à un certain développement sans occasionner des pertes de substance, ne s'opère pas sans laisser de traces ; on voit, au contraire, sur la plupart des malades qui ont été guéris, des cicatrices plus ou moins profondes, des signes indélébiles de pertes de substances irréparables ; ces cicatrices se voient notamment chez les malades de nos observations 1, 2, 16, 22, 25, 34, et nous en aurions très-probablement constaté la persistance chez les malades des observations 8, 9, 14 et 20, s'il nous avait été possible de les revoir. Ces cicatrices sont, d'ailleurs, un précieux indice de la nature du mal, et mettent à l'abri des illusions que l'on pourrait se faire, sur la puissance du traitement auquel on les attribue.

Le temps nécessaire à la cicatrisation définitive, ou, en d'autres termes, la durée de la maladie chez les malades qui guérissent, est bien autrement variable que la durée, chez les malades qui succombent au mal ; cette durée a présenté de telles différences, dans nos cas de guérison, qu'il serait déraisonnable d'en prendre la moyenne ; chez Mme P..., par exemple, la guérison date déjà de plus de deux ans, et cependant, nous avons encore à lutter, de temps en temps, contre ces tentatives de récidive, dont nous avons indiqué ci-dessus l'opiniâtreté. Il en est de même chez le malade de l'observation 23. Nous insisterons de nouveau sur cette particularité à propos du traitement.

X

PRONOSTIC

Le pronostic du cancer de la langue ressort assez clairement de tous les détails qui précèdent, pour que nous pussions laisser à la sagacité du lecteur le soin de le porter lui-même. Cependant quelques explications nouvelles ne seront peut-être pas tout à fait inutiles, pour éclairer encore un peu plus, s'il est possible, ce chapitre de l'histoire de la maladie.

M. Maisonneuve, obéissant à ses instincts de chirurgien habile et entreprenant, a réduit le pronostic à des termes d'une application très-facile : « Abandonné aux seules forces de la nature, ou traité par les médications, le cancer de la langue est *inévitablement mortel;* enlevé de bonne heure par les procédés chirurgicaux, il guérit toujours. » On verra plus loin quelles preuves M. Maisonneuve invoque à l'appui de ses guérisons.

Le Compendium de chirurgie a plus justement résumé en quelques phrases le pronostic. Voici comment il s'exprime :

« Le cancer de la langue est toujours très-grave, quelles que soient sa forme extérieure et sa composition microscopique. *Tous ceux* que nous avons opérés ou vu opérer ont eu des récidives promptes qui ont entraîné la mort, et ceux chez lesquels l'opération a été considérée comme impossible ont également succombé assez vite. Pourquoi la langue diffère-t-elle, sous ce rapport, de certains autres organes, tels que lèvres et le col utérin, sur lesquels nous voyons quelquefois le cancroïde guérir ou ne récidiver que très-tardivement? Il nous est impossible de donner l'explication de cette mystérieuse difficulté.

« La langue est donc un des organes sur lesquels se justifie le mieux cette proposition, que les tumeurs ont une structre microscopique en rapport avec la nature des tissus sur lesquls elles prennent naissance, mais que leur malignité et lir gravité dépendent bien plus de la nature particulière dda maladie que de sa forme anatomique. » (*Compend. de ch.*, t. III, p. 707 et 708.)

Les micrographes ne sont pas naturellement de cet avis et leur langage est vraiment curieux à entendre. Nous le recmmandons à toute l'attention du lecteur :

Dans le cancroïde de la langue, le travail d'ulcératiomst bien plus rare que dans le vrai cancer; l'affection a une mrche plus lente, et laisse intacte la santé générale. (*Mal. cac.*, p. 435.)

Voilà donc un pronostic assez rassurant pour une catégrie de cancers ; il s'agit seulement de savoir comment on peuíes distinguer des autres, ce que nous verrons un peu plus lin. Mais, hélas ! les espérances que nous donne M. Lebert vient moins que ce que vivent les roses, quelques minutes à peiп : si de la page 435, consacrée au cancer de la langue, nous пus reportons aux généralités, nous y lisons :

« Les plus mauvaises *localisations du cancroïde épidermjue sont celles de la lèvre inférieure et de la verge,* » et, neuf liges plus bas : « *parmi les localisations non cutanées du cancrôde, nous citerons comme* plus facheuses encore, *celle de la lange et celle du col utérin.* » (*Mal. cancér.*, p. 99.) Ce qui prove, d'abord, qu'il peut y avoir quelque chose de plus mauvais enore que ce qu'il a de plus mauvais, et, ensuite, nécessairemnt, que « dans l'état actuel de la science, les affections cancrcdes de l'utérus comportent le même pronostic fâcheux que le rai carcinome. » (*Malad. cancér.*, p. 218.) Nous le savions éjà, d'après le tableau que nous avons donné p. 131; mais M. Leert le nie dans tant d'endroits, qu'il n'est pas inutile de rappler, de temps en temps, ceux où il l'affirme. Et, comme *les affecions cancroïdes* de la langue sont pour le moins aussi graves et,

pour le *Compendium de chirurgie* et la plupart des chirurgiens,
encore plus graves que celles de l'utérus, il en résulte que
M. Lebert aurait pu dire avec plus de raison encore que, « dans
l'état actuel de la science, *les affections cancroïdes* de la langue
comportent le même diagnostic fâcheux que le vrai carcinome. » On nous permettra seulement d'ajouter qu'en prenant
pour l'état *actuel* de la science le moment où nous écrivons ces
lignes, et non celui où M. Lebert écrivait, le pronostic du
cancer de la langue — (cancroïde ou carcinome) — est beaucoup moins fâcheux qu'il ne le dit : à son temps *actuel*,
M. Lebert prédisait, avec une visible satisfaction, que le traitement du cancer de la lèvre inférieure « était plein *d'avenir*, »
à *notre* temps *actuel*, nous sommes un peu plus heureux que
lui, puisque nous pouvons annoncer, avec plus de fondement,
que le cancer de la langue a déjà beaucoup de *présent*, s'il n'en
est pas encore plein. En termes plus vulgaires, cela veut dire
qu'on peut déjà guérir beaucoup de cancers de la langue, mais
qu'on ne peut malheureusement pas encore les guérir tous;
nous ne nous hasarderons pas, avec un aussi petit nombre de
faits que ceux que nous possédons, à poser des propositions
que les faits du lendemain pourraient modifier; nous nous
contenterons de constater purement et simplement les faits
déjà accomplis. En ne comptant que les cas graves ou très-
graves, nous avons vu mourir ou nous savons qu'il est mort
quatorze malades; nous en avons guéri dix; deux sont encore
en traitement. Mais de ces deux (obs. 16), l'un n'est traité que
de temps en temps, pour ces demi-récidives que nous avons
déjà signalées; en sorte que si sa guérison n'est pas absolument assurée, elle est au moins très-probable, et, il est incontestable, en tous cas, que la malade doit déjà au traitement
phéniqué quelques années d'existence, car au point où elle en
était arrivée, quand le traitement a été commencé, une issue
fatale ne pouvait guère être éloignée.

Quant aux douze ou treize cas légers ou modérément graves,

il y a eu guérison dans tous. Seulement, il reste à discuter leur diagnostic.

Pour en revenir au pronostic, il reste donc établi que le cancroïde de la langue, de même que celui de l'utérus, et plus encore, s'il est possible, comporte le même pronostic fâcheux que le véritable carcinome; mais il n'en reste pas moins prouvé, par les faits que nous venons de citer, que tous les cancers de la langue n'ont pas la même gravité, puisque les uns ont été guéris et que les autres ont causé la mort. Non pas que nous acceptions la responsabilité des quatorze cas de mort que nous avons mentionnés; plusieurs des malades, sujets de ces observations, ont à peine commencé le traitement, comme celui de l'observation 7, qui l'a suivi pendant trois jours; d'autres l'ont abandonné après quelques semaines, en sorte qu'on est obligé de rester dans l'incertitude sur ce qu'on aurait obtenu chez eux, s'ils avaient eu plus de persévérance. Mais enfin, il en est (tels que le très-digne et très-courageux sujet de l'observation 31) qui ont été soignés jusqu'au dernier jour, sinon sans interruption, du moins avec assez de suite, pour qu'il soit évident que leur maladie avait un caractère de malignité plus grand que chez les autres; il y a donc, c'est là qu'il faut en revenir, des cancers de la langue plus graves que d'autres. Quels sont-ils? Voilà la question. Nous avions cru observer que les cas graves étaient surtout ceux qui débutaient sur les bords ou dans l'épaisseur de la langue, et les cas moins graves ceux qui débutaient par la partie supérieure; mais l'analyse des faits ne justifie que très-imparfaitement cette impression générale. Ainsi, sur les quatorze cas de mort, nous n'en voyons que deux où le cancer ait débuté par des indurations plus ou moins profondes (obs. 17 et 27). Dans tous les autres cas, la lésion anatomique initiale, pour ne pas parler de la lésion fonctionnelle, s'est manifestée à la superficie de l'organe; c'est tout à fait la même chose que nous constatons dans les cas qui ont guéri. Au reste, ces différences de gravité dans une même maladie et dans des cas qui n'offrent aucune autre différence qui puisse les distinguer, si ce n'est leur gravité même, n'ont rien d'inusité dans la pathologie ; c'est au contraire ce qu'on observe dans toutes les espèces morbides, depuis l'érysipèle jusqu'à la peste ; il n'y a donc dans ce fait rien qui puisse nous étonner. Mais cela ne veut pas dire qu'il n'y ait rien à chercher, bien au contraire. Nous ne croyons pas, en effet, avec M. Broca, que ce qui diffère en quelques points soit absolument identique ; nous croyons, de plus, que du moment que deux ou plusieurs choses diffèrent en quelques points, il y a des raisons à leurs différences, et que rien ne prouve qu'il soit impossible de découvrir ces raisons. Ne nous décourageons donc pas ; peut-être, en cherchant, trouverons-nous la raison pour laquelle certains cancers de la langue sont plus malins que d'autres, et peut-être aussi qu'ayant trouvé la raison de la différence, trouverons-nous, en même temps, le moyen de la faire disparaître.

XI

DIAGNOSTIC

Il y a deux sortes de diagnostic du cancer de la langue, d'après les auteurs qui se sont occupés de cette maladie : l'un qui consiste dans la distinction du cancer et des maladies non cancéreuses, l'autre qui consiste à distinguer entre elles les différentes formes de la maladie cancéreuse. Sur cette dernière espèce de diagnostic, nous sommes déjà fixés par ce qui a été dit dans les chapitres précédents ; il nous faut cependant y revenir en quelques mots et reproduire, sous diverses formes, les mêmes raisons, puisque nos honorables confrères répètent, sous diverses formes, les mêmes erreurs.

A lire la plus grande partie du chapitre que M. Maisonneuve a consacré à cette partie du diagnostic, rien ne serait plus aisé que de distinguer les unes des autres les différentes formes du cancer de la langue. Malheureusement, il y a un *post scriptum* à son chapitre, et, s'il en est des chapitres sur la chirurgie comme des lettres, dont certains casuistes ont dit que c'est dans le *post scriptum* qu'il faut en chercher la pensée, il pourrait bien y avoir entre notre opinion et celle de M. Maisonneuve moins de distance qu'on ne le supposerait à première vue. Voici son *post scriptum :*

« De ces considérations, il résulte que les principales variétés du cancer, — de la langue bien entendu — ont, même quand elles revêtent la forme interstitielle, des caractères généralement assez distincts pour qu'il soit *possible*, — possible ce n'est déjà plus facile, — de les reconnaître dans le plus grand nombre de cas. *Cependant*, il peut se faire, surtout quand ils occupent une région profonde, ou qu'ils sont encore à leur début, que l'examen le plus attentif ne puisse pas arriver à les différencier d'une manière exacte. Ceci se conçoit *facilement*, quand on songe que l'incertitude se prolonge parfois encore, *alors même que la tumeur soumise à l'extirpation peut être étudiée à l'aide du scalpel et du microscope.* »

Comme preuve de la proposition qui termine ce *post scriptum*, M. Maisonneuve s'abstient de désigner les variétés de cancer qu'il a observées, dans tous les cas moins un, qu'il rapporte dans sa thèse. C'est décidément le *post scriptum* qui a raison.

M. Lebert croit possible la distinction dont nous nous occupons, mais pas tout à fait facile : « Il est d'abord une affection de la surface de la langue, dit-il, que l'on prend aisément pour cancéreuse, ce sont les tumeurs épithéliales. *Elles en diffèrent par leur siége beaucoup plus superficiel*, et soit qu'elles se développent sur le bord, soit qu'elles se forment à la surface de l'organe, on peut souvent, en y mettant de l'attention, se convaincre qu'elles ont leur siége *tout à fait à la superficie de la membrane muqueuse* de l'organe. Il est moins facile d'en reconnaître la véritable nature lorsque, persistant depuis longtemps, ces tumeurs ont subi un travail d'ulcération. Mais celui-ci est *bien plus* rare dans ces sortes de tumeurs, que dans le cancer. Ensuite, la marche lente de l'affection, l'état intact de la santé générale, l'étude des antécédents, *le siége toujours plus superficiel*, peuvent, dans les cas douteux, éclairer le diagnostic. Toutefois, le cancroïde épidermique peut affecter une marche beaucoup plus grave, et le diagnostic anatomique être alors seul possible. Après l'extirpation, la structure micros- copique montre dans la tumeur... » — (Jusqu'à présent c'était la tumeur qui montrait, voilà maintenant que c'est la structure qui montre; décidément, MM. les micrographes ont un grand amour de la rhétorique, nous ne désespérons pas qu'après avoir tant fait agir et montrer les tumeurs et leur structure, ils ne finissent par les faire parler : ce sera une prosopopée pittoresque, qui aura pour le moins le mérite de la nouveauté.) — Donc, « la structure microscopique montre, dans la tumeur épithéliale, l'absence d'éléments cancéreux, et l'on y recon- naît comme élément principal de grandes cellules d'épithélium pavimenteux, tassées et formant une masse assez compacte, cellules identiques à celles qui recouvrent la langue à l'état physiologique. » *(Mal. canc.*, p. 435).

Nous voudrions citer, sur-le-champ, l'exemple par lequel M. Lebert justifie l'exactitude de son remarquable diagnostic, mais on ne peut tout faire à la fois, et la besogne que donnent à la critique les contradictions de M. Lebert, exige absolument une grande division de travail. Le caractère distinctif par excel- lence, puisque M. Lebert le répète trois fois en dix lignes, entre le cancroïde et le carcinome, c'est donc que le premier « *a un siége* beaucoup *plus superficiel,* » qu'il « *siége* tout à fait *à la super- ficie de la muqueuse,* » qu'enfin, pour qu'on ne l'oublie pas, « *son siége est* TOUJOURS *plus superficiel.* » Voilà bien ce que dit M. Lebert à la page 435; mais à la page 681, ce n'est pas pré- cisément la même chose. Là, on voit que « *à la langue, plus encore qu'à l'utérus,* » — ce qui n'est pas peu dire, — « *les cou-*

ches musculaires profondes peuvent être infectées d'épiderme ! » On voit ce que devient, à cette page 681, le siége *plus superficiel, beaucoup plus superficiel,* et TOUJOURS *plus superficiel.* Nous avons vu précédemment ce que vaut la lenteur de la marche et l'intégrité de la santé générale; nous savons aussi dans quelles limites on peut se fier aux caractères microscopiques qui *montrent,* dans un dixième de cas, des tumeurs *mixtes;* reste donc, pour seul élément, « l'étude des antécédents, » ce qui, sous la plume de M. Lebert, signifie sans doute que tous les cas, où l'on constatera des antécédents cancéreux, sont des cancers, et tous les autres des cancroïdes. Après ces remarques sommaires, qu'il serait aussi facile que fastidieux de développer davantage, nous pouvons voir comment M. Lebert applique ces beaux principes de diagnostic.

On n'a pas oublié, sans doute (voir ci-dessus, p. 210) que les cancroïdes de la langue et de l'utérus sont des localisations de ce mal « plus mauvaises que les plus mauvaises, » et « qui comportent le même pronostic fâcheux que le vrai carcinome; » on n'a donc pu s'étonner de voir M. Lebert déclarer, dans les dernières lignes que nous venons de citer, que le cancroïde de la langue « *peut* affecter une marche beaucoup plus grave, » — on ne sait pas bien plus grave que quoi, car il n'a pas encore été question de marche, mais enfin, enchaînement des idées à part, ce que l'on peut inférer de cette phrase, c'est que le cancroïde de la langue *peut* affecter une marche très-grave, ce qui n'a rien de bien surprenant, quand on a déjà appris qu'il « comporte la même marche que le vrai carcinome, » et que celui-ci est infailliblement mortel. Mais ce qui serait surprenant, si les micrographes avaient moins abusé de ces surprises, c'est la manière dont ils appliquent à la pratique ces données de pathologie. Suivez bien cette application, elle a de quoi nous instruire.

Le cancroïde de la langue comporte donc le « *même pronostic fâcheux que le vrai carcinome,* » et il y a donc naturellement des cas où « *il affecte une marche plus grave,* » quoique la composition de la tumeur soit formée d'épithélium pavimenteux tassé et de globes concentriques d'épithélium. « Telle était, dit M. Lebert, la composition d'une tumeur de la langue que j'avais extirpée à un jeune ecclésiastique du Valais, qui portait cette tumeur depuis deux ans et en éprouvait de la gêne pour manger et pour chanter la messe. » Malheureux ecclésiastique, allez-vous dire sans doute, dont le cas est celui où la marche du cancroïde « est beaucoup plus grave, » lorsque, d'ailleurs, dans les cas les moins graves, cette marche « comporte le même pronostic fâcheux que le vrai carcinome. » Eh bien! vous n'y êtes pas, vous êtes même aux antipodes : *la guérison fut prompte,* et M. Lebert nous informe que, « ayant *enlevé le mal au milieu des parties saines, je pus promettre* AVEC ASSURANCE *une guérison* complète *au malade.* » Et comme M. Lebert est un homme de parole, nul doute qu'il n'ait tenu la sienne; il est seulement fâcheux qu'il n'ait pas donné à la logique et à la pathologie la même parole qu'au jeune ecclésiastique; nous ne le verrions pas alors prétendre, d'une part, que le cancer de la langue est toujours mortel, et que le cancroïde comporte le même pronostic fâcheux, et d'autre part que les guérisons de cancer de la langue s'expliquent par une erreur de diagnostic entre le cancroïde et le cancer! Ce n'est pas seulement, en effet, le jeune ecclésiastique du Valais qui aurait été guéri d'une maladie *toujours* mortelle; beaucoup d'autres personnes seraient dans le même cas, et M. Lebert cite, notamment, une observation qui a longtemps couru les carrefours médicaux, et qui achèvera de montrer la sévérité des principes de la micrographie, en matière de diagnostic. On nous pardonnera de citer ici et les paroles de M. Lebert et le fait auquel il y fait allusion ; les cliniciens comprendront que toute conclusion pratique repose sur l'exactitude du diagnostic, et qu'on ne saurait, par conséquent, donner trop d'attention à tout ce qui s'y rapporte :

« Le cancer de la langue, dit M. Lebert, débute ordinairement par l'épaisseur même de l'organe, et lorsqu'il *provient* tout à fait de sa surface, surtout de la couche épithéliale des papilles, il est déjà, par cela même, plus probable qu'on n'a point affaire à un véritable cancer, mais plutôt à une *hypertrophie épithéliale* locale idiopathique, ou se formant sous l'influence d'une cause spécifique. Le plus souvent syphilitique. *C'est ainsi que s'expliquent plusieurs cas de* GUÉRISON RADICALE, cités par divers auteurs, entre autres, la guérison d'un cancer de la langue par la ligature, au moyen du serre-nœud, que Lisfranc citait souvent dans sa clinique. » (*Malad. cancér.*, p. 429.)

Voilà donc le cas de Lisfranc classé, par un observateur qui s'élève souvent avec raison contre les observateurs légers et contre les observations incomplètes, parmi les « *guérisons radicales* » du cancer de la langue, ou tout au moins du cancroïde. Quel est donc ce fait, si complet, si bien observé, par des hommes si sagaces et si scrupuleux, qui a eu le don de convaincre M. Lebert ? Voici tout ce qu'on en sait :

M. Th.., âgé de trente-cinq ans, d'une bonne constitution, entra à l'hôpital de la Pitié, dans les premiers jours de septembre 1826, — (nous croyons que c'est 1836 qu'il faut lire), — affecté d'un cancer de la langue qui occupait les deux tiers droits de cet organe, depuis la pointe jusqu'à la base.

La maladie existait depuis 1823, avait commencé par une ulcération située à 27 millimètres environ de l'extrémité antérieure. Les douleurs, légères d'abord et intermitentes, devinrent, au commencement de l'année 1826, continues et lancinantes ; la mastication était presque impossible ; la parole très-difficile ; la langue était tuméfiée, dure, couverte d'ulcérations, à fond grisâtre et à bords renversés. Il existait du côté droit, sous l'os maxillaire inférieur, plusieurs ganglions lymphatiques engorgés qui formaient des tumeurs considérables. Le malade avait essayé quelque temps auparavant un traitement antisyphilitique sous l'influence duquel le cancer avait fait des progrès. Marié depuis 1816, il ne s'était jamais exposé à la contagion et avait donné le jour à des enfants très-sains. Avant d'entrer à l'hôpital, M. Th... avait consulté plusieurs chirurgiens qui tous pensaient que la langue était malade dans toute son épaisseur :

tous avaient conseillé l'extirpation de la partie affectée. M. Lisfranc ayant fait disparaître l'engorgement sous-maxillaire par l'application de sangsues, d'abord en grand nombre, puis en petite quantité, il convint avec M. Mayor, de Lausanne, qui vint à l'hôpital de la Pitié, qu'on emploierait, pour l'ablation de ce cancer, le procédé de ce praticien pour la ligature des tumeurs.

On pratiqua l'opération, le 20 septembre, de la manière suivante :

Suit la description du manuel opératoire que nous pouvons passer sous silence ; puis le rédacteur de l'observation ajoute :

Quel ne fut pas l'étonnement de tous les assistants de voir, le septième jour, les parties mortes étant tombées, la langue conservée dans toute son étendue, abstraction faite de quatre millimètres environ de sa partie antérieure ! — (On s'étonnerait à moins !) — On remplaça les *détersifs* par les émollients; la *guérison* marcha avec rapidité. Une petite ulcération *simple* résista sur la partie antérieure de l'organe ; elle fut cautérisée à plusieurs reprises par le nitrate d'argent fondu. *Ce moyen suffit pour achever la cure du mal !*

Et voilà, en effet, la cure du mal achevée, car l'observation n'en dit pas plus long ; et voilà ce que M. Lebert appelle une *cure radicale !* On s'étonnera moins, maintenant, qu'il en ait promis, *avec assurance*, une pareille au jeune ecclésiastique du Valais ! Mais on s'étonnera toujours qu'un observateur aussi difficile que lui s'oublie jusqu'à citer de pareilles observations à l'appui d'une opinion quelconque ! Nous ne doutons pas qu'après quelques moments de réflexion, M. Lebert ne soit honteux de sa méprise, et qu'il ne consente à rechercher à nouveau comment ses préceptes diagnostiques s'accordent avec les faits; car il avouera sans doute, avec la bonne foi que nous nous sommes plu à lui reconnaître, que ces préceptes ont été tracés d'imagination; ils ne peuvent, d'ailleurs, l'avoir été autrement, puisque M. Lebert ne paraît avoir observé que sept cas de cancer de la langue.

Abstraction faite de toute rhétorique et de toute redondance, le diagnostic de M. Lebert se réduit à ces termes :

Toute altération, toute production, toute induration qui

débute par la superficie de la langue est un cancroïde ; toute lésion qui débute dans l'épaisseur de l'organe est un cancer. — (Il ne s'agit, ici, bien entendu, que du diagnostic entre les différentes formes du cancer.) — En appliquant ce principe aux faits que nous avons observés, on trouve que les malades des observations 17, 20, 23 et 27, tout au plus (voir pour les détails chaque observation en particulier), auraient eu de vrais carcinomes, et que tous les autres auraient été atteints de cancroïdes. Si ce diagnostic plaît à M. Lebert, je veux bien y souscrire ; il est, seulement, de mon devoir de lui faire observer que, chez le dernier de ces quatre malades, le microscope de M. Broca a révélé la présence de cellules épithéliales dans la tumeur. Il est de mon devoir encore de faire observer à M. Lebert que, sur ces quatre malades, il s'en trouve deux qui ont succombé et deux qui ont guéri, en sorte que, si ces faits confirmaient par hasard son diagnostic, ils infirmeraient, en revanche, son pronostic. Mais notre honorable confrère peut se consoler, son pronostic et son diagnostic auront un sort égal : ils ne seront confirmés ni l'un ni l'autre ; et si cette consolation ne lui suffit pas, il pourra la compléter en considérant que le diagnostic de M. le professeur Nélaton, qui est en contradiction avec le sien, ne résiste pas davantage à sa confrontation avec les faits. M. Nélaton pense, en effet, que le cancer épithélial se distingue du cancer encéphaloïde en ce que « la base du premier est plus large, son induration plus franche, que sa surface se fendille, qu'il y a un suintement ichoreux, et des douleurs lancinantes ; tandis que dans le second, la tumeur est pédiculée. » (*Traité de pathol. chirurg.*, t. II, p. 51-52.) C'est en grande partie le contraire de ce que dit M. Lebert, mais l'honorable micrographe n'est pas assez inexact, pour que même le contraire de ce qu'il dit soit vrai.

Le vrai, c'est que non-seulement nous ne savons pas encore distinguer les diverses formes du cancer de la langue, mais que nous ignorons dans quelles proportions on les y observe

et même si on les y observe soit toutes, soit quelques-unes, soit une seulement ; le vrai, enfin, c'est ce que nous répondait familièrement, mais judicieusement, notre distingué confrère, le docteur A. Richard, interrogé par nous (voyez obs. 26) : « Squirrhe, encéphaloïde et cancroïde de la langue, tout cela c'est la même chose, le type du cancer incurable, et l'histologie n'a rien à nous dire sur ce point. . . . .
. . . .

Nous n'aurons pas la hardiesse d'affirmer avec notre judicieux confrère que tout cela c'est la même chose, d'une manière absolue ; mais nous affirmerons qu'il en est ainsi, pour le moment, et que le diagnostic des cas de cancer de la langue, actuellement curables ou incurables, est le secret de l'avenir.

Voyons si nous serons plus heureux sur le diagnostic du cancer et des maladies non cancéreuses.

Chose à laquelle nous étions bien loin de nous attendre, M. Maisonneuve nous paraît grossir démesurément les difficultés de cette partie du diagnostic... « Malheureusement, dit-il, le diagnostic est dans un grand nombre de cas hérissé de tant de difficultés, entouré de tant d'incertitude, que le praticien le plus exercé n'est pas toujours sûr d'arriver à un résultat exact. *Combien de fois*, en effet, n'a-t-on pas vu des chirurgiens du plus grand mérite déclarer cancéreuses des tumeurs, avec ou sans ulcération, que la simple avulsion d'une dent, ou qu'un traitement antisyphilitique par le mercure, par la ciguë, par l'iode, les préparations d'or, faisaient disparaître. *Combien* n'a-t-on pas enlevé de ces prétendus cancers par la ligature ou l'instrument tranchant lorsqu'il eût suffi, pour les guérir, d'un traitement intérieur ! *Combien*, d'autre part, et bien plus souvent peut-être n'a-t-on pas dirigé contre des cancers réels des traitements prolongés, qui n'avaient d'autre résultat que d'épuiser l'organisation des malades, et de laisser au mal, circonscrit et facilement opérable à son début, le temps de prendre un accroissement funeste ! » (*Clinique chirurg.*)

Je me rappelle avoir entendu raconter dans certaines cliniques les innombrables cas de tumeurs supposées cancéreuses, et que des praticiens, mieux inspirés, avaient guéries par le mercure ou la salsepareille, mais de ces cas si innombrables, je n'en ai jamais vu citer beaucoup, en particulier, en sorte que je suis fort disposé à croire que ce n'est là qu'un premier conte qu'un chirurgien léger ou habile aura forgé, et que tous les autres répètent, ou du moins, ont répété, car il est juste de reconnaître que la plupart des chirurgiens de mon époque ont renoncé à cette plaisanterie infiniment trop prolongée ; M. Maisonneuve se trouve en retard, sous ce rapport. Il ne peut, du reste, en être autrement ; car depuis cinquante ou soixante ans, tous ceux qui ont écrit ou professé ont tellement recommandé de soumettre à un traitement antisyphilitique tous les malades atteints de tumeurs équivoques, qu'il faudrait être absolument dénué de toute notion médicale, pour ignorer ce précepte rebattu. Nous ne savons dans quelles limites une pareille erreur a pu être commise, autrefois ; mais nous affirmons qu'elle est à peu près sans exemple de notre temps, et nous pouvons faire remonter notre temps à quarante ans au moins. Quant à l'erreur contraire, dont M. Maisonneuve se plaint encore davantage, elle n'est pas plus réelle ; nous en reparlerons à propos du traitement.

Il est tout naturel que lorsqu'on suppose au diagnostic de la langue de telles difficultés, on se donne le luxe d'une longue liste de maladies avec lesquelles on peut le confondre ; M. Maisonneuve n'en cite pas moins de douze, parmi lesquelles les anévrysmes, vrais ou faux consécutifs, et autres maladies aussi faciles à confondre avec le cancer. Ce serait vraiment trop abuser de la patience du lecteur, ou trop douter de son éducation médicale, que tracer les caractères distinctifs de toutes ces maladies. Il n'y en a en réalité que deux avec lesquelles le cancer puisse être confondu, la glossite chronique ou l'ulcère chronique entretenu par une dent irrégulière, et les symptômes syphiliti-

ques ; encore de ces deux, la première est presque de trop.
M. Nélaton insiste pourtant presque autant sur la glossite que
sur les affections syphilitiques ; mais nous croyons que c'est un
excès de prudence. Outre que la glossite chronique ne s'observe que très-rarement, elle n'occupe à peu près jamais un
point circonscrit de la langue ; elle ne produit, par conséquent,
ni des indurations circonscrites, ni des indurations compara-
bles, par leur degré, aux indurations cancéreuses ; en outre,
la glossite chronique n'arrive guère à l'état d'ulcération, à
moins que l'ulcère ne soit causé par une dent, et dans ce cas
l'avulsion de la dent lèverait le peu d'incertitude qu'on pourrait garder. Quant aux productions syphilitiques, c'est autre
chose. Tout le monde s'accorde à dire que, lorsque ces productions ne s'accompagnent pas d'autres symptômes syphilitiques,
ce qui est heureusement l'exception, « le seul moyen pour
arriver à un diagnostic exact, est l'action d'un traitement
spécifique par les mercuriaux et par l'iodure de potassium. »
Ces paroles sont de M. Lebert, et elles sont assez curieuses,
venant d'un micrographe ; mais elles sont l'expression de l'opinion générale, et d'une opinion si générale, qu'alors même
qu'on ne peut, avec la meilleure volonté du monde, soupçonner l'influence de la syphilis, aucun chirurgien ne manque
de soumettre les cancéreux à un traitement antisyphilitique.
La plupart de nos malades y avaient été soumis, même sans
motifs, et il en est de même de ceux dont les observations ont
été rassemblées par M. Maisonneuve, quoique beaucoup
d'entre elles remontent déjà à une époque assez éloignée. Rien
n'est donc moins à craindre que la première erreur contre
laquelle M. Maisonneuve cherche à nous prémunir. A propos
de cette erreur, M. Nélaton fait une remarque qui n'a pas
laissé que de nous étonner de sa part. L'erreur, dit-il, serait
peu grave — (entre une tumeur syphilitique et une tumeur
cancéreuse), — car l'extirpation est convenable dans les deux
cas. J'étais loin de supposer M. Nélaton aussi coupeur que cela ;

c'est déjà beaucoup trop d'enlever des tumeurs cancéreuses de la langue, mais c'est deux fois trop que d'en enlever aussi les tumeurs syphilitiques ; espérons que l'autorité de l'habile chirurgien ne généralisera pas une pareille pratique, qui est, fort heureusement, peu répandue jusqu'à présent. Nous approuvons davantage l'honorable professeur, quand il répète que, dans le doute, il faut soumettre les malades à un traitement général (c'est-dire antisyphilitique), quoique sous ce rapport il y ait encore quelques réserves à faire, ainsi que nous le dirons à propos du traitement.

Maintenant, cette incertitude, que nous sommes bien obligé d'admettre, puisque tant d'écrivains l'ont signalée, est-elle aussi fréquente qu'on devrait être tenté de le supposer en lisant leurs écrits ? Nous n'hésitons pas à répondre formellement d'une manière négative ; les productions syphilitiques de la langue sont si rares, indépendamment de tout autre symptôme syphilitique constitutionnel, concomittant ou antérieur, que, par cela même qu'une induration ou une ulcération existe seule, sur la langue, il est déjà très-probable que cette ulcération ou cette induration est cancéreuse ; et plus l'ulcération ou l'induration sera ancienne, plus sa nature cancéreuse deviendra probable ; si elle s'acccompagne d'engorgements ganglionnaires, la probabilité deviendra plus grande encore, si grande, qu'elle équivaut pratiquement à une certitude, car elle ne tromperait certainement pas une fois sur cent cas, peut-être sur plusieurs centaines de cas ; or, y a-t-il beaucoup de maladies où l'on puisse, dans la pratique, poser des limites d'erreur aussi restreintes ? Assurément, non. Aussi, sans désapprouver complétement les traitements antisyphilitiques que, par excès de prudence, on prescrit à peu près toujours, même dans ces cas non douteux, croyons-nous qu'on doit apporter de grandes modifications aux habitudes reçues. Nous aurons soin de dire lesquelles.

Si, passant de la généralisation aux applications, nous exami-

nons chacun des faits qui ont passé sous nos yeux, voyons-
nous que ces faits aient été l'objet de beaucoup de doutes, de
la part des praticiens qui ont eu l'occasion de les voir? Nullement. Parmi les vingt-six malades dont nous avons classé la
maladie dans les cas graves ou très-graves (1), il n'en est pas
un seul sur la maladie duquel les médecins aient eu des doutes,
si ce n'est au début. Tout au plus en voyons-nous un qui, même
à une période avancée, était considéré comme syphilitique par
M. Nélaton, contre M. Ricord, qui jugeait, avec raison, la
maladie étrangère à la syphilis, par conséquent, cancéreuse.
De ces vingt-six cas, ceux des observations 8 et 9 seraient
à la rigueur les seuls sur lesquels on pourrait conserver des
doutes, et encore jusqu'à quel point ces doutes seraient-ils
fondés? Le malade de l'observation 8 n'avait-il pas une ulcération à fond grisâtre, à base indurée, ayant débuté par une
induration superficielle, et s'accompagnant actuellement d'un
engorgement ganglionnaire, en l'absence de tout antécédent
syphilitique? c'est-à-dire, ce que les auteurs décrivent comme
le type du cancer lingual superficiel, et M. Lebert, comme le
type du cancroïde. Quant au malade de l'observation 9,
n'avait-il pas une large induration accompagnée d'une sorte
d'enduit blanchâtre, dû, selon moi, à des formations parasitaires, et n'avait-il pas épuisé les traitements antisyphilitiques
les plus abusifs, malgré l'absence de tout autre symptôme
syphilitique?

Il ne me paraît donc pas possible de conserver des doutes
sur le caractère cancéreux de l'affection de ces deux malades,
à plus forte raison sur celle des vingt-quatre autres. Quant
aux treize malades dont nous avons classé la maladie parmi les
cas légers, nous en avons signalé nous-même, parmi eux, plusieurs qui pouvaient être douteux, quoique l'habitude que

(1) Obs. 1, 2, 4, 5, 7, 8, 9, 14, 15, 16, 17, 19. 20, 22, 23, 24, 25, 26, 27, 28, 29,
31, 33, 34, 36 et 37.

nous avons acquise de ces affections nous permette de considérer comme à peu près certain le diagnostic de quelques-uns. Nous donnerons sur ce point quelques explications, à propos de chaque cas particulier, et nous terminerons ces généralités sur le diagnostic par les propositions suivantes :

On aura déjà de grandes probabilités qu'une maladie de la langue est de nature cancéreuse :

Quand elle se présentera sous forme d'une induration ou d'une tumeur indurée, occupant une portion circonscrite de la langue, surtout l'un des côtés, ou seulement la pointe ;

Que cette induration ne sera accompagnée et n'aura été précédée d'aucune manifestation syphilitique primitive, et surtout constitutionnelle ;

Qu'elle aura été précédée et qu'elle s'accompagnera actuellement de douleurs plus ou moins vives, particulièrement d'élancements, soit dans la tumeur, dans l'induration elle-même, soit dans l'oreille du côté malade ;

Qu'elle aura débuté, soit par un bouton saillant, plus ou moins pédiculé, soit par un développement papillaire, soit par une sorte d'enduit blanchâtre, analogue aux productions parasitaires de certaines feuilles ;

Qu'enfin elle sera accompagnée de crevasses plus ou moins profondes, divisant la langue en plusieurs îlots, adhérents à la partie centrale de l'organe par un pédicule.

Ces probabilités équivaudront presque à une certitude :

Quand l'induration sera compliquée d'un ulcère à fond grisâtre, à bords déchiquetés renversés soit en dedans, soit, et plus souvent, en dehors, à sécrétion sanieuse, fétide ;

Qu'elle sera accompagnée d'une salivation plus ou moins abondante, souvent très-abondante et visqueuse ;

Qu'enfin, il existera concurremment avec l'induration et l'ulcère, un ou plusieurs ganglions indurés, à plus forte raison ulcérés, et dont l'ulcération a les mêmes caractères que celle de la langue. .

A cet ensemble de caractères, il n'est peut-être pas un seul
praticien qui ne reconnaisse un cancer de la langue, et qui ne
soit convaincu qu'il n'est pas plus exposé à se tromper, dans
ces cas, que dans ceux où il aurait à diagnostiquer une exostose
syphilitique réunissant tous les caractères qui lui sont propres.

Eh bien ! presque tous les malades que nous avons compris
dans nos vingt-six cas graves, ont présenté cet ensemble de
caractères ; nous ne croyons donc pas qu'on puisse élever plus
de doutes sur la maladie de ceux qui ont guéri que de ceux
qui ont succombé, et, dès lors, toutes les conséquences qui
découlent de la certitude de ce diagnostic sont inattaquables.

XII

ÉTIOLOGIE

Les causes du cancer de la langue, on l'a fait remarquer
avec raison, ne sont pas plus connues que celles des autres
cancers, et l'on a fait remarquer, avec plus de raison encore,
que la cause immédiate n'en était pas moins inconnue ; on
aurait pu faire remarquer, en troisième lieu, que lorsqu'on
aura découvert la cause immédiate du cancer d'un organe quelconque, on aura probablement découvert celle de tous les
autres. Ne voulant nous engager que le moins possible dans
les questions générales, nous nous bornerons à l'étude de ce
qui est spécial à la langue, et nous n'en sortirons que lorsqu'il
sera impossible d'y rester.

Fréquence de la maladie. — On ne possède aucun document
qui permette d'établir cette fréquence, même d'une manière
approximative. D'après les relevés faits par Tanchou, sur les
registres des municipalités de Paris, le nombre des cancers de
la langue formeraient à peu près la deux cent cinquantième
partie de la totalité des cancers, et occuperait le douzième rang

comme ordre de fréquence. Mais le document de Tanchou étant très-défectueux, on ne peut accorder à ces chiffres qu'une confiance très-limitée.

Age. — L'âge moyen des sept malades observés par M. Lebert a été de quarante-sept ans et deux mois (47, 14); l'âge moyen des quatorze malades dont l'âge est noté, sur les vingt-trois cas réunis par M. Maisonneuve, est de quarante-cinq et demi; mais il faut observer que parmi ces malades se trouve une fille de quinze ans opérée par James Arnott, et qui, probablement n'avait pas un cancer de la langue; en faisant abstraction de cette malade, on arriverait, pour les treize autres, à la moyenne de quarante-sept ans et deux mois, chiffre qui est, pour ainsi dire, identique à celui de M. Lebert. Quant à nos observations, nous avons pris trente-trois fois des renseignements sur l'âge des malades; dans quelques cas, nous n'avons pas cru devoir demander le renseignement directement et nous nous sommes contenté de le fixer approximativement, ce qui ne peut donner lieu, pour peu qu'on ait du coup d'œil, à des erreurs sérieuses. En écartant de ces trente-trois cas le malade de l'observation 39, dont l'affection était trop légère pour rentrer dans notre catégorie, nous avons trouvé, pour âge moyen des autres, quarante-sept ans et neuf mois, chiffre d'une concordance vraiment remarquable avec les deux précédents. Il serait difficile, en présence d'une pareille concordance, de ne pas considérer ce chiffre de quarante-sept ans comme l'expression exacte de l'âge moyen auquel se développe le cancer de la langue. L'âge moyen de l'ensemble de tous les cancers étant de cinquante et un ans, d'après M. Lebert, on voit que celui de la langue se trouve un peu au-dessous de la moyenne générale.

Sexe. — M. Lebert ayant jugé ses cas trop peu nombreux pour être relevés, se contente de dire que, « toutefois, le mal paraît beaucoup plus fréquent chez l'homme que chez la femme, ce qui tient, *peut-être,* à ce que le cancer est confondu avec le cancroïde épidermique qui *peut* succéder à l'abus des pipes courtes chez les hommes qui en ont contracté une longue habitude. » Un *peut-être*, éclairé par un *peut*, ne doit pas, on le conçoit, briller d'un vif éclat ; ce n'est pas ainsi que M. Lebert cherche ordinairement à résoudre les questions. Pour nous, il est hors de toute contestation que le cancer de la langue est, en effet, beaucoup plus fréquent chez l'homme que chez la femme, circonstance dont le bon La Fontaine n'aurait pas manqué de tirer parti, si elle eût été connue de lui. Dans les vingt-trois cas rassemblés par M. Maisonneuve, on compte quinze hommes et huit femmes (y compris la petite fille d'Arnott); nos trente-neuf cas ou seulement nos trente-huit, sont bien plus favorables encore au sexe féminin, puisque nous n'y trouvons que cinq femmes ; encore faut-il ajouter que chez quatre d'entre elles, la maladie était tellement légère, que nous ne l'aurions pas comprise dans notre relevé, si nous n'avions pas cru y trouver l'influence de la contagion, et, par conséquent, le même caractère qu'à la maladie contaminante. Abstraction faite de ces quatre cas, il n'en resterait, en réalité, que trente-trois ou trente-quatre, sur lesquels un seul appartiendrait au sexe féminin. Nous n'oserions assurément prétendre que cette proportion soit l'expression de la loi générale des localisations cancéreuses ; cependant, nous devons avouer que nous ne voyons absolument aucune raison d'admettre que les hommes soient venus nous consulter de préférence aux femmes; il nous faudrait admettre, pour cela, que cette préférence n'a eu lieu que pour les malades atteints de cancers de la langue, ce qui serait tout simplement absurde. On *peut*, à la rigueur, croire à un hasard ; mais le hasard serait ici trop grand.

Action de fumer. — Il y aurait bien un moyen d'expliquer le privilége du sexe féminin, ce serait d'attribuer le cancer de la langue à l'action de fumer ; ou, — si on veut nous passer un substantif qui serait bien utile, — à la *fumation* ; l'usage des *pipes courtes*, comme dit M. Lebert, ou du *brûle-gueule*, comme

dit plus exactement et plus pittoresquement le troupier, ne
suffirait pas, en effet, pour expliquer la fâcheuse disposition de
l'homme, attendu que l'usage du brûle-gueule est beaucoup
trop restreint, et que de nos trente-neuf malades, un seul avait
eu le goût de cet affreux passe-temps. Mais la vérité, c'est que
l'influence du brûle-gueule n'est pas mieux démontrée que
celle du londrès ou du panatela ; il est même douteux que
l'on puisse jamais arriver sur cette question à une solution
rigoureuse ; il faudrait commencer, pour cela, par établir la
proportion des fumeurs et des *non-fumeurs*, ce qui est loin
d'être facile. On peut seulement établir, par les résultats de
l'impôt sur le tabac, aussi bien que par une observation générale, que les fumeurs sont en immense majorité dans la popu-
lation masculine adulte. Quoi qu'il en soit, voici les chiffres
que nous avons obtenus relativement à cette question. Sur
vingt-huit malades sur lesquels nous avons pris des renseignements relatifs à la fumation, nous en avons trouvé vingt-sept
qui fumaient plus ou moins, c'est-à-dire qu'ils fumaient tous,
sans en excepter l'honorable aumônier qui est le sujet de
l'observation 37, lequel fumait beaucoup. Néanmoins, nous ne
conclurons pas à l'influence de la pipe, et nous parlerons moins
encore de l'épithélioma des *fumeurs*, malgré l'exemple que
nous donne M. Ricord (voir obs. 24); nous ne prononcerons
pas même le *peut*, après M. Lebert ; le possible n'est rien, il faut
au moins le probable, quand on ne peut pas avoir le certain.

Actions physiques et chimiques. — Tous les cliniciens
savent que les malades attribuent souvent le développement de
leur maladie à l'action d'une dent cariée dont une pointe ou
un bord tranchant aurait longtemps irrité la langue. Nous pensons avec M. Lebert que cette explication est souvent inexacte,
et qu'on doit bien plus souvent attribuer l'irritation observée
à ce que la langue, déjà développée anormalement, va s'irriter
contre une dent qu'elle ne toucherait pas, si elle n'avait que son
volume naturel. Nous n'admettons, d'ailleurs, pas plus que

M. Lebert, qu'une irritation pure et simple puisse déterminer un cancer; nous l'admettons même beaucoup moins que lui, attendu que lui, sans donner aucune raison, croit cette irritation suffisante pour causer un cancroïde, et que nous ne la croyons suffisante ni pour le cancer à cellules hétéromorphes — (hétéromorphes, toujours sous toutes réserves) — ni pour le cancer épithélial. Mais de ce qu'une irritation est insuffisante pour causer un cancer chez une personne non prédisposée, s'ensuit-il qu'elle soit de nul effet, quand elle agit sur une prédisposition? Je n'oserais pas aller jusque-là, et je crois même positivement tout le contraire, et par des raisons générales et par des raisons spéciales : par des raisons générales, parce que toutes les causes de maladies agissent d'autant plus efficacement qu'elles trouvent des organes déjà plus atteints par d'autres influences; c'est, en un mot, l'application d'une vérité presque trop vraie pour être dite, qu'on résiste moins à dix ennemis qu'à un seul. Un exemple doublement applicable au cancer prouverait cette vérité, si elle avait besoin de l'être : qu'une plante d'un bon naturel soit plantée dans un bon sol, à bonne exposition, elle croîtra vigoureusement, et, parvenue à sa croissance, elle offrira, dans tous ses organes, le cachet de la santé et de la vigueur; mais qu'un des éléments nécessaires à la vie, eau, lumière, sels ou azote, vienne à lui manquer, et aussitôt, l'affaiblissement qui en résulte la rendra vulnérable par une foule d'ennemis qui l'environnent et qui, auparavant, ne pouvaient pas l'entamer; que tout en lui, conservant toutes les bonnes conditions d'alimentation, on lui fasse subir des blessures nombreuses et intempestives, les ennemis finiront par s'introduire dans ces blessures, et, finalement, par lutter avec succès et remporter la victoire.

Chez notre malade de l'observation 32, nous avons vu un irritant chimique déterminer une maladie que nous avons dû combattre pendant des mois pour en triompher. Cette maladie était-elle un cancer, épithélial ou autre, commençant? Nous ne voulons certainement pas l'affirmer; mais qui pourrait affirmer le contraire? Ce qu'on peut assurer sans crainte, c'est que, sans une disposition particulière, une cautérisation légère au sucrate de chaux n'aurait pas causé des désordres aussi persistants.

Prédisposition. — Nous venons de prononcer le mot de prédisposition; ce mot exprime une chose ou plutôt un état; mais le constater est malheureusement tout ce qu'on peut faire. On peut ajouter, seulement, ce qu'on n'a pas assez fait remarquer, que la prédisposition est double : il y a celle de l'organisme, il y a celle de l'organe; l'une est aussi certaine, mais non moins inconnue que l'autre.

Hérédité. — La prédisposition et l'hérédité, c'est à peu près sinon tout à fait la même question. Quoique démontrée presque jusqu'à l'évidence, dans quelques cas particuliers, l'hérédité est encore fort obscure, sur beaucoup de points; nos observations ne peuvent apporter aucune lumière à cette question. Il est d'abord assez difficile d'avoir des renseignements sur l'hérédité, quand on voit des clients que l'on ne connaît pas personnellement, ce qui arrive nécessairement souvent, dès qu'on a une pratique un peu étendue; on comprend la réserve que commande, dans beaucoup de cas, sous ce rapport, la tranquillité et l'intérêt des malades à qui les questions d'hérédité ne sont pas toujours étrangères. Sur nos trente-neuf malades, nous n'avons pris des renseignements dignes de quelque confiance que sur dix-sept; sur ce nombre, nous en avons trouvé un dont le père était mort d'une *tumeur,* et trois dont les mères étaient positivement mortes d'un cancer ou d'un *cancroïde.* Cette proportion, quoique portant sur des faits aussi restreints, nous paraît cependant avoir sa signification, car elle dépasse de beaucoup celle qui devrait naturellement exister, si l'hérédité n'avait joué aucun rôle dans le développement des productions que nous avons observées.

Contagion. — La question de la contagion, qui n'est pas

sans analogie avec celle de l'hérédité, a souvent été débattue, sans qu'on soit arrivé à quelques résultats positifs. Nous avons fait précédemment allusion à une expérience de MM. Follin et Lebert; nous allons maintenant la soumettre à l'appréciation de nos lecteurs. Nous commencerons, d'ailleurs, par citer tout le passage que M. Lebert consacre à la question de la contagion; ce paragraphe porte le cachet d'une parfaite impartialité et d'un excellent jugement; nous sommes heureux d'en faire honneur à M. Lebert, pour la personne duquel nous avons la plus haute et la plus sympathique estime, tout en repoussant avec énergie un grand nombre de ses opinions. Voici ce paragraphe remarquable :

« On a souvent débattu la question de la transmissibilité directe par voie d'inoculation ou par l'injection de matière cancéreuse dans les veines des animaux. Voici le résultat de toutes ces recherches.

« D'abord une preuve pratique de la non transmissibilité par contact réside dans l'absence de tout exemple avéré d'un cancer contracté ainsi par les personnes qui soignaient et approchaient les malades atteints de cancer. Il n'est pas rare de voir de malheureuses femmes atteintes d'un cancer de la matrice, se livrer aux désirs de leurs maris ou de leurs amants jusqu'à une période avancée de la maladie. Jamais un cancer de la verge ne s'en est suivi. On sait que Biett et Alibert ont essayé de s'inoculer le cancer, et sans résultat aucun. J'ai pour ma part manié souvent des pièces cancéreuses pendant des heures entières avec une écorchure au doigt, et certainement si le cancer était inoculable, je devrais en être atteint depuis longtemps. Le contact et l'inoculation ne peuvent donc pas transmettre cette maladie. L'absorption indirecte n'y influe pas davantage, et l'on sait que Dupuytren a nourri pendant longtemps des chiens avec du cancer sans qu'ils en aient été atteints; et pourtant le chien est très-sujet au cancer. On a plusieurs fois injecté du suc cancéreux délayé dans de l'eau dans la veine jugulaire d'un chien, et avec des résultats bien divers. Langenbeck a réussi à produire ainsi des tumeurs cancéreuses secondaires. Vogel, Valentin, et déjà bien long-temps auparavant Dupuytren, sont arrivés à des résultats négatifs. Cependant la question ne me paraît en aucune façon jugée, et à coup sûr on n'a pas assez varié et multiplé les expériences. J'ai pour ma part constaté avec M. Follin un fait qui m'a vivement impressionné. Je ne veux en tirer encore aucune conclusion, mais je vais le rapporter tel que je l'ai consigné dans mes notes. Du cancer du sein opéré par M. Vel-péau à la Charité, a été injecté dans la veine jugulaire d'un chien de moyenne taille. La substance cancéreuse avait été préalablement broyée et délayée dans de l'eau. L'examen microscopique avait mis hors de doute l'existence de cellules dans le liquide. La masse injectée était environ de 60 à 80 grammes : au bout de quinze jours l'animal a succombé, et à l'autopsie nous avons constaté l'existence d'un certain nombre de tumeurs dans les parois du cœur, variant entre le volume d'un petit pois et celui d'un petit haricot, d'une dureté élas-tique, d'un blanc mat, infiltrée d'une petite quantité de suc cancéreux. Il y avait en outre des petites tumeurs du volume d'une tête d'épingle dans le foie. Toutes montraient des cellules cancéreuses de vingt millièmes de millimètre de diamètre, à l'état complet, renfermant un noyau de sept millièmes et demi de millimètre de diamètre, rond ou elleptique et muni d'un ou de deux nucléoles. Beaucoup de ces noyaux étaient libres, d'autres étaient entourés d'une paroi fusi-forme.

« Un seul fait, en pareil cas, ne prouve rien, ajoute M. Lebert; car, comme le cancer est fréquent chez le chien et qu'on ne sacrifie en général pour les expériences que les ani-maux sans prix, il se pourrait parfaitement que le chien eût été cancéreux auparavant, et nous soupçonnons quelque chose d'analogue dans le résultat de l'expérience de Langenbeck.

Toutefois, ce sujet mérite d'être repris avec la plus sérieuse attention. » (LEBERT, *Mal. cancér.*, p. 135.)

Nous avons déjà exprimé par avance notre opinion sur la transmissibilité du cancer par contagion ; c'est dire tout l'intérêt que nous attachons à cette question, qui est suivant nous capitale dans l'histoire du cancer, aussi bien au point de vue de la pathologie que de la thérapeutique et de la prophylaxie ; mais plus nous sommes convaincu de la contagiosité du cancer, plus nous devons nous défier des preuves qui nous sont offertes à l'appui de notre opinion ; nous ne serons donc pas moins difficile sur ces preuves que si nous étions un adversaire déclaré de la contagion.

Or, nous devons le dire, on pourrait être moins difficile que cela, et ne pas considérer comme convaincante l'expérience de M. Lebert ; pour mieux dire, cette expérience ne prouve absolument rien, sinon que MM. Lebert et Follin avaient un peu oublié, en la faisant, et la pathologie du cancer et la relation des expériences analogues qui existent dans la science, notamment celles de Gaspard, de Legallois, de MM. de Castelnau et Ducrest, etc.

La pathologie du cancer nous permet difficilement d'admettre qu'au bout de quinze jours de contagion, on puisse trouver déjà des cancers tout formés, parvenus à leur stade de floraison, pour parler comme le savant professeur Virchow ; elle ne nous permet guère davantage d'admettre que des cancers aussi multipliés se développent tous à la fois, et marchent d'une vitesse égale vers le terme de leur évolution. Il y aurait dans ces deux circonstances quelque chose de trop inusité, pour qu'on pût y croire sans des preuves cent fois répétées. Et à propos de répétition, nous ne serons pas seul à nous étonner que des hommes qui paraissent animés d'un grand zèle scientifique, qui avaient les loisirs nécessaires et qui se trouvaient dans des conditions favorables à l'expérimentation, s'en soient tenus à une seule expérience, sur une question qu'ils jugeaient eux-mêmes du plus grand intérêt, quand il leur était si facile de renouveler cette expérience. Cette remarque faite, nous nous contenterons d'ajouter que les résultats constatés dans leur expérience unique, par MM. Follin et Lebert, sont tout à fait analogues à ceux qu'ont obtenus MM. de Castelnau et Ducrest, en injectant dans les veines des chiens diverses substances étrangères. (*Recherches sur les abcès multiples*, in-4°; *Mémoires de l'Académie de médecine*, t. XII.)

MM. Follin et Lebert n'ont donné aucun renseignement sur les symptômes qu'a dû éprouver l'animal sur lequel ils ont expérimenté ; c'est une lacune importante qui, si elle eût été remplie, aurait très-probablement complété les analogies entre cette expérience et les nombreuses expériences semblables dont elle a été précédée. Mais, dira-t-on peut-être, les petites tumeurs, si tumeurs il y a, constatées par MM. Follin et Lebert contenaient des cellules cancéreuses ; cette circonstance peut être un embarras pour ceux, s'il en est encore, qui considèrent ladite cellule comme pathognomonique du cancer ; mais pour ceux qui sont d'une opinion contraire, ils trouveront que l'embarras est pour la cellule, qui se trouve là fort intempestivement, pour caractériser de cancer une production qui ne saurait être du cancer. Ce qu'on peut dire de plus favorable à cette cellule, c'est qu'elle n'était autre que celle qui avait été injectée dans les veines, et qui s'était déposée dans les points où on l'a retrouvée. Que si les cellules constatées à l'autopsie étaient plus nombreuses que celles qu'on avait injectées, on en concluera tout ce qu'on voudra, excepté qu'une multitude de cancers puissent se former en quinze jours ! On ne s'explique pas que les savants expérimentateurs n'aient pas fait eux-mêmes toutes ces réflexions. Nous sommes heureux de constater qu'elles ont été faites par M. Broca, à peu près dans les termes où nous venons de les présenter.

Avant de quitter la question des expérimentations que nous ne pouvons épuiser, parce que son caractère de généralité nous

entraînerait trop loin de notre sujet, nous croyons devoir présenter une remarque qui nous paraît indispensable.

Ce que nous venons d'écrire prouve assez tout l'intérêt que
nous attachons aux expériences faites sur les animaux ou sur
l'homme; cependant aucun clinicien ne peut aujourd'hui se
dissimuler toute la distance qu'il y a d'une expérimentation
artificielle à la contagion naturelle. L'inoculation de la syphilis,
inaugurée par M. Ricord, a pour quelques instants séduit un
certain nombre d'esprits légers; mais quand M. de Castelnau
eut, le premier, passé cette pratique au creuset d'une critique
sévère, basée sur l'observation clinique, il fut démontré clair
comme le jour, que ce procédé n'était pas seulement immoral, mais
encore qu'il était trompeur, et que c'est par l'observation clinique
qu'on doit résoudre et qu'on résoudra les questions de clinique.
Aujourd'hui, personne ne doute que les accidents secondaires
de la syphilis ne soient contagieux, quoiqu'on n'ait réussi que
très-rarement et d'une manière plus ou moins équivoque à les
inoculer. Ce n'est donc qu'avec de grandes réserves qu'on
peut conclure de l'expérimentation à la clinique, car les procédés de l'une et de l'autre peuvent différer dans des limites
que nous ne saurions prévoir. Si ces réserves nous sont impo-
sées dans la syphilis, c'est bien autre chose dans le cancer,
dont la cause productrice nous est encore bien moins connue
que celle du mal vénérien. Si nous ne savons pas ce que c'est
qu'un virus, nous avons au moins quelques données sur lui,
tandis que sur la cause du cancer, nous n'avons que quelques
faits fort incomplets, et l'hypothèse que nous allons exposer.
M. Lebert a bien parlé du virus, mais il paraît avoir employé ce
mot un peu au hasard (1), uniquement parce qu'il s'est pré-

---

(1) « Le cancer des intestins, dit-il, est bien plus souvent le résultat du *dépôt*
primitif du *virus* cancéreux qu'un mal secondaire. » (*Mal. cancér.* p. 553). Pourquoi encore *dépôt?* Pour que le virus eût été *déposé*, il faudrait qu'il eût été pris
quelque part ; or, M. Lebert, qui ne croit pas, quant à présent, à la contagion,
doit nécessairement admettre que le virus, si virus il y a, s'est formé sur place;
il n'a donc été ni transporté ni *déposé*, et le mot dépôt est tout à fait impropre.

senté le premier sous sa plume, comme cela arrive trop souvent à notre savant confrère, sans doute trop préoccupé de l'idée pour s'astreindre à peser ses mots. Malheureusement les mots sont le seul moyen d'exprimer les idées, et faute de bien choisir les uns, on s'expose à rendre très-imparfaitement les autres. Ainsi, d'après ce que nous savons des virus reconnus, la cause du cancer n'est pas un virus; on ne doit donc pas même lui appliquer, en expérimentation, la logique applicable aux virus (1), et il est encore plus urgent, en ce qui le concerne, de s'en tenir aux enseignements de la clinique, à moins d'être guidé par un principe supérieur aux expérimentations et à la clinique, c'est ce que nous discuterons dans un instant.

Pour le moment, nous nous contenterons de signaler deux ordres de faits cliniques qui nous paraissent établir quelques présomptions, en faveur de la contagion : dans les uns, ainsi que nous l'avons précédemment signalé, on voit une ulcération cancéreuse se former sur l'amygdale, ou sur le voile du palais, ou sur la joue même, sur un point en contact avec un ulcère cancéreux plus ancien; dans les autres, on voit des personnes en relations plus ou moins intimes (et trois fois sur quatre, très-intimes, puisqu'il s'agissait de deux femmes et d'une maîtresse de

---

(1) Il est bien entendu que je raisonne, ici, en me plaçant au point de vue des idées reçues et des faits établis sur les virus, c'est-à-dire en considérant seulement comme virus ou ferment la substance inconnue, mais intimement unie à certaines sécrétions morbides, (ou, d'après des recherches récentes, à certains éléments de ces sécrétions), et qui, transportée mécaniquement et déposée dans des tissus sains, dans des conditions possibles d'absorption, détermine une maladie semblable à celle qui a donné lieu à la sécrétion virulente. Ainsi compris, le virus ou la sécrétion *virulente* n'existe pas; ou, du moins, n'est pas démontrée exister dans le cancer; mais on verra plus loin qu'en envisageant d'un point plus élevé la contagion, et en y trouvant *nécessairement* l'action d'un être vivant, nos idées sur les virus doivent être modifiées; et, au point de vue nouveau, la cause productrice du cancer est un virus, c'est-à-dire un parasite, tout comme la variole, la morve, la rage ou la syphilis; seulement les conditions de reproduction de ce parasite sont encore plus inconnues que celles des parasites varioleux et syphilitiques. — Voilà toute la différence.

cancéreux, obs. 3, 11, 12, 30, etc.) contracter une maladie
semblable à celle du malade avec lequel elles vivaient et auquel
elles donnaient des soins. Nous ne nous dissimulons pas qu'on
pourrait, dans ces quatre cas, mettre en doute le caractère de
la maladie supposée contractée par contagion; mais il faut d'abord
constater que les personnes supposées contaminées ne s'y sont
pas trompées, et qu'elles ont constaté sur elles-mêmes ce
qu'elles avaient vu d'abord et dès l'origine, sur leurs maris; ce
renseignement, sans être absolument scientifique, ne doit pourtant pas être dédaigné, et il doit l'être moins encore, quand il
concorde avec les données de l'observation relativement au
début de la maladie; or, la concordance est pour nous indu-
bitable. M. Lebert a cependant choisi le plus fort argument
qu'on puisse donner contre la cantagiosité du cancer, en citant
l'immunité dont jouissent les hommes qui continuent à coha-
biter avec des femmes atteintes de cancer de l'utérus. Cet
argument, nous le répétons, est d'un grand poids. Pourtant, la
cohabitation dont on parle n'a peut-être pas été assez étudiée,
pour qu'on puisse lui accorder toute la valeur qu'elle paraît
avoir. Dans notre propre pratique, nous ne l'avons jamais
observée, dans des conditions comme celles qu'on pourrait supposer; en sorte qu'il règne sur ce point, dans notre esprit,
un doute important à éclairer. Il reste surtout à étudier et à
découvrir les divers procédés de contagion, dont nous ne
connaissons que quelques-uns, ou, si l'on veut, les diverses
conditions de reproduction des parasites morbigènes. Par
exemple, en inoculant ou même en injectant soit le suc, soit
la substance même de la noix de galle ou de la pomme de
chêne, on ne reproduirait certainement pas ces tissus morbides,
ces véritables tumeurs; et cependant, qui pourrait nier que ce
soient les insectes résultant de la transformation des larves qui
produisent ces tumeurs, qui vont porter à leur tour de nouvelles
larves et occasionner de nouvelles tumeurs, dans d'autres
arbres? Ne sait-on pas aussi que tous les états des animaux

sujets aux métamorphoses, ne peuvent toujours se transmettre,
dans un même état, aux individus de plusieurs espèces, et
qu'avant de se reproduire sur une espèce, à un état donné, ils
doivent passer par un autre état sur une espèce différente?

Il y a donc, relativement aux divers modes de contagion, tout
un monde à découvrir, monde dont MM. Lebert et Follin, ni
les commentateurs de leur expérience unique ne paraissent
point se douter. En tous cas, le fait tel que l'a formulé M. Lebert
fût-il constant, qu'il ne saurait détruire, d'une manière
générale, nos présomptions, ni les faits, ni surtout le principe
sur lesquels elles se fondent.

Quant au principe, nous l'avons déjà posé, c'est le principe,
si l'on nous permet ce mot, du parasitisme. Sans doute, nous
ne pourrons jamais peut-être placer sous l'œil du micrographe
le parasite ou les parasites qui causent l'altération de nutrition
d'où résultent les productions cancéreuses; je n'en suis pas
moins convaincu que ce parasite ou ces parasites existent, et
que l'idée de leur existence s'impose à l'esprit de quiconque a
bien observé les productions pathologiques des deux règnes, et
qui est doué de quelque puissance d'induction. Or, une fois
l'idée de parasitisme admise, celle de contagion s'ensuit
nécessairement, comme du fait de la contagion se déduit
nécessairement, pour nous, celle de parasitisme. Oui, je
l'avoue, ou plutôt je déclare nettement et itérativement, je
comprends qu'un corps inerte, une molécule de potasse ou
d'acide sulfurique détruise des tissus organiques; je comprends
qu'une pointe d'aiguille excite ces mêmes tissus; je ne com-
prendrais pas que ces corps déterminassent un produit qui,
transporté sur un tissu sain, déterminerait une action dont
le résultat serait la reproduction de la première cause du mal,
c'est-à-dire une molécule d'acide sulfurique ou de potasse, une
pointe d'aiguille! La contagion est-elle autre chose? Non; à
nos yeux, les êtres vivants, seuls, engendrent des êtres vivants
— au moins dans la période où en est arrivée la création; —

par conséquent les ferments sont des êtres vivants, les virus
sont des êtres vivants, tout ce qui est compris dans les mots
contagion et infection résulte de l'action et du développement d'êtres vivants; cela pouvait passer pour un paradoxe
quand je l'ai dit il y a quatre ans; aujourd'hui, cela est aux
trois quarts démontré; demain ce sera démontré entièrement,
et alors, nul ne doutera plus que la cause du cancer ne soit
un parasite; on ne doutera que d'une chose ou plutôt on
n'oubliera qu'une chose, c'est de se rappeler le nom de
celui qui aura eu le mérite de prévoir et de faire sentir
cette vérité, sinon de la démontrer, et de devancer de quelques
années l'opinion universelle.

L'exposé de notre traitement et de ses résultats confirmera,
je l'espère, la justesse de ces considérations.

XII

TRAITEMENT

« Le principal but, dans les recherches d'anatomie morbide,
dit M. Lebert, est non-seulement d'arriver à la connaissance
intime des productions pathologiques, mais de reculer en
même temps les limites de nos ressources actuelles thérapeutiques. C'est une des raisons pour lesquelles tout ce qui rattache à la question du cancer a toujours eu pour nous un
grand attrait. » (*Malad. cancéreuses*, pag. 594.)

Je partage entièrement l'opinion du savant anatomo-patho-
logiste; je la partagerais même plus qu'entièrement, si cela
était possible, car je pense que l'extension de nos ressources
thérapeutiques doit être le but, non-seulement des recherches
d'anatomie morbide, mais de toutes les recherches anatomiques et physiologiques dont l'homme peut être l'objet. Mais
j'avoue que, si je comprends et partage les aspirations de

mon digne confrère, je ne saurais comprendre aussi bien les motifs de l'attrait qu'a pour lui tout ce qui se rattache à *la question* du cancer, ni son apparente satisfaction. M. Lebert a fait de très-nombreuses, de très-délicates, de très-patientes, de très-savantes recherches d'anatomie pathologique, je suis heureux de le proclamer une fois de plus; quant à l'extension des limites de nos ressources thérapeutiques, qui ont été le résultat de ces recherches, M. Lebert les a résumées par une *espérance* sur le traitement d'une localisation cancéreuse en particulier, espérance qu'il exprime dans les termes suivants :

« Nous avons la conviction que le traitement des cancroïdes de la lèvre inférieure est plein d'avenir, et nous espérons que *d'ici à quelques années* un chirurgien qui traiterait ces affections par les cautérisations légères et superficielles et les excisions insuffisantes, passera pour aussi ignorant qu'aujourd'hui un praticien qui traiterait une hernie étranglée par l'homœopathie. » (Lebert, *Mal. cancér.*, p. 634.)

Les quelques années dont parle M. Lebert sont depuis long-temps écoulées, puisque les lignes qui précèdent sont écrites depuis dix-huit ans, et nous ne voyons pas trop quelle extension les recherches micrographiques ont apportée à nos ressources thérapeutiques contre le cancer de la lèvre inférieure; il me paraît évident que M. Lebert en est, à l'endroit du cancer de la lèvre inférieure, au même point que l'amant de Philis, à cette différence près que les espérances de M. Lebert paraissent durer toujours sans le faire désespérer jamais. Quant au traitement du cancer de la langue, je ne pense pas que M. Lebert eût grand'chose à ajouter, aujourd'hui, à ce qu'il en disait en 1850, et ce qu'il disait est vraiment trop caractéristique et en même temps assez laconique, pour que nous croyions pouvoir le mettre textuellement sous les yeux de nos lecteurs.

« Le traitement du cancer de la langue peut avoir un but curatif, en enlevant le mal local au moyen d'une opération, ou se borner à des secours purement palliatifs. Nous savons qu'il y a des chirurgiens qui, frappés par les rechutes fréquentes, on peut dire presque constantes, du cancer après l'opération, ont voulu proscrire toute extirpation du cancer. Nous croyons qu'il est bon d'opérer tant qu'on peut circonscrire le mal et l'enlever en totalité, tant que la constitution n'a pas éprouvé une profonde atteinte, tant que des signes de cancer dans des organes inaccessibles au bistouri, ne se sont pas manifestés. »

M. Lebert décrit ensuite quelques-uns des innombrables procédés imaginés pour amputer la langue, et il ajoute :

« Nous arrivons au traitement palliatif médical. Pour le cancer de la langue, il sera utile et même nécessaire de soumettre les malades au traitement spécifique chaque fois qu'on a le moindre soupçon que l'affection de la langue est due à la syphilis. Il existe assez d'exemples de guérisons bien constatées d'ulcères syphilitiques de la langue pris pour des cancers, pour qu'on soit très-encouragé à tenter ce traitement avant de recourir au bistouri.

« Nous arrivons enfin au traitement purement palliatif. Les narcotiques sont les seuls capables de soulager les malades lorsque leurs souffrances présentent un certain degré d'intensité. On pourra prescrire un gargarisme narcotique, tel qu'une solution de suc de laitue ou une infusion d'herbe de jusquiame. En même temps on prescrira à l'intérieur les narcotiques, la teinture de jusquiame, la belladone et surtout les préparations opiacées. Lorsque le malade peut encore avaler des pilules, on choisira de préférence l'extrait gommeux d'opium, à la dose de 3 à 5 centigrammes le soir, et plusieurs de ces doses dans les vingt-quatre heures, à mesure que le malade s'y habitue. On remplacera les pilules, quand le malade ne pourra plus les avaler, par le sirop de morphine à la dose de 10 à 15 grammes et au-delà dans les vingt-quatre heures. » (*Mal. cancér.*, p. 431 et suiv.)

Voici donc à quoi se réduisent les résultats des recherches anatomo-pathologiques du laborieux micrographe sur le cancer, et de la « connaissance intime des productions morbides » qu'il a acquise :

1° *Traitement curatif :* opération ;

2° *Traitement palliatif médical :* antisyphilitiques, — *qu'il proscrit sévèrement dans les affections cancéreuses* autres que celles de la langue, mais qu'il conseille contre ces dernières, pour le cas où le hasard porterait un meilleur diagnostic que le microscope ;

3° *Traitement* purement *palliatif :* narcotiques.

Ainsi, le traitement *palliatif* du cancer de la langue, c'est... le traitement de la syphilis ; le traitement *purement palliatif,* c'est la médication narcotique.

Quant au traitement *curatif,* voici comment M. Lebert le juge d'une manière générale dans une autre partie de son ouvrage :

« Quand on a coupé un membre pour un cancer, on a bien enlevé le mal, mais non pas la maladie. *L'opération n'est* JAMAIS *pour nous qu'un secours palliatif.* » (*Mal. cancér.,* p. 188.)

Ce simple rapprochement de texte donne une idée exacte de la manière dont les micrographes spécificistes traitent à la fois la langue et le cancer ! En voilà, je crois, plus qu'il n'en faut pour me justifier d'avoir choisi une autre voie, et j'espère que les faits me justifieront mieux encore. Je ne me croirai pas, cependant, autorisé, malgré mes succès thérapeutiques, à traiter la question d'une façon aussi sommaire que mon honorable confrère, et je chercherai à étayer de quelques raisons la démonstration empirique donnée par les faits.

Nous exposerons donc successivement, et discuterons avec quelques détails :

1° Le traitement curatif chirurgical du cancer de la langue, lequel traitement se résume dans l'opération par les instruments, et la destruction par la ligature ou par les caustiques, dans lesquels il faut comprendre les caustiques électriques;

2° Le traitement curatif médical, qui comprend l'exposé de la nouvelle médication que nous avons inaugurée;

3° La prophylaxie du cancer.

TRAITEMENT CHIRURGICAL

« Malgré les observations de cancers guéris par le mercure, la ciguë, l'acide, les préparations d'or, écrit M. Maisonneuve, *tous* les chirurgiens *s'accordent à reconnaître* qu'on ne peut guérir les tumeurs cancéreuses de la langue qu'en les détruisant. » (*Cliniq. chirurg.*, t. II, p. 340.)

C'est tout ce que dit M. Maisonneuve du traitement médical. Je ne sais à quelle école l'habile chirurgien a appris à écrire l'histoire, mais ce n'est certainement pas à l'école de Tacite. L'histoire vraie, c'est que tous ou presque tous les chirurgiens « *s'accordent à reconnaître* » qu'on ne peut guérir les maladies cancéreuses de la langue, ni en les détruisant, ni sans les détruire; et ce qui est vrai encore, c'est que les chirurgiens, très-difficiles sur les faits, nient les guérisons rapportées par d'autres chirurgiens pourtant très-honorables, comme l'a fait, par exemple, notre judicieux confrère, le docteur A. Richard, à propos de deux cas de guérison racontés à la Société de chirurgie, l'un, si nous avons bonne mémoire, par M. le docteur Morel-Lavallée; l'autre, par M. le docteur Chassaignac. Ce dernier rapportait un fait qui paraissait des plus convaincants, et, cependant, M. A. Richard ne se trouva pas convaincu.

Ce qui est vrai encore, et c'est peut-être ce que M. Maisonneuve a voulu dire, c'est que tous ou presque tous les chirurgiens pratiquent l'amputation de la langue pour un cancer, tout en ne croyant pas à la guérison du cancer. Quant à cela, c'est vrai, quoique cela paraisse bien étrange. Mais, pour tout dire, il faut ajouter que quelques chirurgiens donnent, en faveur de l'opération, des raisons même scientifiques ou, du moins, prétendues telles (1); ces raisons, nous allons les discuter le plus sommairement qu'il nous sera possible, mais pourtant, sans rien retrancher d'essentiel à la discussion.

Voici d'abord l'opinion de ce même professeur Gosselin, qui a découvert que les tumeurs qui se développent au centre

(1) Mais ces raisons scientifiques ne seraient pas les seules, si l'on en croyait certaines révélations faites à un journaliste, pendant la grande discussion de 1854, sur le cancer, à l'Académie de médecine de Paris. Ces raisons extra-scientifiques, nous ne voulons ni les juger ni les discuter, mais nous croyons devoir les consigner, ne fût-ce qu'à titre d'étude plus ou moins judicieuse sur les mœurs chirurgicales contemporaines. Voici donc le fragment publié par le journaliste en question, qui malgré le mérite de sa révélation, a cru devoir garder l'anonyme. On peut remarquer, seulement, que M. Broca appréciait alors la discussion, dans le journal où cette étude de mœurs a paru :

VARIÉTÉS SCIENTIFIQUES

LA DISCUSSION SUR LE CANCER, COMMENTÉE DANS LES COULISSES
DE L'ACADÉMIE DE MÉDECINE

« Eh bien, cher immortel, disait un intrus à un grave académicien à cheveux, depuis longtemps couleur de neige, êtes-vous pour l'incurabilité du cancer?

L'ACADÉMICIEN. — Oh! moi, cela va sans dire : j'appartiens à la pathologie médicale.

L'INTRUS. — Qu'est-ce à dire? est-ce que le catéchisme de la pathologie médicale vous oblige à croire à l'incurabilité?

L'ACADÉMICIEN. — Non, mais il laisse l'esprit libre de choisir ce qu'il croit être la vérité.

L'INTRUS. — Et en quoi la pathologie chirurgicale ou la médecine opératoire vous enlève-t-elle cette liberté?

L'ACADÉMICIEN. — Mon Dieu! tout simplement en ce que, lorsqu'on professe l'incurabilité, on n'opère pas de malades, et que le premier des principes d'un opérateur est d'opérer; car, comme dirait Mercadet, qu'est-ce qu'un opérateur qui n'opère pas!

L'INTRUS. — Votre explication me ferait frémir, et elle me semblerait singulièrement friser le Basile, si elle ne venait d'un académicien qui ne croit pas inutile de rappeler qu'on peut être en même temps homme d'esprit. Ce qui prouve que cette explication n'est pas fondée, c'est qu'un des premiers orateurs inscrits, M. Gerdy, doit, dit-on, parler pour l'incurabilité.

L'ACADÉMICIEN. — Belle preuve! M. Gerdy n'opère que dans l'hôpital, et ce n'est pas pour l'hôpital que le principe dont je vous parlais a été fait.

de la langue ne sont pas ulcérées à *leur début!* Cette opinion ne
diffère pas sensiblement de celle qui est généralement adoptée,
dans les ouvrages chirurgicaux les plus récents ou dans les
traités accrédités sur le cancer ; mais elle se produit, ici, sous
une forme et avec des motifs qui montrent bien la touche

Au point de vue du libre arbitre, M. Gerdy est, en ce moment, de ma
section.

L'INTRUS. — J'espère que l'événement vous donnera un démenti ; mais, dans
tous les cas, cher immortel, si vous disiez vrai, vous seriez désolant.

L'ACADÉMICIEN. — Oh ! le mot est bien fort, mon jeune ami ; dans vingt ans,
vous l'adoucirez.

L'INTRUS. — Je n'ose vous écouter davantage, mon cher maître ; j'aime mieux
aller entendre M. Velpeau.

L'ACADÉMICIEN. — Ne vous dérangez pas pour cela ; ce serait peine inutile :
M. Velpeau ne parlera pas.

L'INTRUS. — Vous vous trompez : il est le premier inscrit.

L'ACADÉMICIEN. — Il est le premier inscrit, mais je ne me trompe pas. Mon
ami Velpeau, qui est, non-seulement un grand savant, mais un homme de beaucoup d'esprit, est aussi un chrétien orthodoxe, qui croit pouvoir appliquer aux
ordres du jour académiques la parole de l'Évangile : Les premiers seront les
derniers et.....

L'INTRUS. — Quelle raison croyez-vous donc qu'il puisse avoir pour parler à
tel moment plutôt qu'à tel autre ?

L'ACADÉMICIEN. — Oh ! vous m'en demandez trop, mon ami ; je veux bien
vous dire des secrets de tout le monde, en général, mais non pas ceux d'un
collègue en particulier..., d'autant plus que, dans l'espèce, je les ignore. Si vous
me demandiez pourquoi, dans une discussion, j'aimerais, moi, à parler le dernier
(si j'étais orateur), je vous le dirais sans détour ; mais quant à interpréter les
motifs des autres ! nenni, s'il vous plaît. Je suis de ceux qui pensent qu'entre le
cuir chevelu et le bonnet, il ne faut jamais placer l'œil.

L'INTRUS. — C'est pourtant ce que vous venez de faire, il n'y a qu'un
instant.

L'ACADÉMICIEN. — Je l'ai fait *en général,* mon ami, ne confondez pas.

L'INTRUS. — C'est juste. Eh bien ! quelles seraient vos raisons, si vous étiez
orateur ?

L'ACADÉMICIEN. — La première, c'est que, quand on parle après tout le
monde, on profite de ce que les autres ont dit.

L'INTRUS. — Mais vous conviendrez sans doute que M. Velpeau n'a pas besoin
de cette ressource.

L'ACADÉMICIEN. — Si vous oubliez que je parle en mon nom et non pas au
nom de M. Velpeau, vous m'obligerez à suspendre cette conversation.

délicate et la vigueur intellectuelle d'un professeur qui ne prend pas, comme le docteur Souberbielle, — l'ami de Fouquier-Tinville, — des vessies pour des lanternes, mais qui les prend pour des pierres... peut-être afin d'avoir l'occasion de

L'INTRUS. — J'en serais désolé, veuillez donc me dire *votre* second motif.

L'ACADÉMICIEN. — Mon second motif serait dans le proverbe qui nous apprend que le dernier qui parle a souvent raison.

L'INTRUS. — En avez-vous un troisième?

L'ACADÉMICIEN. — Oui, certainement, et même un quatrième; d'abord, en parlant le dernier, je n'aurais à remplir que le rôle de critique, et franchement...., (regardant autour de lui) il n'y a pas de journaliste ici... (1) Non... franchement, c'est le plus commode. On reprend tout ce que les autres ont dit de risqué, et ce qu'on peut risquer soi-même reste sans réponse; c'est fort agréable. Et puis, croyez-vous qu'étant orateur, je serais dépouillé de toute coquetterie? Point. N'est-il pas agréablement chatouillant d'entendre dire autour de soi : Quand donc parlera M. X...? J'étais allé aujourd'hui à l'Académie pour entendre M. X..., j'ai été bien désappointé; c'est M. C... qui a parlé, etc., etc.

L'INTRUS. — Je persiste à croire, mon cher immortel, que vous avez trop lu Balzac; à l'avenir, je me défierai de vous. Je vais entendre M. Robert.

L'ACADÉMICIEN. — Vous n'entendrez pas plus M. Robert que M. Velpeau.

L'INTRUS. — Et pourquoi cela?

L'ACADÉMICIEN. — Par la raison bien simple que M. Velpeau étant l'allié, M. Robert ne veut pas être le Russe; il veut reconnaître *le point de débarquement* avant de braquer son artillerie (2).

L'INTRUS. — A ce compte, la discussion, les orateurs et l'Académie vont rester en panne.

L'ACADÉMICIEN. — Oh! ne craignez rien; en dehors des premiers emplois qui se toisent et cherchent à saisir le moment pour se jeter en bas de la rampe, il y a d'honorables utilités qui n'ont d'autre préoccupation que de jouer consciencieusement leur rôle et de satisfaire le public. S'ils mettent moins d'art dans leur jeu, il y a peut-être plus de solide; si l'on y trouve moins à admirer, il y a plus à prendre; entrez, écoutez, et vous m'en direz des nouvelles.

L'INTRUS. — J'obéis, mais ce ne sera pas sans vous avoir exprimé toute ma gratitude pour m'avoir initié à cette façon toute neuve et fort ingénieuse...

L'ACADÉMICIEN. — Dites : toute vraie...

(1) Hélas! le vénérable immortel a donc oublié son *Britannicus* :

Ces murs même, seigneur.....

(2) La discussion sur le cancer avait lieu au début de la guerre de Crimée; c'est sans doute à cette circonstance que le journaliste fait allusion. — *Note de l'auteur.*

s'en faire bâtir un hôtel ou..... un piédestal (1). Le susdit *professeur de chirurgie* commence, d'abord, par constater, comme tout le monde, l'incurabilité du cancer de la langue, même du cancer épithélial, bien entendu ; car, ainsi que nous l'avons dit à satiété, tout le monde est revenu aujourd'hui des illusions de la microscopie, y compris les microscopistes,

L'INTRUS. — Soit ; à cette façon vraie d'apprécier les discussions académiques, que je.....

L'ACADÉMICIEN. — Ne croyez pas que cette façon-là soit seulement à l'usage des académiciens. Si les leçons de ma vieille expérience peuvent vous être agréables, ne vous gênez pas. Tous les mardis, je viens bâiller ici à trois francs pour une heure (car je n'y reste jamais plus, vu que les heures suivantes ne sont pas payées) : si vous voulez venir me distraire pendant ces soixante minutes, je vous les offre de grand cœur ; peut-être ne perdrez-vous pas entièrement votre temps.

L'INTRUS. — Mille grâces pour vos bontés, cher immortel, je ne suis pas assez ennemi de mon éducation pour refuser. Adieu ! mais au revoir.

Voilà, cher lecteur, comment les discussions se jugent dans les coulisses, par ceux mêmes qui pourraient s'y mêler, et qui doivent nécessairement porter leur part de la responsabilité académique. Tout cela n'est point un conte fait à plaisir, c'est une reproduction textuelle, comme le seront du reste toutes celles que je pourrai avoir l'honneur de vous transmettre, si les portes entr'ouvertes continuent à se montrer propices. Personnellement, je n'apprécierai point : je raconterai, et vous abandonnerai sans réserve le champ des interprétations. (*Monit. des Hôpitaux*, 7 octobre 1854.)

Il nous semble que ce fragment peut se passer de commentaires ; nous ne nous sentons pas d'ailleurs de force à en faire qui soient dignes du texte, et d'autant moins que les coulisses de l'Académie de médecine ne nous sont connues que de réputation.

(1) On comprend bien qu'il ne se peut agir, dans cette allusion, du professeur Denonvilliers, — l'autre auteur du *Compendium de chirurgie*, — qui, du reste, a déjà, si nous sommes bien informé, rompu depuis longtemps le joug qui l'attachait à son baroque collègue, mais bien de ce collègue lui-même. Nous dirons un jour dans quels cas il prend des vessies pour des pierres, et nous nous acquitterons avec lui comme avec tous ceux envers qui nous sommes redevables, pour le bien qu'ils nous ont fait ou qu'ils ont eu l'intention de nous faire, dans une circonstance que personne n'a oubliée, mais que nous tâcherons de faire oublier moins encore, s'il est possible.

pour les appeler du nom qu'ils se donnent ou qu'on leur donne officiellement, maintenant.

« *Le cancer* de la langue est souvent très-grave, quelles que soient sa forme et sa composition microscopique. Tous CEUX, — c'est-à-dire tous les *cancers*, — QUE nous avons *opérés* ou vu *opérer ont eu* des récidives promptes qui ont entraîné la mort, et CEUX, — toujours les *cancers*, — *chez lesquels* l'opération a été considérée comme impossible, ONT également SUCCOMBÉ assez vite (1). Pourquoi la langue diffère-t-elle, sous ce rapport, de certains autres organes, tels que les lèvres et le col utérin, sur lesquels nous voyons quelquefois le cancroïde guérir ou ne récidiver que très-tardivement? il nous est impossible de donner l'explication de cette difficulté. » (*Compend. de chir.*, t. III, p. 708.)

Ainsi, pour le professeur Gosselin, comme pour tout le monde, *tous* les *cancers* de la langue, et probablement aussi *tous* les *malades* qui en étaient atteints, — qu'il a opérés ou vu opérer, *ont succombé* — (et les malades aussi, probablement) — promptement, à la page 708 de son ouvrage; mais à la page 712, c'est autre chose, et l'on voit qu'une distance de quatre pages a une grande influence sur la mémoire et sur la conduite de cet élégant chirurgien :

« Doit-on se laisser arrêter, dit-il, à la page 712, par la possibilité d'accidents consécutifs graves ? » — (Accident assez grave, en effet, que celui de la mort !) — Sans doute il a dû arriver quelquefois des hémorrhagies consécutives, qui ont entraîné la mort, ou des infections purulentes et putrides, ou des inflammations œdémateuses du larynx, qui ont amené le même résultat; mais le *chiffre des guérisons est encore assez considérable* pour qu'on soit autorisé à passer outre, en pré-

---

(1) Comprenez-vous des cancers CHEZ LESQUELS l'opération a été considérée comme impossible et QUI SUCCOMBENT assez vite! Pauvre M. Denonvilliers, inspecteur général de l'enseignement supérieur, et qui est obligé, par traité probablement, de subir un pareil accouplement, et de porter sa part de responsabilité d'un pareil style et d'une pareille logique!

sence d'une maladie aussi grave que l'est le cancer de la langue. »

Ainsi, M. Gosselin n'a *jamais* vu que des opérations qui ont été suivies *très-promptement de mort*, ce qui ne l'empêche pas de dire que le *chiffre des* GUÉRISONS *est encore assez considérable*; d'où il suit que « *toutes les fois que la tumeur est facilement accessible*, ON DOIT *l'enlever avec l'instrument tranchant!* » (*Compend.* même vol., p. 708.) Et voilà des hommes qui sont chargés d'enseigner officiellement la chirurgie à la jeunesse des écoles, au nom de l'État, et dans l'intérêt de l'humanité ! et c'est avec de tels hommes qu'on croit pouvoir justifier le monopole de l'enseignement supérieur, et repousser l'enseignement libre ! Pauvre humanité !... Il faut tout dire, pourtant, et être juste même envers M. Gosselin ; il a compris, à une certaine page de son travail, que, en présence de cette gravité du pronostic, *on serait tenté...* » — Mais quand on est opérateur et surtout opérateur patenté, on succombe rarement à ces bonnes tentations... — « *on serait tenté* de s'abstenir de toute opération et d'abandonner les malades à leur triste sort ; mais d'un autre côté, *la facilité* de certaines opérations, *l'espoir involontaire* que l'on conserve toujours de débarrasser définitivement d'un mal qu'on enlève en totalité, — (de débarrasser qui ou quoi ?) — et le besoin qu'on a de ne pas laisser croire aux patients que leur affection est désespérée et incurable, ont jusqu'ici décidé presque tous les chirurgiens à offrir aux malades les ressources de la médecine opératoire. »

Ainsi, d'après ce consolant professeur, ne pas montrer le couteau aux malades, c'est leur laisser croire que « *leur affection est désespérée!* » — Pauvre affection qui se désespère ! — d'où il suit que, pour les chirurgiens de cette catégorie, tout espoir réside dans le couteau, et que hors du couteau et de « *la facilité de certaines opérations,* » il n'y a point de salut!

Toutes les fois qu'une opération sera facile, il ne faudra pas la manquer, telle est la morale de cette doctrine magistrale.

Nos lecteurs trouveront, nous aimons à le croire, que c'est assez de ce langage, de ce professorat et de cette chirurgie, et qu'il est temps d'envisager le grave sujet que nous traitons d'une manière plus conforme à la raison ou plutôt au simple bon sens, et dans un langage plus dépouillé de cette barbare et niaise rhétorique.

Avec M. Broca, qui n'est pas un professeur de même qualité que son plaisant collègue, on est toujours sûr de trouver un langage, sinon toujours très-simple, au moins correct, élégant et clair, pourvu, bien entendu, qu'il ne s'agisse pas de métaphysique. M. Broca est donc, aussi, partisan de l'opération, non pas parce que l'opération guérit, mais seulement parce qu'elle prolonge la vie des malades ; la raison serait assurément suffisante, si elle était vraie ; mais nous croyons que M. Broca n'en a pas suffisamment prouvé la vérité. L'unique de ses arguments qui paraisse avoir quelque poids, est la statistique de M. Paget, laquelle prouve, suivant M. Broca, comme suivant l'auteur, que soixante et une femmes atteintes de squirrhe du sein et opérées ont vécu six mois de plus que quarante une non opérées, et qu'elles sont redevables à l'opération de ce prolongement de la vie. Nous croyons pouvoir affirmer à notre savant confrère que, s'il veut prendre la peine de peser plus attentivement les observations de M. Paget, la conclusion qu'il en déduit lui paraîtra moins claire ; il est hors de notre objet de la discuter ici. Mais M. Broca ajoute quelque chose de moins sûr encore, quand il dit que les conclusions qui découlent de la statistique de cent deux squirrhes du sein « sont applicables à tous les cancers accessibles à la chirurgie, car la maladie cancéreuse est *une*, quel qu'en soit le siége, et quelle que soit la dureté ou la mollesse des tumeurs primitives ou consécutives. » (*Trait. des tum.*, p. 588,)

Comme M. Broca, je crois que la maladie cancéreuse est *une* (sans avoir plus que lui une certitude complète à cet égard), et sous les réserves que j'ai faites précédemment ; mais, malgré cette communauté d'opinion, j'avoue que je n'ai pas été peu surpris de voir que M. Broca, qui a si habilement disserté sur *l'influence de la région* et sur la *loi d'analogie*, se croyait néanmoins en droit d'appliquer, sans hésitation aucune, au cancer d'un organe, des déductions applicables au cancer d'un autre organe; je ne m'étonne pas moins qu'il ait cru pouvoir appliquer à un cancer mou ce qui pourrait être vrai d'un cancer dur et *vice versa*. L'erreur de M. Broca sur ces deux points est même telle, qu'il nous paraît à peine utile de la relever : il n'est pas un praticien qui, parce qu'il aurait enlevé sans inconvénients ou même avec un certain avantage, un cancer du sein, puisse se croire assuré d'enlever avec le même résultat, bon ou mauvais, un cancer de la langue ou de l'utérus; il conclura bien moins encore d'un cancer mou à un cancer dur, et *vice versa*, et c'est en grande partie à cause de l'incertitude qui règne dans la statistique de M. Paget, sur la forme des cancers dont il a supputé les cas, qu'il est impossible d'en tirer des déductions rigoureuses.

Quant à cet autre argument, invoqué par M. Broca, qu'en enlevant un cancer, on enlève une cause qui contribue puissamment à la mort, l'infection, l'argument serait bon si la théorie de l'infection n'était pas une chimère, et s'il n'en coûtait pas plus d'enlever une langue, un sein ou une matrice, que de couper un cor au pied. Mais on sait qu'il n'en est pas tout à fait ainsi : il y a bon nombre de cas connus, sans compter les inconnus, dans lesquels la mort a été la suite immédiate de l'opération, comme dans le cas rapporté par M. J. Cloquet et dans beaucoup d'autres. Sur dix-huit opérations de cancers cutanés signalées par M. Lebert, ce résultat a été observé *six* fois. Je veux bien que M. Lebert n'ait pas été favorisé, et qu'il ne meure pas habituellement un tiers des malades, des suites immédiates de l'opération, mais il n'en résulte pas moins que la première chose à faire pour établir de bonnes statistiques, c'est de tenir un compte exact de ces faits, ce qui ne sera guère possible, tant qu'un certain nombre de chirurgiens n'aura pas la patience et la conscience de publier les observations de toutes les opérations qu'ils pratiquent, sans exception aucune.

En attendant, on est obligé de s'en tenir à l'impression qu'on a reçue des faits restreints qu'on a eu l'occasion d'observer, et aux déductions qu'on peut tirer des données pathologiques et physiologiques. Or, ces données et ces faits généraux ne nous paraissent pas pouvoir permettre à un praticien judicieux de tenter une amputation de la langue.

Quant aux données doctrinales et aux faits spéciaux, ils ne la condamnent pas moins. Sur quelles données doctrinales M. Broca s'appuie-t-il, en effet, pour admettre que l'opération « *doit avoir* pour résultat de prolonger la vie des malades? » (*Trait. des tum.*, p. 589.) Il les résume lui-même succinctement, mais complétement, dans les lignes suivantes :

« La cause naturelle de la mort des cancéreux est l'infection particulière *dont la tumeur est le point de départ;* le temps qui s'écoule depuis le jour de l'opération jusqu'au moment où la tumeur récidivée a acquis un certain volume est donc du temps gagné pour la vie. Voilà ce que dit la théorie, et elle est parfaitement d'accord avec le fait expérimental qui ressort des relevés de M. Paget. Mais cette théorie est applicable à tous les cancers opérables. » (*Loc. cit.*, même page.)

Ainsi, *toutes les données doctrinales* se réduisent à la théorie de l'infection par la tumeur ou par l'ulcère, quand il n'y a pas de tumeur, théorie que rien ne justifie, que tout condamne, au contraire, ainsi que nous l'avons surabondamment montré précédemment ; théorie qui est encore plus erronée, s'il est possible, dans les cas où l'on applique notre médication, car le résultat immédiat et constant de cette médication est de détruire tout mouvement de putréfaction, et d'empêcher, par conséquent, toute infection putride; quant à cette autre infection qui résulterait de l'absorption intersticielle des éléments cancéreux, elle est tellement en opposition avec toutes les notions de physiologie et de pathologie générales, que ce serait vraiment abuser de la patience du lecteur que d'ajouter une ligne nouvelle à ce que nous en avons dit précédemment. C'est avec cette excellente idée de faire « gagner du temps à la vie » des malades, et de poursuivre énergiquement les récidives, que Blandin, cité et approuvé par MM. Broca et Lebert, opère un malade *cinq fois en cinq mois*, jusqu'à ce qu'enfin, le pauvre patient reste sur le champ de bataille de la chirurgie ! (Lebert, *Mal. cancér.*) Serait-il mort en cinq mois, si on ne lui avait pas *fait* gagner du temps? Dieu seul le sait; mais la chirurgie militante aura bien au moins la pudeur de ne pas oser le soutenir.

Ces prétendues *données doctrinales*, qui se réduisent à une théorie erronée sur l'infection, ne justifient donc en rien l'opération, que des données doctrinales plus sérieuses condamnent.

En voici une, d'abord : la maladie cancéreuse est une maladie diathésique; il y a un état général morbide, avant l'apparition d'aucune lésion locale; c'est ce qu'aucun chirurgien ne méconnaît, pas même M. Lebert, qui, plus diathésiste, en cela, que les plus grands diathésistes, croit, — chose inouïe, pour un partisan de l'opération, — que cette diathèse peut continuer sa marche, après une opération en apparence heureuse, et tuer le malade, en l'absence de toute localisation nouvelle. Nous avons réfuté cette simple *vue de l'esprit*, qui ne s'appuie sur aucun fait; mais ce qui est vrai, c'est que toute localisation existante est un champ où la cause de cette localisation, — parasitaire ou autre, — exerce son activité; et ce qui est probable, c'est que, lorsque ce champ d'activité lui est enlevé, sans qu'on fasse rien contre la cause elle-même, il lui en faut un autre; elle doit donc travailler à se préparer ce champ nouveau, et, si elle y travaille, elle doit nécessairement ou presque nécessairement y travailler avec plus d'activité, avec plus de dommage pour l'organisme, que si le champ était déjà en culture. Les nombreux cas dans lesquels nous avons observé ces sortes de balancements entre l'état de la langue et celui des ganglions, nous paraît donner un certain poids à cette probabilité, qui du reste paraît naturelle. Il est, d'ailleurs, remarquable que toutes ces prétendues théories mécaniques de l'infection et autres, ont toujours ou presque toujours été imaginées par des chirurgiens peu familiarisés avec les notions de pathologie générale, et que ces théories seraient ridicules, si on les appliquait à la morve, à la syphilis constitutionnelle, à la goutte, etc. Où trouver un médecin assez insensé pour proposer à ses confrères de guérir la goutte en enlevant une tumeur tophacée, ou une syphilis constitutionnelle, en enlevant une gomme syphilitique? Les chirurgiens diathésistes ne font-ils pas quelque chose d'analogue? Nous ne voulons pas dire quelque chose d'identique, car la tumeur cancéreuse a par elle-même plus d'inconvénients qu'un tophus ou qu'une gomme; mais, au point de vue de la diathèse, l'analogie est complète.

Il est une autre considération pratiquement plus sérieuse encore que la précédente, qui milite contre l'opération; c'est que dans un organe comme la langue, qui est si peu volumineux et qui a une vie physiologique si active, aucune parcelle de son tissu n'est à dédaigner; or, nous savons, même par les observations microscopiques de M. Lebert, qu'au sein des formations cancéreuses se trouvent encore des fibres musculaires intactes ou seulement modifiées, plus ou moins profondément, par la formation du produit morbide. L'opération sacrifie nécessairement ces fibres; bien plus, comme elle doit trancher *largement* dans les parties saines, elle sacrifie une très-grande quantité de tissu qu'il serait important de conserver, tellement important, que, toutes les fois que la langue n'est pas immobilisée par l'induration, elle accomplit, quoique malade, beaucoup mieux ses fonctions, qu'elle ne les accomplira, guérie par l'opération.

De quelque côté que l'on envisage la question, la conclusion est la même : l'amputation de la langue est une pratique détestable, que tout chirurgien pénétré de sa véritable mission humanitaire, devra s'abstenir de pratiquer, aujourd'hui surtout qu'une méthode de traitement permet d'obtenir ce qu'on demandait à l'opération et ce qu'elle ne donnait jamais.

M. Maisonneuve, il est inutile de le dire, n'est pas de cet avis ; plus logique à sa manière que M. Gosselin, ce qui n'est pas difficile, ce n'est pas *parce qu'on ne guérit jamais*, ou parce qu'on prolonge la vie de quelques mois (comme le prétend M. Broca), qu'il est partisan de l'opération, c'est..... parce qu'on guérit toujours !

Il est certain que cette raison est meilleure que celle de M. Gosselin ; il ne lui manque que d'être aussi vraie. Elle le serait, si l'on partageait les illusions de M. Maisonneuve, illusions bien séduisantes, puisque sur vingt-trois cas d'opération qu'il rapporte dans sa clinique, on compterait vingt-deux cas de guérison ! Mais M. Maisonneuve a une manière d'entendre la guérison, qui est peut-être celle de feu Lisfranc, mais qui n'est pas celle de tout le monde.

Par exemple, un de ses malades, le docteur James, est opéré, pour un épithélioma de la langue ; M. Maisonneuve décrit très-minutieusement le procédé opératoire, qui est excellent ; il note que le malade est *guéri* au quarantième jour ; mais il oublie de noter qu'une récidive est survenue au bout de six semaines ou deux mois, qui a emporté le malade, avec ou sans le secours d'une nouvelle opération ! Pour M. Maisonneuve, donc, la guérison c'est la cicatrisation de la plaie résultant de l'opération ; en un mot, la guérison, ainsi que M. Maisonneuve le dit très-naïvement, dans sa seconde observation, c'est la résistance à l'opération ; « le malade, dit-il, sortit, au bout de deux mois, *guéri de son opération;* » ce n'est pas tout à fait la même chose que d'être guéri de sa maladie. C'est de la même façon que sont guéris dix-sept malades sur vingt-trois ; des six autres, l'un (celui de J. Cloquet) a succombé, comme on sait, en trois jours et demi, et quant aux cinq restants, on ne sait pas même s'ils sont guéris de leur opération. L'un de ces cinq ayant été observé par notre célèbre, savant et vénéré maître, M. le professeur Sédillot, nous lui avons écrit pour savoir quelles avaient été les suites de l'opération, dans ce cas ; voici la réponse qu'il a bien voulu nous faire :

« Strasbourg, 24 juin 1868.

« Mon cher confrère,

« Il y a si longtemps que l'observation de la femme dont vous me parlez a été recueillie, que mes souvenirs en sont un peu confus. Cependant, je crois que cette femme est morte de la récidive, *ou plutôt de la* continuation de son cancer. Je n'opérerais plus, aujourd'hui, de cancer occupant la base de la langue, et s'étendant jusqu'auprès de l'os de l'isthme du gosier.

« Je n'hésiterais pas à le faire pour des tumeurs bénignes ; mais les cancroïdes de la langue sont très-tenaces, et j'en ai obtenu peu de guérisons.

« Il y a dans ces sortes de lésions des différences encore peu connues, puisque les unes récidivent avec une déplorable rapidité, tandis que d'autres restent guéries.

« Une femme traitée à la Clinique par l'ablation, avec des ciseaux courbes, et tamponnée ensuite avec du perchlorure de fer, pour remédier à une hémorrhagie, était encore bien portante et sans récidive quelques années plus tard, sans que je puisse deviner les raisons de cette sorte d'innocuité exceptionnelle.

« Vous savez mon opinion sur les hémorrhagies linguales, qui s'arrêtent presque constamment d'une manière spontanée.

« Il est très-important d'enlever les ganglions sous-maxillaires, lorsqu'il en existe d'apparents. En quinze jours de temps un ganglion petit, indolore, mobile, prend des adhérences et devient énorme et inopérable.

« Mille compliments.

« Sédillot. »

Je n'avais demandé qu'un renseignement à mon célèbre maître, et il m'a comblé, en m'en envoyant plusieurs, et des plus précieux. Je voudrais pouvoir y insister autant qu'ils le méritent, mais je ne puis pas m'éloigner trop de l'objet en discussion. On me pardonnera, cependant, tant a d'importance au point de vue de la pratique, tout ce qui sort de la plume de M. Sédillot, de faire remarquer que le consciencieux et judicieux observateur est parfaitement pénétré de la gravité du cancroïde de la langue, et qu'il n'est guère disposé, aujourd'hui, à opérer que les tumeurs bénignes, qui sont, d'ailleurs, exceptionnelles, et souvent impossibles à distinguer des autres. Nous espérons qu'après avoir porté son jugement si droit et si élevé sur les observations de son très-dévoué et très-respectueux élève, le maître sera moins disposé encore à porter le couteau sur les tumeurs de la langue, quelque légitime confiance qu'il puisse avoir dans son habile et heureuse main.

Pour en revenir à notre objet, on voit que la malade de notre excellent maître est, comme ceux de M. Maisonneuve, guérie de son opération et morte de sa maladie. Il en est probablement ainsi de tous les autres.

Aussi, n'est-ce pas dans l'espoir d'obtenir la guérison que la plupart des chirurgiens défendent l'opération; ils la défendent comme *palliatif*, ainsi que le dit M. Lebert, dans l'une de ses deux manières d'apprécier l'opération ; nous disons de ses deux manières ; il en a même une troisième, qui est peut-être *intermédiaire* aux deux autres, mais que nous avouons ne pas très-bien comprendre ; nous ne savons si nos lecteurs seront plus heureux que nous : « Abandonnée à elle-même, dit

M. Lebert, la maladie — (le cancer de la langue) — se termine
ordinairement — (*ordinairement* veut dire toujours, c'est une
manière de varier ses expressions) — par la mort, dans
l'espace d'un an à quinze mois. L'opération *peut interrompre,
sinon retarder* cette marche fâcheuse. » (*Mal. cancér.*, p. 433.)
J'avoue que je ne saurais me faire aucune idée d'une interruption qui ne ralentirait pas la marche d'une maladie, ni
une marche quelconque, ou plutôt j'avoue qu'une seule idée
me paraît possible, c'est que cette interruption soit une interruption..... définitive, et alors, la marche n'est pas, en effet,
ralentie; elle est tout le contraire. Cependant nous ne croyons
pas que ce soit là ce que M. Lebert a voulu dire, puisqu'il croit
« *qu'il est bon* d'opérer le cancer de la langue, tant qu'on peut
circonscrire le mal et l'enveler en totalité, tant que la constitution n'a pas encore éprouvé une profonde atteinte, tant que
des signes de cancer dans des organes *inaccessibles au bistouri*
ne se sont pas manifestés! » (*Loc. cit.*, p. 437.) Ce n'est pas,
évidemment, pour arriver à l'interruption définitive que
M. Lebert conseille de poursuivre le cancer dans les organes
accessibles au bistouri, d'autant plus qu'il ne poursuit pas ces
organes avec timidité : « Nous espérons, dit-il à propos du
cancroïde de la peau, que ces chiffres deviendront plus favorables, lorsqu'on sera davantage pénétré de la nécessité d'attaquer
le cancroïde *plus énergiquement* qu'on ne le fait aujourd'hui,
de l'enlever *largement* et *dans les parties saines* (1), et de poursuivre les récidives à l'état naissant et aussi longtemps que le
bistouri et les caustiques pourront les atteindre *jusqu'à la
limite des opérations possibles, n'importe qu'il faille enlever les*

(1) Par respect pour la logique, on nous permettra bien de faire remarquer que,
si on enlève dans les parties *saines*, ce n'est pas le cancroïde qu'on y enlève, car
s'il y avait du cancroïde, elles ne seraient pas saines. Il fallait donc que M. Lebert
conseillât franchement d'enlever le cancroïde, plus des parties saines autour de lui,
et même il aurait bien fait de dire combien de ces parties saines on doit enlever,
suivant lui.

parties molles dans une vaste étendue, réséquer les os et extirper les glandes lymphatiques à mesure qu'elles se prennent. » (Mal. cancér., p. 628.)

Certes, voilà une chasse vigoureuse, et, en l'appliquant à la poursuite du cancer de la langue, je ne sais trop ce que M. Lebert ne réséquerait pas; la tête entière pourrait bien y passer. Reste à savoir si les chirurgiens trouveraient beaucoup de malades disposés à laisser chasser ainsi sur le terrain de leur corps, surtout quand ils sauront ce que M. Lebert leur promet, ailleurs, en échange de cette tolérance. Ce qu'il leur promet, c'est qu'en poursuivant le mal avec cette énergie, on n'est pas bien sûr de l'atteindre, et qu'en tranchant ainsi, dans les parties saines, on pourrait bien ne trancher que dans les parties qu'*on croit être saines*, mais qui pourraient bien ne l'être pas : « Nous signalons, dit M. Lebert, pour le cancroïde cutané en général, un fait qui nous paraît *de la dernière importance pratique* et qui a aussi été constaté par M. Follin, c'est que souvent les parties ambiantes de la portion de la peau malade sont également infiltrées d'épiderme d'une manière diffuse, ce qui facilite singulièrement les récidives lorsque l'opération n'a pas été faite dans une *grande étendue.* » (*Loc. cit.*, p. 668.) Et comme cette *grande étendue* n'a été déterminée ni par M. Follin, ni par M. Lebert, ni par personne, par l'excellente raison qu'elle n'est pas déterminable, il en résulte qu'elle n'a d'autres limites que les caprices ou les inspirations de chaque chirurgien, et que, pour le cancer de la langue, elle pourrait bien comprendre la tête et le cou, et qu'elle le devrait même, dans les cas où les ganglions du cou sont engorgés.

En voilà plus qu'il ne faut, je crois, pour détourner de l'ablation de la langue tout chirurgien consciencieux et éclairé, qui ne cherchera dans l'opération que l'intérêt des malades dont il a obtenu la confiance ; nous allons cependant résumer en quelques mots les motifs sur lesquels notre opinion se fonde afin de la graver, s'il est possible, dans l'esprit du lecteur, il s'agit ici, tout à la fois d'une grande question de pratique médicale et de morale générale et professionnelle, on ne saurait trop insister et s'expliquer trop nettement sur de semblables questions :

1º L'opération ne guérit pas le cancer de la langue, c'est un point sur lequel tous les chirurgiens éclairés et consciencieux sont unanimes; les récidives ont été constantes, jusqu'à ce jour, car les deux cas de guérison communiqués à la Société de chirurgie fussent-ils exacts, qu'ils n'auraient pratiquement aucune valeur, en présence des innombrables faits opposés, où la maladie s'est reproduite et a conduit les malades à la mort ;

2º Aucun relevé statistique ne prouve même que l'opération puisse prolonger la vie des malades; tout, au contraire, tend à démontrer qu'elle l'abrège, et, dans beaucoup d'observations, cela semble même incontestable, telles sont nos observations 28 et 33, tel est le cas de M. Gosselin cité ci-dessus (p. 182) et un grand nombre d'autres ;

3º Dans certains cas dont nous ne connaissons pas le nombre parce que les chirurgiens ont manqué à leurs devoirs les plus stricts, en se dispensant de les faire connaître tous, les suites immédiates de l'opération ont entraîné la mort des malades;

4º Quant aux considérations de pathologie générale et spéciale, elles tendent toutes à prouver que l'opération ne peut avoir absolument aucune influence heureuse sur la cause de la localisation morbide, et qu'elle peut plutôt activer l'action de cette cause, en lui enlevant l'aliment sur lequel elle exerçait cette action.

Pour tous ces motifs, plus longuement développés dans tout le cours de ce travail,

L'AMPUTATION DE LA LANGUE DOIT ÊTRE REPOUSSÉE D'UNE MANIÈRE ABSOLUE, COMME MÉTHODE CURATIVE DU CANCER DE CET ORGANE.

Contrairement à l'opinion de M. Lebert, qui pense qu'il faut ou enlever tout le mal ou n'y pas toucher, nous croyons que l'on pourrait enlever certaines portions d'une tumeur de la langue, certaines végétations trop développées, non pour guérir la maladie, mais pour garantir les malades contre ces menaces de suffocation dont plusieurs chirurgiens ont parlé. Nous n'avons pas trouvé dans notre pratique, ainsi que nous l'avons déjà dit, des cas où cette indication se soit présentée ; mais il faut bien en admettre la possibilité, puisque tant d'auteurs en parlent, et l'on doit par conséquent, les prévoir. Toutefois, même dans ce cas, il ne faudrait enlever de la tumeur que le strict nécessaire, pour rétablir la liberté de la respiration et soustraire le malade à l'éventualité d'accidents immédiats graves, car toute opération, même légère, peut avoir ses dangers, et le premier devoir du médecin qui comprend sa mission, est de ne point faire de mal, quand il ne peut faire le bien.

L'ablation partielle devra être pratiquée avec le caustique électrique ; le bistouri doit, autant que possible, surtout dans les grandes villes, être banni des opérations, en général, plus particulièrement des opérations pratiquées sur des organes atteints de cancer, et plus particulièrement encore de celles que l'on pratique sur la langue cancéreuse.

L'écraseur linéaire ou la ligature de Mayor, perfectionnée par M. Maisonneuve pourraient être encore employés, mais avec beaucoup moins d'avantages que le caustique électrique, parce qu'on ne peut pas, avec ces instruments, enlever exactement ce qu'on veut, ni partout où l'on veut, surtout quand il s'agit de petites portions de tissus, et l'on ne peut pas, non plus, agir avec autant de promptitude qu'avec le caustique galvanique ; leur action, en outre, est plus douloureuse que celle de ce dernier instrument, qui agit à peu près sans provoquer aucune douleur.

Quant aux caustiques chimiques, il est trop évident qu'ils ne sauraient être appliqués sur des surfaces un peu étendues de l'intérieur de la bouche.

TRAITEMENT CURATIF PAR NOTRE NOUVELLE MÉTHODE

Si nous parvenons, comme nous en avons l'espoir, à faire entrer dans la pratique générale notre nouvelle méthode de traitement du cancer, il est probable qu'on découvrira, dans quelque opuscule du docteur Lemaire ou ailleurs, l'exposé complet de ce traitement avec une foule d'observations à l'appui. Le moment sera venu alors de défendre nos droits, comme nous avons été obligé de le faire pour les applications médicales de l'acide phénique en général (voy. *Nouv. applic. de l'acide phénique*). Quant à présent, nous sommes loin d'en être là. On a vu comment M. Maisonneuve résume le traitement du cancer de la langue : « Malgré les observations de cancer guéri par le mercure, la ciguë, l'iode, les préparations d'or, tous les chirurgiens sont d'accord qu'on ne peut guérir les tumeurs cancéreuses de la langue qu'en les détruisant. » C'est tout ce que M. Maisonneuve dit du traitement, la médecine opératoire exceptée, bien entendu. Ce n'est pas long, et cependant le *Compendium de chirurgie* est plus court encore... il ne mentionne même pas d'autres moyens de curation que les divers procédés ou méthodes opératoires. On a vu précédemment comment M. Lebert conçoit le traitement (voy. ci-dessus p. 242); on doit seulement ajouter à la citation que nous lui avons empruntée que l'efficacité du traitement médical est non-seulement nulle, dans le présent, mais qu'il est à peu près impossible qu'elle ne continue pas à l'être, dans l'avenir. Aussi, l'avenir, tout l'avenir de la curation du cancer se résume-t-il, pour M. Lebert, dans ces mots : pour la forme hétéromorphe, ne rien faire ou faire des opérations qui ne servent à rien qu'à tuer les malades, parfois dans la proportion de six sur dix-huit !

dans la forme cancroïdale, couper toujours, couper de bonne heure, couper profondément, largement, en plein tissu sain, sans s'arrêter ni devant les vaisseaux, ni devant les glandes, ni devant les os, ni, en un mot, devant aucun obstacle.

Dans cet unanime concert de coupeurs et d'instrumentistes, M. Broca presque seul met une sourdine à sa voix ; pour lui, il est possible que l'avenir recèle quelque spécifique de la diathèse cancéreuse ; il est possible même que ce spécifique se trouve « parmi les centaines de médicaments que les médecins ont opposés aux cancers internes ; mais quand même ils auraient eu la bonne fortune de mettre la main sur ce spécifique et de l'expérimenter avec persévérance, ils en auraient méconnu les propriétés ; voyant la tumeur continuer sa marche, et le malade mourir infecté par elle, ils auraient naturellement pensé que le traitement est sans efficacité. » (*Trait. des tum.*, p. 393.) C'est, comme on voit, la contre-partie de l'erreur de M. Lebert ; ce dernier croit que, lors même qu'on enlèverait toutes les productions cancéreuses locales et qu'on les empêcherait de repulluler, la diathèse n'en continuerait pas moins sa marche et tuerait les malades, sans localisations ; M. Broca croit que si l'on détruisait, si l'on « *neutralisait* » la diathèse, les localisations n'en continueraient pas moins à infecter l'économie, et à la conduire à l'extinction. Aussi, pour M. Broca, « l'opération est-elle un *préliminaire* INDISPENSABLE, mais insuffisant des médications internes. » (*Ibid.*) Ces deux opinions opposées, quoique professées par deux auteurs qui sont toujours censés être d'accord, ne sont pas moins erronées l'une que l'autre, et, s'il y en avait une d'admissible, ce serait encore plutôt celle de M. Lebert, parce qu'elle a du moins l'analogie pour elle ; il est, en effet, un assez grand nombre de maladies diathésiques qui peuvent tuer sans produire de localisations insignifiantes ; il ne serait donc pas étonnant qu'il en fût de même du cancer ; mais la question n'est pas de savoir si cela serait ou ne serait pas étonnant, mais bien si cela est ; or, cela n'est pas, évidemment, d'une manière générale, et M. Lebert n'a produit même aucun fait exceptionnel à l'appui de son assertion, qui reste à l'état de simple *vue de l'esprit*. Malgré les analogies qu'elle peut avoir pour elle, elle n'est, en définitive, pas mieux établie que celle de M. Broca. Quant à nous, nous avons la conviction, nous pourrions dire la certitude que, lorsqu'on découvrira un spécifique de la diathèse cancéreuse, ce spécifique ne détruira pas moins les localisations que la cause à laquelle elles sont dues ; et si, dans les productions locales, il se trouve des parties qui ne puissent être résorbées par les mouvements interstitiels de décomposition et de recomposition, elles seront réduites à l'état de simples corps étrangers, qui seront expulsés par gangrène ou s'enchâtonneront au sein des tissus, où ils deviendront inoffensifs, sans y causer cette infection chimérique à laquelle on fait jouer un si grand rôle.

D'après ces considérations, nous croyons pouvoir conclure que, dans les « centaines de médicaments, » — plus ou moins — dont parle M. Broca, et qui ont été suffisamment expérimentés, il n'en est aucun qui puisse neutraliser la diathèse cancéreuse ; seulement, nous croyons, avec lui, que ce spécifique n'est pas impossible à trouver, et nous avouerons même que, plus ardent que lui dans cette foi, nous avons la faiblesse de le chercher. Il nous faut bien reconnaître que, jusqu'à ce jour, nous n'avons pas eu la bonne fortune de le trouver ; mais nous avons la consolation d'avoir trouvé quelque chose qui, sans répondre complétement à nos aspirations, nous a déjà amplement dédommagé de nos peines. Ce quelque chose, que nous avons fait connaître déjà d'une manière générale, que nous allons faire connaître plus en détails, dans son application spéciale au cancer de la langue, c'est la médication phéniquée.

L'acide phénique n'est pas, je le répète, le spécifique, ou si l'on veut bien me le permettre, le parasiticide cancéreux par excellence, celui qui doit représenter le dernier progrès de la thérapeutique anticancéreuse ; mais, parmi les nombreux parasiticides que j'ai expérimentés, c'est encore celui qui a fourni les résultats les plus positifs. Dès 1864, j'ai fait connaître quelques-uns de ces résultats ; ils étaient peu nombreux, mais néanmoins très-concluants. Les procédés pour l'application de l'acide phénique étaient alors fort imparfaits ; je les ai considérablement, et je crois pouvoir le dire, très-heureusement modifiés, depuis, et les faits nouveaux que je soumets aujourd'hui à l'appréciation du public me paraissent établir que ma méthode est déjà parvenue à un point où elle peut rendre les plus importants services à la pratique, sans préjudice des perfectionnements que lui réserve l'avenir. Je vais l'exposer en quelques mots, telle que je la mets actuellement en pratique.

J'ai dit précédemment que c'est au cancer de la langue et à celui de l'utérus que l'on peut appliquer le plus complétement la nouvelle méthode de traitement, et que c'est là, par conséquent, qu'elle doit produire les résultats les plus avantageux, s'il y a quelque chose de fondé dans les opinions que je me suis faites sur les causes du cancer : celui-ci, en effet, étant supposé dû à un ou plusieurs parasites, il faut, non-seulement trouver un parasiticide, mais encore, ainsi que je l'ai dit également, le faire pénétrer jusqu'à l'être, animal ou végétal, qu'il doit chasser ou détruire. Il est évident que, pour obtenir cette pénétration, on n'a qu'un moyen, dans les cancers internes, c'est l'absorption intestinale ou endermique, et peut-être l'absorption respiratoire ; tandis que, dans les cancers externes, on a, outre cette absorption, celle qui peut s'opérer directement par les surfaces des parties malades, et il paraît naturel de croire que l'absorption, par cette surface est plus facile, quand l'organe est formé d'un tissu plus ou moins spongieux, recouvert d'un épithélium très-tenu comme la langue ou l'utérus que lorsque l'organe est formé d'un tissu serré et recouvert d'un épiderme épais, comme l'enveloppe cutanée. La langue est peut-être même dans des conditions plus favorables que l'utérus, non-seulement, parce que sa surface hispide présente des conditions plus favorables à l'absorption, mais aussi parce qu'il est plus facile d'employer les moyens propres à faciliter cette absorption. L'emploi de ces moyens constitue, en effet, une partie de ma méthode qu'il me paraît indispensable de ne pas négliger. Cependant, il existe souvent une circonstance qui contrarie singulièrement l'absorption, à la langue : c'est l'abondante salivation, parfois gluante, qu'on observe dans le cancer de cet organe. Sous ce rapport, les conditions de l'utérus sont plus favorables, lors même que l'écoulement utérin est abondant ; cet écoulement, à cause de la facilité avec laquelle il s'écoule, ne baigne jamais qu'une partie de la surface du col, et les pansements qu'on peut laisser à demeure, agissent toujours avec plus ou moins d'activité. Il n'en reste pas moins établi qu'à part quelques cas particuliers, la langue et l'utérus sont les deux organes où l'application de la médication parasiticide peut être faite avec le plus d'avantages.

Le parasiticide auquel, après bien des essais, je me suis arrêté, c'est, on le sait déjà, l'acide phénique. De tous les autres agents que je supposais devoir agir dans le même sens et que j'ai expérimentés, trois m'ont paru dignes d'être conservés : l'arsenic, le sublimé corrosif et divers naphtes, mais surtout le naphte d'Orient connu sous le nom d'*éther d'Orient*. Ces divers moyens sont mis en usage alternativement ou concurremment, ainsi que je vais l'indiquer.

La base essentielle de la médication est, dans tous les cas, l'acide phénique, *intus et extra ;* je n'en interromps l'administration à l'intérieur que lorsque l'estomac me semble s'en fatiguer ; je ne l'interromps jamais à l'extérieur ; j'en diminue seulement parfois la dose, pour lui associer un autre parasiticide, quand une amélioration tarde trop à se manifester ou

quand une amélioration obtenue se ralentit pendant trop longtemps et, à plus forte raison, rétrograde.

La plus importante application locale de l'acide phénique
est celle que je fais à l'aide d'un pulvérisateur assez puissant
pour que je puisse donner au jet de poussière phéniquée une
force de projection supérieure à celle que peuvent supporter
les malades; j'arrive ainsi, quand je le juge opportun, aux
limites d'énergie tolérables par le malade qui possède la plus
grande tolérance possible.

Quand j'ai affaire à une langue très-dure, peu sensible, et
qui saigne difficilement, je vais ordinairement jusqu'aux limites
de cette tolérance; dans les cas contraires, je me laisse guider
par la sensibilité et la tendance aux saignements, je ne dis pas
aux hémorrhagies, parce que je n'en ai jamais observé, à la
suite de mes pulvérisations; mais j'ai souvent observé des
saignements que, malgré leur peu d'abondance, il faut, autant
que possible, éviter. En résumé, la règle est de donner à la
douche pulvérisée toute la puissance compatible avec la sensibilité des parties et la disposition aux saignements. Lorsque
la sensibilité est très-grande, il peut arriver que des douches,
même modérées, ne puissent être supportées; il faut alors
faire précéder la pulvérisation d'une onction avec l'iodoforme
en poudre, une solution de bromure de potassium ou, mieux
encore le *glycérolé à l'acide phénique*; à la suite de cette onction,
on administre une douche pulvérisée très-courte; les malades
ne tardent pas alors à s'y habituer et à supporter la douche
normale. Au reste, ce sont là des cas très-exceptionnels, car,
loin d'augmenter la douleur, la douche la calme ordinairement,
souvent dès le premier jour.

La durée de la douche est ordinairement de dix à quinze
minutes; elle doit être également proportionnée à la sensibilité
des malades, et aussi, malheureusement, au temps dont il peuvent disposer, ainsi que le chirurgien. Notre organisation
thérapeutique, si l'on me permet cette locution, laisse, sous ce

rapport, beaucoup à désirer, car je ne doute pas que si, au lieu de deux et souvent d'une pulvérisation, — quelquefois même beaucoup moins, — qu'on peut administrer, il était possible d'en donner quatre, cinq et même six par jour, on n'obtînt des effets plus puissants et plus prompts. Si, donc, je limite à deux le nombre des douches que je donne, c'est uniquement parce qu'il m'est à peu près impossible d'en donner davantage. Je crois, cependant, que si les malades se trouvaient dans des conditions à pouvoir en prendre à volonté, ce nombre de six serait à peu près le maximum auquel on devrait s'arrêter, d'abord, parce que l'effet de la douche, ainsi que nous allons le voir, se prolonge pendant un temps assez long, et ensuite, parce qu'il faut bien laisser au travail intime des tissus, qui s'opère probablement après chaque douche, le temps de produire des résultats.

La concentration du liquide est une autre condition à laquelle il faut avoir égard ; la sensibilité seule doit servir, ici, de guide. Quand je ne rencontre aucune difficulté sous ce rapport, je me sers de la *solution normale* pure (voyez le formulaire spécial, à la fin de l'ouvrage) ; lorsque la sensibilité est exagérée ou que la maladie est très-légère, j'additionne cette solution d'une quantité d'eau variant de 10 à 80 pour 100. Parfois, je ne me contente pas d'une addition d'eau : je mêle à la solution phéniquée diverses huiles minérales, telles que l'hydrogène phénilé cristallisable, le naphte d'Orient, dit éther d'Orient, qui est un excellent produit, le picrate d'ammoniaque, qui m'a été indiqué par notre savant et très-habile fabricant de produits chimiques, M. E. Rousseau, et dont j'obtiens de bons effets, surtout donné à l'intérieur contre l'anorexie et contre les complications nerveuses, surtout quand elles ont un caractère intermittent, l'acide chromique, le sublimé, l'arsenic, sous forme d'arséniate de soude et de potasse, deux excellentes préparations qui sont aussi très-utiles, administrées, à l'intérieur (voir au formulaire spécial).

Lorsque la langue est indurée superficiellement ou que sa muqueuse est recouverte de cet enduit blanc que j'ai signalé, surtout quand elle est ulcérée, je fais suivre la première pulvérisation d'une cautérisation à l'acide phénique, cautérisation que je pratique en passant lentement et doucement une ou plusieurs fois sur la langue, un pinceau imbibé de *solution phéniquée caustique* (voir au formulaire). Cette cautérisation se borne à produire une escarre, si même elle mérite ce nom, de l'épaisseur d'une mince feuille de papier, qui se détache au bout de trois, quatre ou cinq jours; lorsqu'elle est tombée, je renouvelle la même cautérisation, à chaque nouvelle chute d'épithélium, jusqu'à ce que les parties atteintes de la langue aient repris ou soient en bonne voie de reprendre leurs caractères normaux, et, quand il y a ulcère, jusqu'à ce que celui-ci ait revêtu un bon aspect.

J'exclus presque les autres caustiques, à l'exception de l'acide chromique, mais j'exclus surtout le nitrate d'argent. On verra, dans les observations annexées à ce travail, combien de fois les malades se sont plaints d'avoir vu leur maladie exaspérée par l'emploi de ce caustique; j'ai moi-même eu si souvent à me repentir d'avoir suivi le conseil des maîtres à qui je l'avais entendu préconiser, que je ne saurais trop prémunir mes confrères, pour leur éviter des écoles que tous mes condisciples ont dû faire comme moi-même. Quant à l'acide chromique que j'ai exempté de mes exclusions, c'est un bon caustique qui, sans valoir, généralement, l'acide phénique, a cependant, dans beaucoup de cas, une action très-avantageuse sur les plaies, en même temps qu'il a une action parasiticide prononcée et une action destructive légère.

Les lotions sont le seul topique que l'on puisse généralement employer sur la langue; cependant, quand cet organe est immobile et volumineux, on peut, avec quelque avantage, pratiquer une onction avec un glycérolé phéniqué albumineux (voir au formulaire); cette excellente préparation a l'avantage,

sans altérer en rien l'acide phénique, de le retenir assez longtemps pour en prolonger l'action, presque d'une pulvérisation
à l'autre, et elle diminue considérablement la douleur que
produisent souvent les applications topiques d'acide phénique
seul. Quand il y a de la salivation, le bénéfice de cette action
précieuse est presque entièrement perdu ; mais quand il n'existe
pas d'hypersécrétion salivaire, ce bénéfice est en grande partie
réalisé ; c'est dire qu'on l'obtient surtout dans les ulcères
autres que ceux de la bouche.

Outre les applications phéniquées externes, je prescris à
l'intérieur trois à cinq cuillerées à bouche de sirop phéniqué
simple ou additionné d'arsenic ou de sublimé (voir au formulaire). Quand les malades conservent des forces, de l'embonpoint et de l'appétit, j'associe à ces préparations le bicarbonate
de soude ou de potasse, pour maintenir dans le sang et, en
général, dans les liquides récrémentitiels, l'alcalinité normale.

Je n'ai pas, il est vrai, expérimenté assez souvent ce dernier
moyen pour que je puisse le recommander en toute confiance ;
mais comme il me paraît parfaitement innocent, au moins chez
les malades qui ne sont pas encore notablement affaiblis, j'ai
d'autant mieux cru pouvoir le prescrire, que M. Broca paraît
aussi en avoir obtenu quelques bons effets, quoique cet honorable confrère ne le recommande qu'avec une grande réserve,
empiriquement, c'est-à-dire sans en motiver ni les indications
ni les contre-indications.

« De toutes les médications que j'ai essayées, dit-il, la seule
qui m'ait *paru* retarder la marche des tumeurs cancéreuses
inopérables est la médication alcaline (bicarbonate de soude
ou de potasse, 2 à 4 grammes par jour). Mais je suis trop
en garde contre les illusions thérapeutiques, pour oser rien
affirmer à cet égard. » (Broca, *Trait. des tum.*, p. 399.)

Je ne serai naturellement pas plus affirmatif que M. Broca,
puisque je n'ai pas encore expérimenté le médicament autant
que lui ; je dois même dire qu'à *priori*, j'aurais été peu disposé

à user contre la diathèse cancéreuse de la médication alcaline,
car je suis porté à croire que cette médication est plus nuisible
qu'utile dans toutes les diathèses que j'appellerai affaiblissantes
et, si l'on excepte la diathèse urique, elles sont à peu près
toutes, et je crois même toutes dans ce cas. Mais je ne me dirige
pas assez exclusivement par les lois de l'analogie, quelque
valeur que je leur reconnaisse, pour ne pas placer avant elles
l'expérience d'observateurs comme M. Broca. Je dois même
ajouter qu'une autre considération m'aurait porté à prescrire
les alcalins; cette considération est que tous les liquides récrémentitiels animaux étant normalement alcalins, contrairement
aux liquides récrémentitiels végétaux, qui sont acides, on peut
admettre que l'acidité ou la tendance même à l'acidité des
fluides de notre économie favorise le développement au moins
des parasites végétaux, ainsi que semble le prouver, ce qu'on
observe dans le développement du muguet. Nous cherchons
souvent à nous éclairer de l'opportunité de cette indication en
faisant constater l'état des urines et, notamment, leur degré
d'acidité.

D'ailleurs, pour moi, l'addition des alcalins que je prescris
a surtout pour action de faciliter la digestion, si l'on me permet ce mot, des médications auxquelles on l'associe, et aussi
la digestion proprement dite; or, c'est là une action précieuse,
dès que l'affaiblissement des malades n'y forme pas une contre
indication. En cas même d'affaiblissement, il ne serait pas
interdit d'essayer les alcalins, avec beaucoup de prudence.

Quant à l'arsenic, il n'a pas seulement pour lui l'analogie, il
a aussi l'expérience d'un grand nombre, et, en outre, les sym-
pathies, assez inattendues, de M. Lebert.

M. Lebert, en effet, tout en considérant comme à peu près
impossible la neutralisation de la diathèse cancéreuse, n'en
conseille pas moins l'expérimentation à nouveau de l'arsenic,
et ce qu'il y a de plus curieux, c'est la raison pour laquelle il
conseille cette expérimentation.

« L'arsenic, dit-il, devrait être de nouveau expérimenté à l'intérieur, CAR nous en observons souvent une action salutaire dans les maladies chroniques rebelles de la peau, et c'est sans contredit un des médicaments qui a les rapports les plus intimes avec la nutrition de cet organe. » (*Mal. cancér.*, p. 640.)

Ainsi, M. Lebert, qui professe l'unité absolue du cancer, quel que soit l'organe qu'il atteigne, conseille l'arsenic seulement dans le cancer de la peau, parce que l'arsenic agit avec avantage dans d'autres maladies de la peau, et parce que ce médicament est « en rapport intime avec la nutrition de cet organe! » Nous ne savons trop ce que c'est qu'un médicament en rapport intime avec la nutrition ; nous savons seulement que si l'organe n'avait aucune influence sur une maladie diathésique dont il serait le siége, ce n'est pas parce que ce médicament aurait une action avantageuse sur d'autres maladies de cet organe, qu'il faudrait l'employer contre la première. Ce n'est pas, non plus, ce motif qui nous guide. Quand nous avons expérimenté l'arsenic contre les affections cancéreuses et en particulier contre celles de la langue, c'est d'abord parce qu'il est, comme l'acide phénique, un puissant parasiticide, et aussi, parce qu'il a une action avantageuse contre plusieurs maladies de la peau, et que les faits que nous avons relatés à l'étiologie, permettent de soupçonner quelques analogies entre la cause de plusieurs maladies cutanées et les affections cancéreuses.

C'est exactement pour les mêmes motifs que nous avons expérimenté le bichlorure de mercure, et qu'après l'avoir expérimenté, nous l'avons conservé dans notre formulaire, parce que les résultats que nous en avons obtenus nous ont paru avantageux.

Tel est l'ensemble de la médication que nous avons dirigée avec persévérance, depuis six ans, contre les affections cancéreuses en général et contre celles de la langue plus particulièrement. Nous répétons encore une fois, que nous ne croyons pas avoir atteint les limites du progrès qu'il nous paraît permis d'espérer; l'acide phénique, quoique étant un parasiticide très-puissant, ne réalise pas, tant s'en faut, toutes nos aspirations, soit que ses propriétés parasiticides ne s'exercent pas sur les parasites de toutes les formes de cancer, soit parce que les méthodes pour faire pénétrer ce médicament jusque dans tous les replis de la production morbide n'aient pas atteint un degré suffisant de perfection soit, enfin et surtout, à cause de sa combinaison trop rapide avec l'albumine des tissus. Dans ces conditions, nous ne cessons de nous préoccuper du perfectionnement de ces méthodes, et d'expérimenter des substances nouvelles dont nous publierons un jour la liste, ne fût-ce que pour éviter d'inutiles recherches à ceux de nos confrères qui chercheront à ouvrir des voies nouvelles à la thérapeutique des affections cancéreuses.

Il nous reste, maintenant, après avoir exposé notre médication d'une manière générale, à dire quelques mots du traitement de quelques symptômes particuliers ou épiphénomènes, et à faire connaître, ensuite, les résultats que nous avons obtenus, jusqu'à ce jour, de notre nouvelle méthode de traitement.

Parmi les épiphénomènes, il faut signaler, la douleur excessive, l'insomnie, les difficultés de mastication, de déglutition et de respirations, les hémorrhagies, la constipation, le développement exagéré des ganglions.

Douleurs, insomnie. — Quoique fort différents l'un de l'autre, ces deux épiphénomènes sont ordinairement traités par les mêmes moyens, les opiacés, et c'est pour cela que nous les réunissons. Les opiacés sont, en effet, encore aujourd'hui en grand honneur et nous avons vu M. Lebert réduire à cet ordre de médicaments toute sa thérapeutique palliative, laquelle, on le sait, est en réalité toute sa thérapeutique. Nous croyons qu'en effet, comme thérapeutique palliative, c'est-à-dire comme s'adressant à des malades désespérés, et dont on tient plus à

assoupir et à *abréger* les douleurs qu'à prolonger l'existence, la
médication opiacée répond parfaitement au but du médecin;
mais ce n'est pas ainsi que nous comprenons le traitement du
cancer, au moins aussi longtemps que les malades ne sont
pas menacés d'une mort prochaine et inévitable.

Pour nous, dans toutes les maladies chroniques, — lesquelles
sont à peu près toutes, sinon toutes, des maladies diathésiques
et probablement parasitaires, — il y a à lutter contre un ennemi,
et non pas contre un ennemi métaphorique, mais contre
un ennemi bien réel, bien matériel, bien vivant, comme l'aca-
rus, comme le tœnia, comme la trychine, comme l'achorion;
pour soutenir cette lutte, l'organisme a besoin de rassembler
toutes ses forces, de les soutenir le plus longtemps possible,
soit pour triompher, seul, soit pour seconder les secours
qu'une médication efficace pourra lui apporter; la première
condition, pour l'organisme, est donc que la nutrition s'accomplisse le mieux possible, tant qu'on n'a pas à craindre l'excès,
bien entendu, car l'excès de nutrition lui-même n'est pas une
force.

Les opiacés affaiblissent d'abord, directement, l'économie
tout entière, et, secondairement, toutes les puissances nutritives, appétit, digestion stomacale et intestinale, peut-être
sécrétion biliaire et pancréatique. Aussi longtemps, donc, qu'il
sera humainement possible de voir un changement heureux
s'accomplir, un état diathésique se modifier, ce qui peut arriver
à un moment qu'il n'est pas toujours possible de prévoir,
ou doit éviter l'emploi des opiacés, surtout si les doses nécessaires pour calmer les douleurs doivent être un tant soit peu
élevées, ce qui arrive souvent. Il faudra, dans ces cas, préférer
aux opiacés, l'iodoforme en applications pulvérulentes, les
préparations bromurées, la valériane à l'intérieur, qui en
même temps qu'elle calme souvent les douleurs, produit une
légère et utile stimulation générale (voir au formulaire).

Ce que nous venons de dire des opiacés, dirigés contre les

douleurs, s'applique exactement à l'insomnie, avec cette différence, que contre l'insomnie, nous ne possédons guère de
succédanés, et qu'il faudra bien, ici, se résigner à l'emploi des
opiacés, quand l'insomnie deviendra elle-même une cause
d'affaiblissement ; ce sera le cas d'appliquer l'apophtegme
qu'entre deux maux, il faut choisir le moindre.

Hémorrhagies. — Nous avons dit combien peu les hémorrhagies avaient été redoutables, dans les cas que nous avons
observés ; nous sommes toujours parvenu à les arrêter avec une
simple application ou un léger tamponnement de charpie
sèche. Si elles devenaient abondantes, on arriverait sans doute
à en faire prompte justice avec le perchlorure de fer. Mais nous
engageons instamment nos confrères à ne recourir à cet
hémostatique qu'en cas d'impérieuse nécessité, car nous avons
observé qu'il causait une mauvaise réaction, dans les cas d'ulcères *organiques*. En cas d'hémorrhagies modérées, nous lui
préférerions, d'abord, un hémostatique végétal, notamment
l'eau de Pagliari modifiée (voir au formulaire).

Difficultés de mastication et de déglutition. — Ce n'est point là
un épiphénomène à proprement parler, puisqu'il tient à la
nature même du mal ou plutôt aux modifications physiques
qu'il a produites. Le traitement de cet épiphénomène n'est
donc autre que le traitement de la maladie ; on pourrait seulement offrir, dans ces cas, aux malades le secours de l'alimentation par le moyen de la sonde œsophagienne et par les lave-
ments nutritifs ; malheureusement, les malades se refusent
presque constamment à l'application de ces moyens, d'ailleurs
trop souvent insuffisants.

Difficulté de respiration. — Cette difficulté ne peut être due
qu'au développement exagéré des parties malades ; nous avons
indiqué, en parlant de l'opération, quelle serait la conduite à
tenir dans ce cas, qui ne s'est point présenté à notre observation.

Constipation. — Cet épiphénomène s'observe assez fréquemment dans le cancer de la langue ; il contribue, parfois, à l'agitation d'où provient l'insomnie et nuit toujours plus ou moins à la régularité des digestions. Il faut donc y remédier sans pourtant trop émouvoir l'appareil gastro-intestinal des malades ; on réussit ordinairement à rétablir le cours des fécès avec quelques cuillerées *d'huile de ricin*, *l'eau purgative naturelle de Loeches* et le *sirop anodin et diurétique de café vert fraxiné* de Séverin ou autre (voir au formulaire), ou la graine de moutarde blanche de Hollande, dont nous avons, ainsi que notre excellent, éminent et regrettable maître Trousseau, obtenu d'excellents résultats, dans presque tous les cas de constipation et dans beaucoup de cas de dyspepsie.

Développement exagéré des ganglions. — Il nous est arrivé deux fois de voir les ganglions cervicaux et sous-maxillaires tellement développés qu'ils empêchaient à peu près tout sommeil, en empêchant tout décubitus : les malades ne pouvaient se coucher sur l'énorme tumeur qu'ils formaient, et quand ils se couchaient sur le côté opposé, le poids de cette tumeur les étouffait. C'est dans ces conditions que, malgré notre répugnance pour toute opération, nous nous sommes décidé à faire tomber la plus grande partie de la tumeur, d'ailleurs largement ulcérée, dans l'espoir de prolonger, au moins de quelques semaines, la vie des malades et de rendre leurs derniers moments moins pénibles. Y avons-nous réussi ? Hélas ! nous n'osons même pas nous donner la satisfaction de ce mince résultat. Cependant, l'opération, pratiquée dans les deux cas à l'aide de la cautérisation en flèches d'après la méthode de M. Girouard, perfectionnée par M. Maisonneuve, réussit à merveille, en tant qu'opération ; mais les malades n'en succombèrent pas moins au bout d'un mois, dans un cas, au bout de quatre mois dans l'autre, n'ayant éprouvé qu'un bien médiocre soulagement. Cependant, en pareil cas, nous hésiterions encore, d'autant plus que les malades demandent eux-mêmes énergiquement qu'on les débarrasse de ce poids insupportable ;

mais nous ne sommes pas assez sûr de bien faire, en cédant à leurs désirs, pour nous permettre de donner un conseil formel à nos confrères : il y a des cas où chacun de nous ne peut consulter que ses inspirations et sa conscience : celui que je viens de signaler en est un.

Traitements préalables. — Le traitement antisyphilitique joue un tel rôle dans les affections organiques de la langue, que nous ne pouvons nous dispenser d'en dire un mot, avant de passer à l'examen des résultats que nous a donnés notre méthode.

On l'a déjà vu à propos du diagnostic, le traitement anti-syphilitique est recommandé toutes les fois que l'on conserve un doute sur la nature de la maladie, et que ce traitement, pour dire toute la vérité, est considéré lui-même très-souvent comme *le seul* élément de diagnostic, même par ceux qui croient avoir le plus fait pour ce diagnostic, c'est-à-dire par M. Lebert. Il en est si souvent ainsi, que tous, ou à peu près tous les malades qui ont réclamé nos conseils, à un état un peu avancé de la maladie, avaient déjà subi des traitements anti-syphilitiques plus ou moins prolongés, parfois très-prolongés, au point d'en être empoisonnés, comme les malades des observations 9 et 25.

Cette pratique demande une réforme radicale : l'honneur de l'art et l'intérêt des malades la réclament également.

Depuis l'enseignement, très-spirituel et très-amusant, sans doute, de M. Ricord, mais infiniment trop facécieux pour être sérieux, on s'est habitué à ne compter pour rien les renseignements que les malades nous donnent sur leurs antécédents, au point de vue de la syphilis : cette facécieuse incrédulité de faux esprit fort, n'est pas plus la sagesse qu'une niaise crédulité ; le praticien judicieux et expérimenté, qui sait interroger avec art et qui a quelque connaissance des hommes et même des femmes, arrive, dans un grand nombre de cas, à juger sainement la confiance qu'il doit avoir dans les renseignements

qu'on lui donne, et qu'il peut contrôler par les données scientifiques. Lorsqu'après mûr examen, il croit pouvoir induire des uns
et des autres la certitude ou seulement la très-grande probabilité qu'il n'a pas affaire à une infection syphilitique, il devra
s'abstenir de tout traitement dit spécifique, d'abord, parce que
ce traitement peut faire perdre un temps précieux, et, ensuite,
parce qu'il est loin d'être toujours inoffensif, comme le prouvent à peu près péremptoirement plusieurs des faits que nous
rapportons.

Mais il y a plus : alors même qu'il y aurait des probabilités
d'infection syphilitique, du moment que les symptômes ne seront
pas nettement dessinés et que, par conséquent, les probabilités
ne seront pas assez grandes pour équivaloir à peu près à une certitude, on ne devra insister que très-peu sur le traitement antisyphilitique, et cela pour deux motifs encore : le premier, c'est
que, si un accident syphilitique constitutionnel peut être très-
long et très-difficile à guérir, il est à peu près toujours heureusement et promptement modifié, dans une mesure quelconque, par
un traitement bien dirigé, et, par conséquent, lorsqu'aucune
amélioration n'a lieu après un tel traitement, c'est que la maladie
n'est pas syphilitique, à plus forte raison, s'il se manifeste une
aggravation; le second motif c'est que si, par une très-rare
exception, on tombait sur une maladie syphilitique qui ne
s'amenderait aucunement sous l'influence d'un traitement intelligent, l'application du traitement phéniqué ne pourrait avoir
aucun inconvénient, tout au contraire; il agirait probablement
lui-même d'une manière utile, et, dans tous les cas, il n'est pas
dans la nature de la syphilis secondaire, surtout des symptômes
qui peuvent être confondus avec le cancer de la langue, de marcher avec rapidité, et la médication phéniquée, fût-elle indifférente, ne pourrait nuire sensiblement par le temps qu'elle
ferait perdre; au bout de quelques semaines, de quelques mois
même, le traitement antisyphilitique administré avec plus d'opiniâtreté et d'énergie, retrouverait toute sa puissance. Il en serait

tout autrement, dans le cas où l'on traiterait un cancer par un traitement antisyphilitique prolongé. Deux ou trois mois de perdus peuvent être irréparables; notre pauvre malade de l'observation 31 en est une triste preuve, et celui de l'observation 7 également.

En résumé, la réforme dont j'ai signalé la nécessité peut se résumer ainsi :

Dans les cas où aucun antécédent ne peut faire soupçonner le caractère syphilitique d'une production morbide de la langue, on doit recourir immédiatement à la médication phéniquée, sans traitement antisyphilitique préalable.

Dans les cas où les antécédents pourront faire soupçonner l'existence de la syphilis, mais où l'accident local n'aura pas le caractère syphilitique et ne s'accompagnera pas d'autres symptômes vénériens, on pourra administrer un traitement antisyphilitique pendant deux ou trois semaines, au plus; s'il ne produit aucun résultat après ce temps, on devra l'abandonner et recourir aussitôt à la médication phéniquée.

Enfin, on devrait encore recourir à cette médication, dans les cas même où la maladie de la langue présenterait les caractères syphilitiques et serait accompagnée d'autres symptômes ayant les mêmes caractères, mais où un traitement spécifique bien dirigé, et prolongé pendant quelques semaines, au plus, n'aurait produit aucune amélioration ou seulement une amélioration très-faible.

Nous ne dirons qu'un mot, mais nous croyons qu'il faut le dire, d'un médicament dont un grand nombre de médecins font, grâce à la publicité qu'il a reçue, une selle à tous les chevaux; ce médicament est le chlorate de potasse, qui a donné quelques bons résultats, contre certaines angines et quelques stomatites, et même contre certains cancroïdes de la peau, mais qui, appliqué au traitement d'indurations et d'ulcères cancéreux de la langue, a eu de tristes conséquences, dont

on peut voir des échantillons chez quelques malades dont
nous rapportons les observations, et notamment chez celui de
l'observation 25. Le mot que nous avons à dire sur ce médicament, c'est qu'il faut absolument le proscrire du traitement des
affections organiques de la langue.

Ma conviction, on l'a trop vu peut-être, est forte, touchant
la cause efficiente des maladies cancéreuses. Je me serais,
pourtant, abstenu d'entretenir le public de mes croyances, de
mes hypothèses, si l'on veut, si je n'avais eu qu'une théorie à
lui présenter. Grâce à Dieu, je n'en suis pas là, et, s'il est
toujours vrai qu'à l'œuvre on reconnaisse l'artisan, je crois
pouvoir dire, sans vanité, que peu de médications nouvelles
auraient pu, à leur entrée dans la science, soutenir le parallèle
avec la médication phéniquée. C'est ce que va prouver, je
l'espère, la rapide analyse des faits dont je place la relation
sous les yeux du lecteur. Ces faits, je l'ai déjà dit, sont au
nombre de trente-neuf, que j'ai divisés en trois catégories :
La première comprend douze cas d'affections légères pour
la plupart, et sur le diagnostic desquelles on peut conserver
des doutes (obs. 3, 6, 10, 11, 12, 18, 21, 30, 32, 35, 38, 39).
Dans tous ces douze cas, l'application plus ou moins prolongée
de l'acide phénique a fait disparaître la maladie. Mais celle-ci
a été loin de céder aussi facilement qu'on aurait pu l'espérer,
en ne considérant que son peu de gravité apparente. On peut
voir, en parcourant les observations, qu'il n'a pas fallu moins
de cinq, sept, huit et neuf mois, pour triompher définitivement
de ces maladies, qu'on aurait pu croire sans importance, et ce
qui est digne de remarque aussi, c'est que sauf trois ou quatre
cas, tous ont offert ces récidives sur lesquelles nous avons tant
insisté et qui donnent tant de probabilité au diagnostic. Nous
devons même faire remarquer que l'un de ces malades (celui
de l'observation 38) revient encore de temps en temps, et que
nous avons à lutter contre de petites *poussées* qui, nous en

avons la conviction, deviendraient sérieuses, si on ne les com-
battait pas à temps. Il nous paraît donc impossible de méconnaître, dans ces cas, l'extrême utilité de la médication phéniquée,
et ce qu'il nous paraît permis d'en conclure, c'est que, si tous
les malades y avaient recours, dès les premiers phénomènes
morbides qu'ils ressentent du côté de la langue, les affections
cancéreuses de cet organe seraient infiniment plus rares;
j'entends les affections cancéreuses mortelles.

La seconde catégorie comprend treize cas, dans lesquels le
diagnostic est moins sujet encore à contestation : tous les
caractères attribués au cancer de la langue se trouvaient
réunis dans ces cas, aussi bien que dans ceux de la troisième
catégorie dont nous nous occuperons tout à l'heure. Dans un
grand nombre d'entre eux, sinon dans tous, le diagnostic a, du
reste, été confirmé par plusieurs confrères des plus compétents;
aucun doute raisonnable ne saurait donc être conservé sur le
caractère de la maladie, dans ces treize cas.

Un des malades, sujets de ces treize observations, n'avait
plus un cancer de la langue (obs. 34); nous avons dit, dans les
remarques qui suivent son observation, pourquoi nous l'avons
compris dans notre travail. Un second (obs. 13) n'a suivi le
traitement que pendant une vingtaine de jours, et l'a abandonné après avoir obtenu une amélioration sensible, quoiqu'il
eût déjà subi plusieurs opérations infructueuses.

Des onze restants, un atteint (obs. 37) d'un cancer très-avancé
et à qui on avait proposé, pour unique ressource, une opération
effroyable, est en traitement depuis plusieurs mois, et a déjà
obtenu une amélioration des plus remarquables. Les dix autres
peuvent être considérés comme guéris, quoique deux d'entre
eux et surtout un (obs. 16) ait encore de temps en temps et
depuis plus de *deux ans* des poussées intenses, qui réclament
l'application la plus active de notre médication. Mais on remarquera que dans ces cas graves, la durée du traitement a été
bien plus grande encore que dans ceux de la première caté-

gorie : chez plusieurs, elle a été de plus d'un an, sans compter les traitements qu'ont exigé les poussées qui traversent la consolidation de la guérison.

Enfin, la dernière catégorie comprend quatorze malades, dont cinq, seulement (obs. 2, 5, 27, 28 et 31), ont suivi notre traitement assez longtemps pour que son impuissance ait été incontestable; un (obs. 24) l'a quitté après avoir obtenu une amélioration qui permettait des espérances, et quand aux autres, ils ne l'ont suivi que quelques jours ou quelques semaines ou même pas du tout (obs. 17 et 33). Chez aucun, cependant, des douze malades qui, plus ou moins longtemps, ont été soumis à notre médication, celle-ci n'a été inutile.

Le premier bienfait qu'elle ait produit, chez tous, sans exception aucune, c'est de supprimer instantanément cet épouvantable odeur signalée par tous les auteurs, et qui rend si pénible le dévouement des personnes qui entourent les pauvres patients.

Chez presque tous, aussi, l'état des parties s'est plus ou moins amélioré, l'appétit est revenu, quand il était aboli ou à peu près; les forces se sont constamment relevées; le sommeil est revenu, et il a été évident, pour tout le monde, que si la médication n'a pas eu le pouvoir de rendre la santé aux malades, elle a, du moins, prolongé de quelques semaines ou de quelques mois leur existence, et rendu leurs derniers moments beaucoup moins pénibles, pour eux-mêmes et pour leurs proches.

Tel est le bilan de la médication phéniquée appliquée au traitement du cancer de la langue, c'est-à-dire à une maladie universellement et justement reconnue comme incurable. Je crois donc pouvoir répéter, en terminant ce travail, qu'aucune médication, si ce n'est peut-être la médication quinique, n'a fait son entrée dans la thérapeutique, escortée de faits aussi importants, aussi concluants, aussi consolants pour l'humanité,

aussi encourageants pour l'avenir, aussi honorables pour l'art
médical.

PROPHYLAXIE

Nous avons beaucoup parlé de M. Lebert dans ce travail, et
l'on comprendra qu'il n'en pouvait être autrement, si l'on réfléchit à l'importance du traité de cet auteur sur les maladies
cancéreuses, et à la légitime sensation que ce travail produisit, à
son apparition. Nous aurions beaucoup désiré pouvoir ajouter
un éloge à chaque citation que nous avons empruntée à l'habile micrographe ; cela ne nous a malheureusement pas été
possible, et quand nous avons pu obéir à nos sentiments de
sympathie pour l'auteur, il est rare que les droits de la logique
et le devoir ne nous aient pas ramené promptement au rôle de
critique ; c'est ce qui va nous arriver encore une dernière
fois, en citant ce que dit M. Lebert sur la prophylaxie du cancer. Voici comment il débute sur ce sujet :

« Ce que nous avons dit sur le pronostic de la maladie montre que nous ajoutons peu de foi aux prétendus spécifiques
vantés pour prévenir ou pour guérir la maladie, ce qui ne nous
empêchera pas de passer les principaux d'entre eux en revue,
pour que des praticiens, qui auraient plus de confiance que
nous, puissent les soumettre à une nouvelle expérimentation.
Du reste, si le doute est permis en science, la négation, lorsqu'elle n'est pas bien solidement fondée, a des conséquences
plus fâcheuses encore que des assertions trop crédules, car
celles-ci permettent au moins d'agir, tandis que la négation,
mal fondée, ôte prématurément toute espérance. » (*Maladies
cancér.*, p. 280.)

Voilà, à quelques nuances d'expression près, des paroles
pleines de sagesse, auxquelles souscriront tous les esprits
judicieux. Mais comment se fait-il qu'ayant si bien commencé,
M. Lebert continue de la façon suivante :

« Partant de l'opinion qu'une inflammation chronique était
le point de départ le plus fréquent du squirrhe, qu'à son tour,
celui-ci, primitivement dur et circonscrit, ne se transformait
qu'au bout d'un certain temps par son extension et son ramollissement, en véritable cancer, on a posé en principe qu'il fallait empêcher l'inflammation de dégénérer et le squirrhe de
devenir cancer. Mais malheureusement le squirrhe est toujours
d'emblée un cancer, et par bonheur l'inflammation ne dégénère jamais.

« Le traitement préventif n'est donc qu'une chimère.

« Le traitement prophylactique n'étant pas admissible, deux
questions se présentent..... etc. » (*Maladies cancér.*, même
page.)

Poser comme prémisses :

1° Que la négation du traitement prophylactique n'est pas
solidement fondée ;

2° Que le cancer n'est jamais une inflammation et que l'inflammation ne dégénère pas ;

Et conclure :

Que le traitement préventif est une chimère, voilà une manière de raisonner qui ne mériterait pas à un humaniste le
prix de logique. Tâchons de mettre un peu plus de suite dans
nos idées.

Le traitement prophylactique du cancer n'est pas connu ;
cela est incontestable ; mais ce traitement est-il une chimère,
ce qui veut dire en bon français un rêve, c'est-à-dire une chose
introuvable, qui ne saurait exister, qu'il est insensé de chercher ? Je crois qu'il faudrait porter un peu plus loin l'amour
du chimérisme, pour aller jusque-là ; nous n'avons, en ce qui
nous concerne, nulle tendance à tomber dans cet amour-là ;
si nous croyons que la prophylaxie du cancer n'est pas connue, nous sommes loin de croire qu'elle ne puisse l'être, et
nous croyons, au contraire, qu'on doit mettre toute l'ardeur
possible à la rechercher. Plus que cela, nous croyons qu'il y a

déjà un pas de fait dans la bonne voie, et que ce pas nous conduira probablement à d'autres. Nous croyons que des agents
qui ont une action évidente sur le cancer déjà formé, ne sont
probablement pas sans action sur les causes auxquelles le
cancer doit sa naissance. Nous croyons, en conséquence, que
les personnes qui ont des motifs de craindre une affection cancéreuse, devront faire habituellement usage des moyens dont
l'expérience a montré l'utilité contre le cancer confirmé. Ainsi,
nous conseillerions à ces personnes l'usage interne des préparations phéniquées, simples ou composées, en les variant et les
suspendant, de temps en temps, pour ne troubler en rien les
fonctions gastro-intestinales.

Mais quelles seront les personnes qui devront craindre le
développement du cancer? Nous avouons qu'ici, on ne saurait
donner de réponse satisfaisante; cependant il en est déjà deux
catégories qui devraient, à notre avis, profiter du conseil que
nous venons de donner : celles qui comptent des cancéreux
parmi leurs ascendants ou les plus proches collatéraux, et
celles qui sont atteintes d'une éruption cutanée chronique, qui
paraît et disparaît alternativement depuis un certain temps;
l'usage des moyens que je conseille serait à plus forte raison
indiqué, si les deux circonstances se trouvaient réunies chez
une même personne. Dans le cas d'affection cutanée, nous
conseillerions, outre la médication interne, l'usage de bains
composés de substances parasiticides (voir au formulaire), et
dans lesquels on resterait longtemps, trois quarts d'heure à
une heure au moins. Il est bien entendu que nous ne conseillerions jamais aux personnes atteintes d'éruptions cutanées
chroniques de traiter leurs affections exclusivement par des
topiques locaux, même par des topiques parasiticides, — lesquels, pour le dire en passant, sont de beaucoup les meilleurs.
— Ces personnes devront toujours associer aux médications
locales, la médication parasiticide interne, et la continuer
longtemps après que l'affection cutanée aura disparu.

Enfin, il est une troisième catégorie de personnes qui devront se soumettre à la médication parasiticide, ce sont celles chez qui se sont déjà manifestées des lésions qui peuvent faire craindre un commencement de maladie organique, comme, par exemple, les malades des observations 3, 11, 12, 30 et 39. En se soumettant de bonne heure à la médication phéniquée, ces personnes ont le double avantage de se débarrasser d'une maladie, légère sans doute, mais qui, enfin, est toujours une maladie, et, ce qui vaut encore mieux, de dissiper de graves appréhensions pour l'avenir.

Hygiène, régime. — Il n'y a pas bien longtemps que les gens sensés, en dedans comme en dehors de la médecine, avaient à lutter contre les Sangrados de la médecine moderne, et ce n'est pas sans peine qu'ils parvenaient à nourrir les malades, à les empêcher de mourir de faim. Aujourd'hui, la réforme est opérée; les Sangrados sont morts ou convertis, et l'on peut ordonner le régime des malades, sans rencontrer d'obstacles d'aucun côté. Ce régime, nous l'avons déjà implicitement indiqué, en parlant des causes de la maladie : toutes les fois que l'économie subit, par une cause quelconque, un affaiblissement, les ennemis qui l'entourent sans cesse, redoublent d'activité, et la vie, qui n'est qu'une lutte contre ces ennemis, est dans des conditions de résistance d'autant moins bonne, qu'elle possède moins de forces. La vie, a dit le grand poëte philosophe, en parlant de la vie morale, la vie est un combat; cela est encore bien plus vrai de la vie physique, où la lutte est de tous les instants, des heures de nuit comme de celles de jour, des heures de sommeil comme de celles de veille. Pour vaincre, dans cette lutte acharnée, ou plutôt pour résister le plus longtemps possible, car, hélas! la défaite arrive toujours, un peu plus tôt, un peu plus tard, la première condition est d'entretenir ses armes en bon état, et nos armes, c'est un bon sang, ce sont de bons muscles, de bons nerfs, de bons poumons, un bon estomac, et le reste.

Pour avoir tout cela, il nous faut de bons aliments, pris en quantité suffisante, mais non exagérée, car l'estomac n'a, dans la distribution générale des forces nerveuses, que sa part, comme tous les autres organes, et, s'il en emploie un excès, c'est autant de perdu pour les autres, sans compter le travail exagéré qui sera imposé à plusieurs d'entre eux, pour achever l'élaboration qu'il a commencée.

Mais quels sont les bons aliments? Nous ne pouvons écrire ici un traité ni même un résumé d'hygiène alimentaire; mais nous pouvons dire en quelques mots, qu'à l'égard de quelques-uns de ces aliments, leurs qualités varient avec les individus. Ainsi, quand on a une bonne et forte constitution, les aliments légers (viandes blanches, poissons blancs, fruits et légumes aqueux) seront excellents, mêlés, même abondamment, aux viandes noires et aux poissons à chairs colorées; tandis que les constitutions faibles devront, au contraire, être sobres des premiers aliments et faire principalement, quelquefois exclusivement, usage des autres.

Deux boissons servent surtout, en Europe, à l'alimentation publique : le vin et la bière; toutes les deux sont excellentes quand elles sont de bonne qualité; la bière peut-être meilleure encore que le vin, attendu que les amers, le houblon en particulier, sont très-antipathiques à tous les parasites que nous connaissons; on sait que l'aloès suffit pour écarter ou détruire tous les petits animaux d'ordre inférieur. Malheureusement, en France, la plupart des bières, sinon toutes, sont très-mal fabriquées, et les bières anglaises qui sont excellentes, autant sous le rapport du goût que sous celui de la salubrité, sont d'un prix relativement très-élevé. Il est bien humiliant pour nous de n'avoir pu atteindre encore ce degré de bonne fabrication où est parvenue l'Angleterre. Ainsi, quand on pourra se procurer une bonne bière comme le pale ale, le porter, etc., peu sujets à une fermentation nouvelle, on aura la meilleure de toutes les boissons hygiéniques, au point de vue qui nous occupe; le vin est également bon, surtout quand il sera vieux et aura été conservé à l'abri du contact de l'air ou par la chaleur, d'après le procédé de M. Pasteur. Dans des conditions différentes, le vin sert presque constamment de milieu à des développements de microphytes et de microzoaires, dont l'influence sur l'organisme ne peut être que nuisible. Tous les cidres sont dans le même cas, car cette boisson, qui serait une excellente boisson digestive, si elle était mieux préparée, devient, par suite de l'extrême négligence apportée à sa fabrication, un foyer d'animalcules dont il est fort à craindre qu'un certain nombre ne soient des parasites. Il sera donc prudent, quand on devra faire usage de ces boissons imparfaites, d'y mêler une certaine quantité de substance parasiticide, d'acide phénique notamment, qui peut y être associé en quantité suffisante pour produire des effets parasiticides, sans altérer sensiblement la saveur qui est une des principales qualités des boissons fermentées.

OBSERVATIONS

M. Poulat, âgé de trente-huit ans environ, fumeur, courtier de commerce, vient me consulter le 15 septembre 1864. Sa langue est douloureuse, raide et comme d'une seule pièce solide; le malade ne peut la remuer; elle est presque insensible au toucher. Il a, dit-il, une *langue de bois* qui lui fait mal; la douleur est, du reste, très-modérée; il parle avec peine et ne peut remuer les aliments, qui ont perdu pour lui leur saveur. Je constate, en effet, qu'elle remplit la bouche; les dents sont imprimées sur son pourtour, elle est épaisse et dure; la partie inférieure est lisse et brillante, quoique mamelonnée; sa teinte est d'un rouge foncé, la face supérieure est chagrinée, rugueuse, traversée par des sillons qui lui donnent un aspect fendillé; ces sillons pénètrent très-profondément dans la langue; au milieu et sur la ligne médiane est une ulcération profonde, à bords frangés, à fond grisâtre, surmontée de papilles saillantes qui paraissent surnager; tout autour, trois ou quatre mamelons d'une dureté extrême; à l'extrémité et sur les deux côtés de la langue sont deux autres ulcérations moins profondes, mais également à fond gris jaunâtre et à bords inégaux, celle de gauche faisant faire une saillie tuberculeuse à la langue; sur ce même côté, est une autre ulcération longitudinale formant une rigole allongée d'arrière en avant. Le mal a débuté par la partie supérieure de la langue.

Les ganglions sous-maxillaires sont engorgés, mais surtout à gauche; de ce côté on trouve un ganglion de la grosseur d'une noisette, dur, peu mobile et placé au tiers supérieur et antérieur du cou, un peu au-dessus de la bifurcation de la carotide primitive et à peu près au niveau de son croisement avec le sterno-mastoïdien. Pas d'antécédents syphilitiques. Sa mère est morte jeune, d'un cancroïde à la cuisse.

Je me disposais à une action chirurgicale, et j'avais déjà proposé au malade de pratiquer une ablation partielle au moyen des caustiques, lorsqu'il me vint à la pensée d'essayer l'action de l'acide phénique.

Je fis étendre sur toute la langue et dans le creux des ulcérations un glycérolé-phéniqué. Désireux de guérir, M. Poulat outrepassa mes prescriptions et trempa ce qu'il put sortir de sa langue dans le glycérolé. Plus d'un petit verre de salive, me dit-il, s'écoula de sa bouche, mais comme la douleur n'avait pas été trop vive, le malade recommença le lendemain, et arriva à faire trois fois par jour ce genre de pansement.

Le 23 septembre, je le revis, les ulcérations étaient rouges ; celle de droite me parut se rétrécir, il parlait plus facilement, il affirmait sentir le retour de la mobilité en mangeant.

L'amélioration était évidente. Je continuai le même traitement, et la semaine suivante je fus heureux de constater que le malade allait encore mieux.

Le 14 octobre, M. Poulat parle plus facilement, la langue a diminué de volume, la trace des dents est moins indiquée sur son pourtour ; l'ulcéra-tion linéaire est presque guérie, les crevasses sont moins profondes, l'épaisseur de l'organe a diminué très-sensiblement.

Pour hâter la guérison, je prescris à l'intérieur le sirop de perchlorure d'or.

Le 25 octobre, l'amélioration continue, le malade peut se servir un peu de sa langue pour chasser d'entre ses dents les aliments qui froissent les gencives.

L'ulcération du milieu et celle du côté droit sont cicatrisées.

Le 10 novembre, l'ulcération de gauche s'est élargie, elle est profonde et de mauvais aspect ; il s'en est formé une nouvelle au-dessus de la première. Les deux autres ont complétement disparu ; il y a de la douleur, et la langue est gonflée du côté gauche. Je supprime le sirop de perchlorure d'or, et je prescris l'usage de l'acide phénique en pansement à l'état de solution concentrée, — 25 grammes d'acide et 25 d'alcool dans 50 d'eau distillée, — que le malade doit étendre sur les ulcérations au moyen d'un pinceau.

Le 14, amélioration dans la couleur, ganglions douloureux, beaucoup d'élancements ; je prescris l'acide phénique à l'intérieur. Sirop phéniqué, 2 grammes en solution normale, pour 500 de sirop ; trois cuillerées par jour. Le malade en prend jusqu'à six.

Le 19, amélioration, moins d'élancements, l'épiderme s'est renouvelé plusieurs fois. Je porte à 3 grammes la dose d'acide phénique ; pilules ferrugineuses aux repas.

Le 23, la langue a diminué de volume, les ulcérations sont d'un aspect rassurant ; le malade dort et mange bien, il a moins de douleurs ; les ganglions diminuent, la langue est sensible à l'air froid.

Le 27 novembre, ulcérations moins profondes ; le malade se dit guéri, l'appétit est excellent, je porte à 5 grammes la dose d'acide phénique dans 500 de sirop, et pour pansement j'augmente la lotion à 50 grammes d'acide dans 50 d'alcool. — J'adresse M. Poulat à M. le docteur Lemaire, qui, même à cette phase du traitement, diagnostique un cancer de la langue.

Le 2 décembre, l'amélioration se maintient, je mets le malade à l'eau pure et à un régime plastique exclusif.

Le 31 décembre, le malade est joyeux ; il reste cependant une couche dure et fendillée sur la langue, dont la teinte est presque naturelle, surtout après que le malade a enlevé la peau détachée par la cautérisation quotidienne.

31 janvier 1865. — Le volume paraît normal, les ganglions sont presque à l'état naturel ; celui de gauche, dont j'ai parlé, persiste, quoique petit.

28 février. — Ce ganglion a disparu tout à fait ; la langue est cicatrisée ; elle conserve cependant un peu de dureté vers le milieu.

30 mai. — La langue est libre, mobile, elle porte la trace de profondes cicatrices et de points épars cicatrisés ; l'état du malade est complétement bien ; sa santé est, dit-il, meilleure qu'elle n'a été depuis plusieurs années.

J'ai, depuis cette époque, revu plusieurs fois M. Poulat ; sa guérison est complète ; il a bien voulu consentir à faire photographier sa langue le 25 juillet, afin de bien prouver que le genre d'affection dont il était atteint est guérissable, puisqu'il est complétement guéri.

M. Poulat ayant annoncé dès le principe qu'il se tenait à la disposition des médecins qui voudraient le visiter, plusieurs confrères ont été s'assurer de son état, et ont pu vérifier l'exactitude des faits que j'ai racontés et constater son entière guérison.

J'avais, dès le début, prescrit à M. Poulat de tenir exactement un journal d'observations quotidiennes. Voici le résumé qu'il m'a adressé à diverses époques, je le publie textuellement, malgré certaines erreurs d'appréciation sur les médicaments et surtout sur les doses : on y trouvera d'intéressants détails, et notamment l'opinion de M. Lemaire sur la nature et la gravité du mal, ainsi que son effroi au sujet de l'emploi de l'acide phénique à l'intérieur :

« Paris le 2 décembre 1864.

« Mon cher docteur,

« Vous m'avez demandé quelques détails sur les souffrances que me fait éprouver la maladie dont vous me soignez, et principalement un journal de tout ce que je ressentirais ; c'est avec grand plaisir, et surtout beaucoup de reconnaissance que je le fais, *car vous m'avez sauvé la langue.*

« Il y a bien au moins quatre ans que j'ai ressenti pour la première fois que ma langue me piquait en faisant usage du tabac ; inutile de vous dire que j'ai continué comme si de rien n'était, et toujours de plus en plus fort. Enfin, il y a deux ans environ que ma langue s'était épaissie, avait perdu sa souplesse, et que je salivais avec beaucoup de peine ; cela néanmoins ne m'empêchait pas de fumer, mais j'en éprouvais une vive douleur, surtout au commencement, puis, après, une espèce d'engourdissement de la langue.

« Vers cette époque à peu près, je ressentis des raideurs dans les membres, mais je n'y ajoutai pas d'importance ; enfin, l'hiver dernier (1864), ces raideurs devinrent plus intenses, surtout dans l'os de la cuisse gauche ; cette douleur se faisait sentir principalement quand je faisais le mouvement pour monter un escalier, puis dans l'épine dorsale au bas des reins, et enfin, plus fortement, plus douloureusement dans le cou, qui était raide, et quand je me faisais raser, la *position de la tête penchée en arrière m'était dure, presque impossible ; j'étais quelquefois obligé de la relever avec les mains.*

« Alors, prêtant plus d'attention à ma position, je m'aperçus que ma langue était recouverte d'une croûte épaisse et dure comme une carapace, qu'elle devenait douloureuse au contact d'un corps dur ; je mangeais difficilement, mais pourtant le vinaigre et les aliments acidulés ne me faisaient rien ; je me décidai alors à vous la faire voir.

« *Elle présentait sur la face principale trois trous..., dont un au milieu et deux à chaque bout, celui du côté gauche était voisin d'une longue trace longitudinale semblable à un coup de canif ; l'autre, du côté droit, était* voisin d'un petit promontoire au bout de la langue. Ces trois trous ressemblaient parfaitement à ceux qu'on ferait en perçant la glace d'un bassin : ils étaient entourés de fissures rayonnant et se réunissant entre elles sur toute la face de la langue. Celle-ci était très-épaisse, pouvant à peine contenir dans sa place la pipe entre les dents ; on aurait dit une masse de chair. Je mangeais difficilement, je parlais de même, ma langue, étant enflée, n'avait plus de souplesse, semblait devoir se paralyser, le dessus était dur et gromeloteux ; je croyais avoir de petits cailloux dans la bouche. Vous m'ordonnez alors (15 septembre) :

> Acide phénique. . . . . 2 grammes.
> Glycérine. . . . . 10 —
> Pilules toniques et dépuratives de Béral.

« Je me badigeonnais trois fois par jour avec cette solution, dessus, dessous et tout autour, j'en éprouvais un soulagement presque immédiat : salivation abondante à remplir la bouche ; la langue, après, devenait plus moelleuse, les parties spongieuses qui sont sous elle étaient plus douces, remplissaient leurs fonctions, mais le dessus était toujours dur. Je vous revis pour la deuxième fois, le 23 septembre et vous prescrivez :

> Acide phénique. . . . . 3 grammes.
> Glycérine. . . . . 10 —

et toujours les pilules dépuratives de Béral.

« Je revins pour vous voir, quand le sirop fut fini, vers le 14 octobre ; j'étais enchanté, le mieux était sensible, la langue était encore plus souple, plus moelleuse, je la tirais plus facilement, je la remuais de droite à gauche, je mangeais sans douleur la croûte de pain ; l'enflure avait sensiblement diminué ; il restait toujours au milieu quelques rugosités gromeloteuses autour des trous, qui se fermaient déjà, mais la douleur était presque insensible. Je vous fis observer aussi que les raideurs que j'éprouvais depuis longtemps dans la cuisse gauche, dans les reins, dans le cou avaient complétement disparu.

« Vous ordonnez alors, 14 octobre, de continuer le même traitement, et du sirop de perchlorure d'or.

« Je fus ainsi jusqu'au 10 novembre. Dans cette période du 14 octobre au 10 novembre, à peu près vers la fin, il s'opéra un changement sur la surface de la langue : le trou du milieu et celui du côté droit avaient disparu, s'étaient complétement fermés ; puis, il s'en était reformé un du côté gauche, au-dessus de l'ancien, qui était *profond*, et celui d'en bas était large et ressemblait à *une plaie*. L'inflammation était portée de ce côté, la douleur tout à fait revenue, même plus forte qu'auparavant ; j'éprouvais des LANCÉES VIVES, et les gencives de ce côté me faisaient mal.

« C'est alors, le 11 novembre, que vous m'avez ordonné 10 grammes d'acide phénique et supprimé le sirop de perchlorure d'or.

« Avec cette solution je devais seulement toucher fortement les deux trous, matin et soir ; mais moi j'en mis sur toute la surface de la langue, le vendredi soir, samedi matin et soir, dimanche matin et dans l'après-midi.

« Le soir, à l'heure du dîner, je souffrais beaucoup, ma langue était enflée, les dents du côté gauche me faisaient mal, les trous m'élançaient fort, les *glandes du cou* étaient sensibles, j'avais mal à la tête. Le soir, en me couchant, je remis encore de l'acide phénique, mais cette fois sur les deux trous seulement ; je dormis comme d'habitude, et le lendemain matin, ma langue pelait fort, j'en enlevais des parties larges comme des pièces de deux francs.

« Je vins vous voir le lundi 14 novembre. Vous ordonnez : acide phénique 10 grammes pour toucher les deux trous seulement, puis, sirop phénique, 2 grammes sur 500 grammes à prendre trois cuillerées par jour, puis quatre et six le troisième jour.

« Le 19 novembre, c'est-à-dire quatre jours après, je revins vous voir, le mieux se faisait sentir de nouveau, les trous existaient encore, mais avec une apparence moins dangereuse ; l'inflammation avait disparu, la douleur vive, ainsi que les lancées ; aussi les deux trous me faisaient l'effet de deux petits champignons sur la langue, qui ne portait plus aucune partie dure dans toute son étendue ; tout le mal semblait alors se circonscrire autour des deux trous.

« Vous m'ordonnez alors, le 19 novembre :

> 20 grammes d'acide phénique, en solution,
> Sirop phénique, quatre cuillerées par jour.

« Je suivais ce traitement, en employant l'acide sur la langue matin et soir, et dans la journée, après mon déjeuner, je badigeonnais une fois avec l'ancienne solution à 30 grammes, ce qui m'enlevait immédiatement le peu de fatigue que la langue avait fait pour manger.

« Aujourd'hui, 22, le mieux continue, la langue pèle toujours, mais je supporte parfaitement les 20 grammes, je mange et dors assez bien, la douleur est plus faible, l'air froid m'est désagréable sur la langue.

« Aujourd'hui, 23, *la langue salive très-bien*, l'épaisseur de la plaie a beaucoup diminué, douleur presque insensible, et par intervalle seulement ; l'acide phénique à 20 grammes me procure une salivation abondante, brûle les lèvres, de sorte qu'aussitôt son application sur la langue, je suis obligé de relever la tête ; l'appétit est parfait, sommeil mieux.

« Aujourd'hui, 27, le mieux s'est maintenu, et je continue toujours le même traitement ; douleur tout à fait disparue, mange sur la plaie, l'air m'est indifférent, langue mince, souple et moelleuse.

« Les 28, 29 et 30, le mieux se maintient ; hier, 1er décembre, la croûte a sensiblement diminué d'épaisseur et se brise en différents endroits ; la langue pèle toujours bien et sans douleur ; par moments, je suppose que je suis guéri.

« Aujourd'hui, 2 décembre, vous m'ordonnez :

> Acide phénique, même solution,
> Sirop phénique à 6 grammes pour 500,

puis, un régime que je n'ai pas suivi jusqu'à ce jour, c'est-à-dire plus de vin, plus de café, plus de nourriture farineuse; de l'eau, des viandes rôties et du pain grillé. Je vais continuer, et j'espère d'ici peu vous apprendre que nous marchons à grandes voiles vers la guérison.

« En attendant cet heureux moment, recevez, cher docteur et ami, l'assurance de mes sentiments les plus dévoués.

« Émile POULAT. »

« Paris, le 19 décembre 1864.

« Mon cher docteur,

« Je viens compléter mon journal, que j'avais laissé au 2 décembre; à ce jour, vous me prescriviez toujours :

Acide phénique, en solution encore,
Sirop phénique, plus fortement dosé.

« Seulement vous y ajoutiez un régime suivi, pas de vin, de liqueurs ou de viandes rôties, etc., etc.

« J'ai suivi ponctuellement ce que vous m'aviez dit, et ma langue va tout à fait bien, la croûte est réduite à une très-faible épaisseur, se casse dans différents endroits et s'en va, tous les matins, par morceaux, que j'enlève comme de la peau brûlée, très-facilement et sans douleur.

« Les deux trous sont arrivés au niveau de la face de la langue : leur couleur rouge de chair à vif a disparu pour faire place à une couleur rosée de chair naturelle, et je pense que ma guérison est radicale et proche; du reste, je ne souffre plus, et je prends parfaitement patience jusqu'à ce que vous m'ayez dit *vous-même* : Vous êtes guéri.

« En attendant le plaisir de vous revoir, je vous remercie mille fois et vous serre cordialement la main.

« Votre tout dévoué,

« Émile POULAT. »

« Paris, 30 janvier 1865.

« Enfin, mon cher docteur, nous voici arrivés à la fin de janvier en suivant toujours très-exactement votre traitement à l'acide phénique.

« Eh bien! le résultat sur lequel vous comptiez est arrivé : je n'ai plus de douleur, pas plus que si je n'avais jamais été malade, et même je ne me rappelle pas avoir vu ma langue aussi mince, aussi souple qu'elle l'est aujourd'hui.

« Les trous et les fissures ont complétement disparu ; elle est bien unie, et il n'y a plus qu'un petit point dur qu'on sent encore en passant le doig dessus, mais qui tend à diminuer tous les jours.

« Après vos pansements, ma langue pèle, et j'enlève des parties de peau aussi épaisse que celle d'un haricot, puis ma langue est rose et fraîche ; vous rebrûlez de nouveau et ainsi de suite, tout cela, sans éprouver aucun malaise, aucun dérangement.

« Je dis plus, c'est que, pris à l'intérieur, l'acide phénique me procure un bien-être remarquable ; il semble qu'il est pour moi un fleuve de vie qui circule dans mes veines et qui va chercher le mal partout où il se trouve ; du reste, les raideurs que j'éprouvais dans les membres ont disparu, et jamais je ne me suis mieux porté : bon appétit, bon sommeil ; aussi j'espère que, la première fois que je vous verrai, vous rendrez mon régime moins sévère.

« A propos, dites-moi donc, j'ai vu dans le journal *la Patrie* une lettre de M. le docteur Lemaire, *chez qui vous m'avez envoyé*, dans le commencement de mon mal ; mais je ne comprends pas du tout votre discussion avec lui : car, lorsque je suis allé le voir, il a paru très-étonné de savoir que j'employais de l'acide phénique à 10 grammes à l'extérieur, et même que j'en prenais 2 grammes à l'intérieur, dans le sirop. — Que serait-ce donc, bon Dieu, s'il savait aujourd'hui que la dose est plus que doublée ?

« Seulement je vous dirai que j'étais passablement inquiet en sortant de chez lui, car il m'avait dit que j'avais une affection *cancéreuse*, mais que je guérirais. Néanmoins, le mot cancer me trottait souvent par la tête et m'inquiétait, précisément parce que vous ne me disiez rien.

« Enfin, je suis content aujourd'hui, et nous recauserons de tout cela à ma première visite.

« Recevez, etc.

« Émile POULAT. »

Remarques. — Voici, d'abord, celles dont je faisais suivre ce fait important, dans mon travail sur les applications de l'acide phénique.

« J'espère prouver que ce traitement n'a pas guéri M. Poulat par hasard, pour ne plus en guérir d'autres, comme cela est arrivé à propos du perchlorure d'or. J'espère prouver aussi que cette méthode est réellement plus efficace que toutes les médications connues.

« Je n'ose pas espérer toutefois que le traitement, même bien dirigé et bien suivi, puisse guérir tous les cancroïdes ulcérés, mais je crois qu'il en guérira beaucoup, qu'il arrêtera les progrès d'un plus grand nombre, et je pense avec quelque raison que tous pourront être améliorés.

« Du reste, le traitement par l'acide phénique est un progrès incontestable, mais le dernier mot est loin d'être dit ; nous ne faisons qu'entrer dans une voie nouvelle de la guérison d'affections jusqu'ici réputées incurables. »

Ce que j'exprimais il y a quatre ans comme une espérance, je l'affirme aujourd'hui comme une heureuse réalité, et je me plais à croire que quiconque aura lu avec quelque attention et sans prévention les développements qui précèdent, quiconque, surtout, lira les faits qui vont suivre, m'accordera que je n'affirme rien qui ne soit surabondamment démontré. Or, je considère que la vie de beaucoup de malades tient tellement à ce que cette opinion pénètre dans les esprits, que je me permets, une fois encore, d'appeler toute l'attention du lecteur sur les observations suivantes.

La lecture d'un fait porte avec soi un enseignement que les meilleures considérations générales ne sauraient remplacer.

N. B. — Je revois encore ce malade en juillet 1868 ; la guérison est toujours parfaite et a laissé des traces ; les cicatrices de la langue ayant tous les caractères des premiers jours. M. Poulat avait fait précéder sa visite de la lettre que voici :

« Mon cher docteur,

« Il est vrai que j'ai repris un peu l'habitude de fumer, mais plus comme autrefois, du matin au soir ; je fume à peine quatre cigares par jour, et si je sens la plus légère indisposition, je me gargarise immédiatement avec votre préparation phéniquée.

« Vous savez que ma langue ne me fait plus aucun mal ; qu'elle est mobile presque autant qu'autrefois, malgré que mes amis m'accusent encore de bredouiller un peu. Quand la peur me vient et que je la tâte, je sens bien encore la dureté des cicatrices et je vois encore dans ma glace des fendillements qui me rappellent un triste passé ; seulement je n'ai plus cette salivation épaisse, gluante, qui me rendait si malheureux, et chaque matin, mon cher docteur, je jouis un peu de la vie, et je pense à vous, en trouvant ma bouche fraîche et ma langue souple.

. . . .

« J'irai donc vous porter ma langue un de ces jours et vous réitérer mille compliments.

« E. Poulat. »

DEUXIÈME OBSERVATION

M. T...., quarante-huit ans, photographe, rue de Rivoli, d'un tempérament nerveux, fumant la pipe, vient me consulter le 6 janvier 1865. Il était atteint d'une ulcération à base indurée du côté gauche de la langue, où le mal a débuté, laquelle ulcération est partagée par un sillon ou sorte de rafé, en deux moitiés latérales d'aspect bien différent : l'une, la moitié droite, est tellement épaissie qu'elle touche au palais; la gauche, au contraire, est ratatinée, mais également dure; l'induration, me dit-on, est postérieure à l'ulcération; leur début remonte à plus d'un an. Cette induration est telle que la langue est immobile et que je ne puis le soulever pour en explorer la partie inférieure; il y a peu de salivation, mais une excrétion sanieuse très-odorante. L'ulcération n'est pas très-étendue, à gauche où elle a une couleur grisâtre et des bords frangés et renversés; à droite, dans la partie hypertrophiée, il n'y a qu'une petite ulcération, et l'organe est d'une couleur rouge. Les ganglions parotidiens et sous-maxillaires sont indurés, mais peu volumineux. La déglution des aliments mous ou liquides est difficile et douloureuse; la mastication des aliments solides impossible. Il existe des douleurs vives, revenant par élancements, et répondant, alors, dans la tête; mais, indépendamment de ces sortes de retentissements, il existe dans la tête une douleur permanente qui empêche à peu près tout sommeil; le malade n'éprouve quelque soulagement qu'en s'enveloppant la tête d'une manière exagérée, d'une sorte de turban. Il existe une salivation extrêmement abondante et fétide.

Je commence immédiatement le traitement phénique complet. En quinze jours, les douleurs diminuent et la sécrétion morbide devient entièrement inodore.

Le 30 janvier, le malade éprouve le sentiment de la faim, et il peut manger quelques aliments solides.

Cette amélioration persiste en février, mais n'augmente pas.

En mars, elle paraît augmenter d'abord, puis l'ulcère s'agrandit, et les douleurs reviennent tout à coup.

En avril, l'état de la langue reste stationnaire; mais les glandes augmentent de volume, puis s'ulcèrent d'abord à gauche et ensuite à droite, les douleurs deviennent complétement lancinantes.

En mai, une nouvelle amélioration est obtenue; la plaie du côté droit se cicatrise; celle du côté gauche prend un meilleur aspect; ses bords cessent d'être frangés, et, au lieu d'être renversés en dehors, se retournent en dedans; les mamelons qui surmontent la plaie disparaissent. Seule, l'induration ne paraît pas modifiée.

En juin, nouvelle explosion de tous les phénomènes; les douleurs sont si vives que le malade ne peut plus manger. L'idée de retourner en Auvergne, son pays, s'empare de lui, et il y meurt deux mois après.

REMARQUES. — Nul espoir ne pouvait être conçu de sauver ce malade quand il s'est présenté avec ces altérations si graves et si profondes; mais j'avais quelque espoir de prolonger son existence et de la rendre moins affreuse. On a vu, par les remarquables modifications obtenues, dès le début, que mes espérances se sont réalisées. Nul doute qu'elles ne se fussent réalisées davantage si le malade avait pu conserver un peu plus de courage et de patience, et aussi si les moyens d'application de la médication phénique avaient été perfectionnés comme ils le sont aujourd'hui.

TROISIÈME OBSERVATION

Mme T...., femme du précédent malade, sans antécédents héréditaires, environ un an après le début de la maladie de son mari, vit un bouton assez volumineux se développer sur le côté droit de la langue. Je lui appliquai le traitement phéniqué, et, en six semaines, ce bouton disparut. Mais quelques mois après, il revint, ou pour parler plus exactement, il en parut un second du côté gauche, vers la base de la langue, où il était en contact avec une dent, lequel s'accompagna bientôt d'une ulcération à base légèrement indurée, occasionnant des douleurs jusque dans les muscles du cou du même côté, et apportant une gêne sérieuse à la déglutition.

Les pulvérisations phéniquées auxquelles on associe quelques cautérisations avec l'acide phénique et l'usage du sirop phéniqué à l'intérieur sont pratiqués avec persévérance chaque jour, pendant presque toute la durée du traitement de son mari. La guérison est obtenue, mais il reste pendant plusieurs mois une gêne notable de la déglutition et des mouvements de la langue. Enfin, aujourd'hui (janvier 1868), après deux années, la guérison est complète, et l'on aperçoit encore une légère cicatrice linéaire, indice de l'ulcération. Au milieu de l'année 1868, la persistance de la guérison est encore constatée.

REMARQUES. — Il y aurait surtout à faire remarquer la coïncidence de la maladie chez le mari et la femme. Mais je renvoie à ce que j'ai déjà dit à ce sujet, dans les généralités.

QUATRIÈME OBSERVATION

M. Mathey, négociant, âgé d'environ trente-deux ans, n'a jamais eu d'affection syphilitique; il fume beaucoup la cigarette.

« En 1853 (il y a douze ans), je m'aperçus, dit-il, que j'avais ce qu'on « appelle des aphtes sur la langue et même dans la gorge. Mon médecin « m'ordonna divers gargarismes. Les aphtes parurent se guérir, mais peu de « temps après il se forma sur le côté *gauche* de ma langue une petite ulcéra- « tion qui en peu de temps eut une profondeur à y pouvoir introduire un *gros* « *pois*. Cette ulcération se referma d'elle-même et vint se fixer du côté « droit, puis alternativement de droite à gauche et de gauche à droite, « jusqu'au jour où elle se fixa au milieu de la langue. Depuis ce jour, « elle a acquis une ténacité extraordinaire. Je consultai un grand nombre « de médecins, entre autres M. Velpeau, qui m'ordonna de la liqueur de « van Swieten. Rien ne diminua mon mal, jusqu'au jour où un élève de « la Charité insista pour que je cessasse de fumer. Il y eut alors, sans « que je fisse rien autre en ce moment, il y eut une amélioration consi- « dérable. Mais je ne pus résister, je fumai de nouveau, et le mal aug- « menta; toutefois, il ne changea plus de place. En vain j'ai pris de l'io- « dure de potassium pendant des mois et à des doses de plusieurs gram- « mes par jour. Mon mal a augmenté considérablement, et ma langue « était entièrement prise dans tout son milieu lorsque je lus le compte « rendu de l'Académie des sciences qui parlait de vos découvertes sur « l'acide phénique, et surtout de la guérison d'une maladie de la langue « qui me parut avoir beaucoup d'analogie avec la mienne. »

M. M... se présenta chez moi le 13 janvier 1865. Je trouvai un homme jeune très-lymphatique, ayant un engorgement prononcé des ganglions sous-maxillaires. Sa mère est morte d'un cancer utérin.

La langue a une forme singulière que j'ai essayé de faire reproduire par la photographie (V. la planche) (1). Le premier tiers de la langue est à peu près dans un état anormal, mais à partir de là, commence une éléva- tion très-accentuée et dont la base embrasse toute la longueur de l'organe en laissant à peine sur les côtés un liséré à peu près normal.

(1) L'état de ce malade a été représenté par la photographie dans le mémoire sur les *Nouvelles Applications de l'acide phénique*. C'est donc à ce travail qu'on devra se reporter si l'on désire voir la figure à laquelle on renvoie dans ce passage.

Cette élévation a la forme d'une petite montagne à pente très-rapide ; au centre de ce monticule est un creux circulaire en forme d'entonnoir et crevassé dans plusieurs endroits de son pourtour. Rien ne peut mieux rendre l'ensemble de l'effet de cette grosseur élevée que la description habituelle du cratère d'un volcan. Le tout est ulcéré et induré à un degré dont on se ferait difficilement une idée sans voir l'organe. Il y a dans la langue, à cet endroit, un point suppurant dans la profondeur duquel le petit doigt peut se loger. La douleur est modérée, et n'est bien sensible que lorsque le malade mange, il y a une salivation modérée. — Engorgement léger des ganglions sous-mentonniers. J'ai immédiatement employé le traitement phéniqué.

En février, il y avait une amélioration sensible ; elle s'est manifestée d'abord par le fendillement de la tumeur. Le malade, convaincu dès lors de sa guérison, suivit assez irrégulièrement mon traitement. Je restai près d'un mois sans le voir, et il continua à fumer.

En avril, il n'y avait pas un grand changement. J'attaquai alors la tumeur très-vigoureusement avec l'acide concentré, et l'ulcération disparut dans le centre ; mais des crevasses assez profondes et des fendillements nombreux persistèrent.

En mai survint une angine. Le malade, qui se faisait soigner sans en avoir rien dit à sa famille, ne me fit pas appeler. Alors, le médecin ordinaire, qui avait assisté depuis huit ans à la naissance de ce mal, crut devoir faire changer mon traitement, tout en en conservant cependant à peu près le mode. Il remplaça l'acide phénique par le bichlorure de mercure, prétendant que c'était un meilleur parasiticide ; mais il survint très-rapidement un commencement de salivation, et M. M... vint de nouveau me consulter. Le traitement fut repris toujours très-irrégulièrement, à cause des nombreuses occupations du malade ; malgré cela, il se produisit comme dans le début une amélioration rapide, quoiqu'il ait continué à fumer ; sa langue est plate, tout le cratère a disparu ; les ulcérations sont cicatrisées. Il reste à peine quelques points durs et des crevasses recouvertes d'épithélium. La langue n'a plus un seul point ulcéré ; elle est mobile, et le malade, qui souvent était gêné pour parler et qui ne pouvait toujours empêcher sa salive de sortir dans toutes les directions, parle aujourd'hui avec facilité et n'atteint plus personne involontairement. Enfin, sa langue est souple.

Cette affection suit chez M. M... la marche qu'elle a suivie chez M. Poulat. Du reste, M. M... a consenti, comme M. Poulat, à se laisser visiter par les médecins, par les savants, ainsi que par tous ceux qui sérieusement ont voulu vérifier les faits, et à donner tous les détails pouvant intéresser.

Ceux qui n'ont pas constaté cette guérison de leurs propres yeux, c'est qu'ils ne l'ont pas voulu, et j'ai le regret d'ajouter que le nombre de ceux qui ne l'ont pas voulu est malheureusement grand parmi mes confrères.

CINQUIÈME OBSERVATION

M. Huet, âgé de cinquante-cinq ans, cafetier, fumant, me fait appeler le 5 mars 1865, pour une maladie de la langue remontant à un an environ, et caractérisée par les altérations suivantes :

Ulcération peu profonde et peu étendue (environ un et demi à deux centimètres de long sur un demi-centimètre de large) sur le côté droit de la langue et dans le sillon de ce côté; c'est dans ce point et par une érosion légère que le mal a débuté, au dire du malade; la couleur de la surface ulcérée est d'une rougeur naturelle; mais toute la moitié droite de l'organe est tellement dure, qu'au toucher, on dirait une demi-langue osseuse.

Une glande énorme, formant une tumeur plus volumineuse que le poing, s'étend depuis le tiers supérieur du cou jusqu'à la clavicule; cette tumeur est ulcérée à son point culminant, et l'ulcération, à suppuration sanieuse offre une surface fongueuse, parsemée de quelques points blanchâtres, saignante au moindre attouchement et quasi diffluente. Douleurs très-vives dans l'oreille du côté malade; pendant un certain temps, très-légère à partir du moment où l'ulcération du cou est devenue un peu étendue et a donné lieu à des hémorrhagies, sommeil pas très-troublé, salivation modérée d'abord, puis très-abondante; nutrition en bon état.

Je fais photographier les parties atteintes chez ce malade.

Je prescris le traitement phéniqué intus et extra; le malade ne pouvant sortir, je pratique chez lui les pulvérisations phéniquées.

Le 15 mars, je traverse la tumeur du cou avec des clous caustiques de chlorure de zinc, et le 26, il tombe un paquet de glandes tuméfiées, enchevêtrées les unes dans les autres; leur ensemble est de la grosseur du poing; je panse la plaie avec la vitelline phéniquée, et depuis ce moment il n'y a plus d'hémorrhagie et très-peu de suppuration. En outre, l'état de la langue et l'état général s'améliorent pendant deux mois; mais à la fin de mai, le côté gauche s'indure; l'ulcération suit bientôt l'induration, et toute la langue devient comme une pierre enchâssée et immobile au fond de la bouche. Impossibilité de faire pénétrer un pansement à travers les dents et d'avaler même des potages. Le malade refuse l'usage de la sonde œsophagienne. Il s'affaisse promptement et meurt le 14 juillet.

Remarques. — Les plus importantes remarques étant communes à ce malade et aux trois malades des observations 29, 31 et 37, nous les renvoyons à l'observation de ce dernier pour éviter les répétitions.

SIXIÈME OBSERVATION

M. D..., âgé de trente à trente-cinq ans, grainetier, fumeur, vient me consulter le 8 mai 1865, pour une maladie de la langue; il a déjà consulté plusieurs médecins. Son histoire, dit-il, est résumée dans un opuscule du docteur Joulin sur la syphilis. Je m'attendais peu à trouver quelque chose de sérieux, dans un opuscule du docteur Joulin, qui ne s'entend guère qu'à fabriquer des transparents, des confitures d'abricot et des injures, qu'il abrite sous le manteau de la prudence la plus consommée et de la dignité la plus comique. Je cherchai, néanmoins, dans ledit opuscule; mais, comme je l'avais prévu, je n'y trouvai rien qui me parût pouvoir se rapporter à M. D..., à moins que ce ne soit la facétie suivante :

« Un quatrième cas d'accident primitif buccal s'est présenté à mon observation. De celui-là je ne dirai rien; il remonte à peine à deux mois, et *il est encore trop jeune pour faire parler de lui.* » (Joulin, *Syphiliographes et Syphilis,* broch. in-8, Paris, 1862, p. 25.)

Le docteur Joulin a fait suivre au malade un traitement antisyphilitique très-prolongé. Il en obtint, paraît-il, de l'amélioration, mais non la guérison; puis, le mal a pris de l'aggravation.

Au moment où je le vois, la langue est le siége d'une ulcération étendue du côté gauche, laquelle paraît avoir débuté par une simple saillie de la muqueuse; la base en est indurée. La douleur est assez vive; peu de salivation; grandes difficultés pour mastiquer, avaler et parler; l'induration produit un relief sur la joue. Il n'y a pas apparence d'antécédents héréditaires.

J'applique le traitement phéniqué, *intus* et *extra*, mais d'une manière très-imparfaite, à cause de l'irrégularité du malade; du 8 mai au 22 décembre 1865, je pratique trente-deux applications externes, et la médication interne est très-irrégulièrement prise. Néanmoins, la cicatrisation est obtenue, ainsi que la disparition presque complète de l'induration.

Le 24 janvier 1866, je suis appelé à constater une légère récidive sur la joue gauche, en face de l'ancienne ulcération; les tissus, en ce point, sont

20

durs, forment relief, et ressemblent à une bride saillante de couture. Le traitement phéniqué est recommencé, mais toujours irrégulièrement, je ne pratique guère que deux pulvérisations par mois ; j'obtiens néanmoins la résolution de la dureté en quelques mois.

Le 18 juillet 1867, nouvelle récidive, à la fois sur la langue et la joue gauche ; le malade avait pris sans résultat de l'iodure de potassium, d'après une ancienne formule du docteur Joulin. J'applique de nouveau la médication phéniquée, toujours assez irrégulièrement, moins cependant que les autres fois, et la guérison est complète le 4 octobre.

J'ai revu ce malade le 27 janvier 1868 ; la guérison persistait ; on constatait cependant une très-légère dureté de la langue, à gauche. Il m'a appris, dans cette entrevue, qu'en dehors de mon traitement, il avait repris de l'iodure de potassium, pour mieux assurer sa guérison, et aussi pour diminuer les doses d'acide phénique, qui produisait des effets anaphrodisiaques.

REMARQUES. — Malgré ces récidives fréquentes, je crois pouvoir assurer que le succès remarquable obtenu chez ce malade sera définitif, pour peu qu'on mette quelque soin à attaquer, par la médication phéniquée, les poussées qui pourraient se manifester encore : quand cette médication triomphe de la maladie ou des récidives une fois et surtout deux ou plusieurs fois, on peut être à peu près certain qu'elle en triomphera toujours, si l'on s'y prend à temps, jusqu'à ce que la disposition à la repullulation, ce qu'on pourrait appeler le *nisus formativus* pathologique, soit épuisée.

Quant au diagnostic, je n'ai pas plus à m'y appesantir à propos de ce malade qu'à propos de tous ceux qui ont eu des maladies ou des antécédents analogues ; sans doute, la persistance d'un traitement antisyphilitique de la part d'un praticien qui ne doit pas être absolument dénué de toute expérience, et qui paraît avoir constaté des antécédents syphilitiques, constitue une grave présomption de syphilis constitutionnelle, mais l'absence de tout autre phénomène syphilitique, pendant six ans, d'une part, et d'autre part, l'impuissance complète, au moins dans les dernières années, du traitement spécifique, me paraissent détruire cette présomption, et confirmer le diagnostic que j'ai porté chez ce malade, ainsi que plusieurs autres confrères qui l'ont vu avec ou sans moi ; c'est un cas de cancer comme tous ceux qui précèdent, en comprenant, bien entendu, sous ce nom générique, les productions épithéliales, comme le font, du reste, aujourd'hui, tous les praticiens qui ne se paient pas de subtilités microscopico-métaphysiques.

La raison que m'a donnée ce malade, pour diminuer la dose d'acide phénique qu'il prenait me laisse beaucoup de doutes. D'une part, je ne devais avoir qu'une confiance limitée dans les renseignements qu'il me donnait, et d'autre part, je n'ai jamais observé d'effet analogue, chez aucun autre malade, quoique mon attention, ait été, depuis, portée sur ce point.

SEPTIÈME OBSERVATION

Le 25 mai 1865, je fus consulté par M. du F..., âgé d'environ quarante-cinq ans, fumeur, atteint d'une maladie de la langue qui offrait les caractères suivants : Au bord du tiers postérieur gauche de la langue existe une ulcération d'environ 15 millimètres de long sur 10 millimètres environ de large ; toute la partie gauche de la langue sous-jacente à l'ulcération et deux centimètres au moins en avant de celle-ci est fortement indurée, et l'induration s'étend un peu du côté droit. Dans toute la partie de la langue non atteinte par l'ulcération, la muqueuse est lisse, comme glacée. Un ganglion sous-maxillaire gauche a le volume d'un œuf de pigeon, offre une très-grande dureté et semble fixé à l'os maxillaire, tant il est immobile.

Le malade éprouve dans la langue d'assez vives douleurs, qui se font sentir quelquefois pendant la nuit et troublent son sommeil.

La salivation est très-notablement augmentée, sans être très-abondante ; elle a une odeur repoussante.

La mastication et la déglutition s'opèrent encore assez bien, et la nutrition du malade ne paraît avoir que peu souffert.

M. du F... avait subi sans aucun avantage un grand nombre de traitements ; il ne consentit pas à se soumettre à l'ensemble du mien, notamment aux pulvérisations énergiques ; je lui en exprimai tous mes regrets, dans son intérêt, et je ne le revis plus jusqu'au moment où mon distingué confrère, M. Ed. Langlebert, m'écrivit une lettre, en date du 28 juin 1865, dans laquelle il m'annonçait qu'il viendrait me parler d'un malade atteint d'une maladie de la langue, qui ne lui paraissait avoir aucune chance de guérison. Nous en causâmes, en effet, et le surlendemain, je reçus l'invitation de me trouver à l'hôtel Voltaire, pour voir le malade en question

Ce malade n'était autre que M. du F... que j'avais vu deux mois auparavant. Mais, hélas ! son état était bien changé ; l'ulcération, sans être encore très-profonde, s'étendait aux deux tiers du bord gauche ; l'organe avait considérablement augmenté de volume et portait sur ses bords l'empreinte de toutes les dents ; la salivation était devenue abondante et gluante, et avait une odeur infecte ; les ganglions avaient acquis un volume considérable, tout en étant moins durs ; la mastication était impossible, la déglutition très-difficile ; il y avait des douleurs fréquentes et une insomnie presque complète.

Il subit une première pulvérisation phéniquée qui lui fit un tel bien, que Mme du F..., qui avait pour son mari la plus tendre sollicitude, m'écrivit, pour me témoigner toute sa satisfaction ; c'était le premier bien que M. du F... éprouvait de tous les traitements qu'il avait subis.

Une seconde pulvérisation fut faite, le lendemain, avec non moins d'avantages ; mais du second au troisième jour, on proposa à M. du F... un traitement qui devait amener une guérison très-prompte, et je cessai de le voir.

J'ai appris, plus tard, qu'après avoir essayé sans aucun résultat ce nouveau traitement, il était retourné dans son pays, où il avait succombé dans d'horribles souffrances, quelques mois après ma visite.

REMARQUES. — Il n'y a pas de longues remarques à faire sur ce fait, qui présentent un des exemples les plus terribles de cancer. Cependant, les médecins qui l'avaient traité au début, avaient désigné la maladie sous le nom de cancroïde, se fondant probablement sur la superficialité des lésions, dans les premiers temps. Le peu d'instants pendant lesquels j'ai vu le malade et l'état déplorable dans lequel il était, la seconde fois que je le vis, ne m'ont pas permis de prendre des renseignements quelque peu précis sur le début de la maladie ; mais quels qu'aient été les motifs du diagnostic, il est certain que ce diagnostic paraissait justifié, en ce sens que la maladie de la langue n'offrait nullement les caractères de l'encéphaloïde. Nous n'en dirons pas autant de celle des ganglions lymphatiques, lors de la seconde visite ; leur rapide accroissement coïncidant, avec la diminution de consistance, devait évidemment faire penser à cette forme de cancer, et ce n'est pas la première fois que nous aurons à constater, d'une façon encore plus claire, l'encéphaloïde des ganglions, coïncidant avec le cancroïde ou le squirrhe de la langue ; on a déjà vu ce que nous avons dit sur ce point, dans nos généralités.

L'inquiétude, la versatilité, la faiblesse d'esprit que la maladie et la souffrance causent chez la plupart des hommes, sont connues de tous les médecins ; on ne s'étonnera donc pas trop qu'au moment même où *pour la première fois*, le malade éprouva un soulagement par le fait d'un traitement, il l'ait abandonné, sur un conseil quelconque, pour courir après un traitement encore plus efficace. Ce sont là des imperfections de notre pauvre nature, et quand bien même l'histoire de ces tristes exemples serait lue de tout le monde, il est probable qu'elle ne guérirait personne. Je suis, certes, loin de croire que l'application la plus régulière de mon traitement eût sauvé M. du F..., surtout au moment où je le vis pour la seconde fois, et où mon excellent confrère, M. Langlebert, avait déjà porté un pronostic fatal ; mais je crois pouvoir affirmer que le traitement phéniqué aurait, du moins, prolongé les jours du malade, et j'affirme, en tous cas, positivement, qu'il aurait diminué ses souffrances et aurait rendu moins pénible le dévouement de ceux qui l'entouraient.

HUITIÈME OBSERVATION

Le 6 juin 1865, M. Émile P..., fumant beaucoup, me fut présenté par le chef de la maison Arnaud, de Cognac, à laquelle il est attaché, pour une maladie de la langue caractérisée par une ulcération centrale peu profonde, mais ayant une base indurée, qui occupait les deux tiers de la langue en surface et le cinquième environ en profondeur.

Le début de la maladie remontait à l'été de 1862 ; il avait eu lieu par une dureté de la superficie d'une portion de la langue, dureté comme trouée en divers points par de petites ulcérations à fond grisâtre ; ces ulcérations et la dureté ont augmenté depuis avec des alternatives de bien et de mal, lesquelles suivaient, au dire du malade, les excès ou la modération du travail ; il croit avoir remarqué aussi que les mauvais vins qu'il est souvent obligé de boire, les liqueurs, le cigare et la pipe exaspéraient le mal. Son régime de vie, comme celui de la plupart de ses confrères, est fort irrégulier. Il a eu, dès le commencement de 1864, des démangeaisons à la tête, suivies de suppuration et de *trous* ; cela dura pendant un an, jusqu'au mois de janvier dernier, où ces phénomènes ont disparu, à la suite d'un traitement par l'iodure de potassium. Il n'y a que de faibles douleurs ; les ganglions sous-mentonniers sont légèrement engorgés. Il a pris des tisanes rafraîchissantes, divers gargarismes et divers sirops.

Dès sa première visite, je commençai l'application de la médication phéniquée, et je la continuai jusqu'au 22 juillet 1866, c'est-à-dire pendant plus d'un an, mais à des intervalles de temps parfois très éloignés. A cette époque, les ulcérations étaient cicatrisées; l'induration avait beaucoup diminué. Les exigences de la profession du malade l'obligent à quitter Paris. Je le revis en septembre 1866; l'amélioration persistait. Je le revis encore le 11 mai 1867; il y avait récidive de plusieurs ulcérations : la langue était épaissie, et la salive s'écoule, dès que le malade ouvre la bouche. Je lui fis des applications phéniquées pendant quinze jours; après ce temps les ulcérations étaient encore cicatrisées, mais l'augmentation de volume de l'organe persistait ; le malade reprend ses occupations, et je lui recommande de continuer l'usage de l'acide phénique à l'intérieur et d'un gargarisme et d'un dentifrice phéniqué.

Quelque temps après, je reçus la nouvelle qu'il y avait encore grande amélioration, presque guérison. Malgré mes recherches, je n'ai pu avoir des nouvelles, depuis.

Remarques. — Ce malade nous fournit encore un exemple des difficultés que l'on rencontre, dans la pratique civile, à compléter les observations auxquelles ont attacherait le plus de prix. Mais il est inutile d'insister sur ces difficultés que tout le monde connaît. Telle qu'elle est, l'observation de M. Émile P... est suffisante pour montrer la grande efficacité, dans certains cas, de la médication phéniquée. Quand la huitième observation n'aurait que cette signification, elle ne saurait être indifférente pour la science.

NEUVIÈME OBSERVATION

M. G..., âgé de quarante-cinq ans, fabricant joaillier, d'un tempérament lymphatico-sanguin, robuste, sans apparence d'hérédité, ne fumant pas, vient me consulter le 16 juin 1866, pour une affection de la langue, qui a débuté à la partie supérieure de l'organe, et sur laquelle une lettre de lui, qu'on lira ci-dessous, donne quelques renseignements. Ce malade a eu, vers l'âge de vingt ans, un bouton violet sur la main; il a eu, en outre, les glandes axillaires et inguinales engorgées; mais il n'avait eu préalablement et n'a eu depuis, ni chancre ni symptôme secondaire, jamais aucune tache à la peau. Néanmoins, il fit, sous la direction de M. Ricord, d'abord, un traitement de deux mois, par le protoiodure, puis, un traitement de quatre mois, par l'iodure de potassium ; le bouton disparut à la fin de ce dernier traitement. En 1856 ou 1857, il s'aperçut de gerçures ou petites crevasses sur la langue; il alla consulter M. Vidal (de Cassis) qui le cautérisa au nitrate d'argent; la cautérisation fut si douloureuse, que le malade ne retourna plus chez ce chirurgien et qu'il alla consulter M. le docteur Duvivier. Cet honorable confrère lui fait prendre pendant quatre ans de l'iodure de potassium. Il consulte, ensuite, M. Huguier, qui lui prescrit la liqueur de van Swieten ; loin de s'amender, la maladie s'aggrave; la douleur s'étend à la mâchoire; frictions avec l'onguent napolitain; vomissements et salivation; véritable empoisonnement. C'est quelque temps après ces accidents que je le vois.

Quand je l'observai pour la première fois, la langue était volumineuse, l'épiderme recouvert de plaques blanchâtres, analogues aux plaques qu'on voit sur certaines feuilles malades, notamment celles des rosiers; sur toute l'étendue de ces plaques, le tissu de la langue est légèrement mais nettement déprimé, comme le serait un papier sur lequel on aurait appliqué un timbre à froid, ou un outil à fleurs artificielles; le fond de cette dépression est, en outre, induré, comme si le derme sous-jacent avait éprouvé par le refoulement une condensation de son tissu. Sensibilité exagérée des points malades et souvent douleurs spontanées, parfois très-vives.

J'applique aussitôt à ce malade le traitement complet, et une amélioration rapide est obtenue ; en juillet le blanc des plaques a disparu et le fond des dépressions s'est élevé au niveau de la surface saine; la sensibilité est moindre, l'induration aussi.

Les pulvérisations sont faites, chez ce malade, avec une telle force que parfois, elles font sourdre un peu de sang.

En octobre, M. G... m'adresse la lettre suivante, pour m'annoncer une guérison que je sais s'être confirmée, depuis.

« Paris, le 27 octobre 1866.

« Monsieur le docteur,

« Je viens vous remercier des bons soins que vous m'avez donnés, au sujet d'une affection que j'avais à la langue, depuis environ dix ans. J'avais déjà vu plusieurs médecins, employé bien des médicaments, et malgré les traitements que j'ai toujours suivis, depuis ce temps, je n'avais obtenu aucune amélioration, et je souffrais toujours beaucoup.

« Lorsque, enfin, le hasard a fait que j'ai entendu parler de vous, et je suis allé vers vous, sans cependant espérer de guérison; et voilà qu'au bout de quatre mois de votre traitement, vous m'avez entièrement guéri. Je vous en serai toujours reconnaissant.

« Recevez donc, monsieur le docteur, etc.

« G..... »

Remarques. — Je dois commencer ces remarques en constatant un fait qui explique comment de bonnes relations confraternelles peuvent être bien involontairement troublées, sans qu'il y ait la moindre faute de la part d'aucun de nous ; mon honorable confrère, M. Duvivier, me rencontrant un jour, sur le boulevard, m'aborda gracieusement et me remercia d'avoir guéri un de ses clients, qui lui avait donné bien de la tablature. — Comment cela? lui dis-je; expliquez-le-moi, car je ne sais pas lequel de vos clients je puis avoir guéri. — Eh bien! M. G., que je vous ai adressé et qui avait une maladie de la langue. — C'est à mon tour à vous remercier, répliquai-je, ce que j'aurais fait depuis longtemps, si j'avais été informé de votre aimable procédé; mais je l'ai ignoré jusqu'à ce moment. M. G., homme soigneux et honorable, ne m'avait point informé, en effet, du bienveillant conseil que lui avait donné son médecin ordinaire, et sans une rencontre fortuite, j'aurais pu passer pour apprécier fort mal un excellent procédé confraternel. Je suis donc heureux de profiter de cette occasion, non-seulement, pour remercier cordialement mon loyal confrère, M. Duvivier, mais pour m'excuser, si la négligence de quelque malade m'avait fait commettre, en apparence, quelqu'autre manquement aux égards confraternels. Je tiens plus encore peut-être à reconnaître les bons procédés de mes confrères qu'à relever les mauvais, quoique j'y tienne beaucoup aussi, je ne m'en cache pas, et que j'espère même en donner quelques preuves, si Dieu me prête vie.

Quant aux remarques purement médicales à présenter sur ce fait intéressant, elles seraient la répétition de beaucoup de celles qu'on a déjà pu lire à l'occasion de faits plus ou moins analogues. Je me bornerai donc à mentionner les longs et stériles traitements antisyphilitiques, et le rapide succès obtenu par le traitement phéniqué. Il y aurait, assurément, beaucoup à dire sur ces traitements, surtout à propos du dernier; mais ce que j'ai exposé dans les généralités me paraît inutile à répéter ici, et je me borne à y renvoyer.

DIXIÈME OBSERVATION

M. M....., âgé de trente-huit ans, fumant beaucoup, s'aperçut pendant un voyage qu'il fit à la fin de 1863, que sa langue était plus sensible que d'habitude, à la partie supérieure droite. Il avait, en outre, des maux de gorge fréquents, qui ont disparu, à la suite d'un traitement dirigé par le docteur Suha; ce médecin le priva de fumer, et l'amélioration n'eut lieu qu'un mois après que le malade eut renoncé à l'usage de la pipe. M. M..... continue le traitement antisyphilitique pendant trois mois, il ne fume plus. M. Cazenave, consulté, prescrivit encore un traitement antisyphilitique.

M. Ricord pense qu'on a fait fausse route; il fait cesser la médication antisyphilitique, et prescrit des bains de Barèges, l'arséniate de soude, des collutoires de chlorate de potasse (8 gr. pour 30 gr. d'eau), et un régime très-doux.

Les liqueurs, le vinaigre, les aliments épicés sont impossibles à prendre, à cause des douleurs qu'ils provoquent sur la langue; on fait pour le malade un pain spécial, mou, pour lui éviter des douleurs.

Le malade vint me consulter le 27 janvier 1865; il souffrait alors depuis plus d'un an; il parlait difficilement et bredouillait. Pas d'antécédents héréditaires; la sensation qu'il éprouvait était celle de la brûlure. La langue est gonflée, comme congestionnée, mais souple, sans induration; à son pourtour existent des plaques blanchâtres, très-minces, à surface lisse, comme glacée; sur l'une de ces plaques, l'épithélium est enlevé. Plus tard, les plaques se sont agrandies et l'érosion s'est étendue, de manière à acquérir les dimensions d'une pièce de 2 francs, empiétant sur les deux côtés de la langue, à cheval sur le raphé; plus tard encore, l'épithélium se soulève dans tout le côté gauche. Salivation modérée.

Je prescris des gargarismes avec l'eau phéniquée à saturation; je pratique des douches vigoureuses d'acide phénique pulvérisé, suivies d'une légère cautérisation avec l'acide phénique pur; enfin, le sirop d'acide phénique est donné à l'intérieur. Les pulvérisations phéniquées étant très-douloureuses, je les remplace par des pulvérisations au bichlorure; mais je n'en obtiens aucun résultat. Je reprends donc les premières, après quelques jours de repos, et je les applique très-régulièrement, d'abord deux fois par semaine, puis à des intervalles plus éloignés, jusqu'en septembre 1866.

A cette époque, la langue avait repris sensiblement son volume normal; les plaques avaient à peu près complétement disparu, ainsi que les douleurs; la parole était nette.

J'ai revu le malade en 1867; il avait repris toutes ses habitudes, y compris celle de la pipe; sa gaîté lui était revenue; il restait seulement quelques points très-petits de la langue, où il y avait de légères plaques blanches qui seraient très-probablement imperceptibles, pour un observateur non prévenu.

Aujourd'hui (juin 1868), la guérison persiste.

Remarques. — Les insuccès répétés du traitement antisyphilitique ne nous suffiraient pas pour condamner l'opinion qui a fait attribuer la maladie observée chez ce malade à une infection syphilitique, car on a vu plus d'une fois ce traitement rester impuissant, devant des cas dont la nature syphilitique n'était nullement douteuse; quelle qu'en soit la puissance, il est loin de réussir toujours. Ce n'est pas, non plus, parce que M. Ricord a porté un diagnostic contraire à celui de ses confrères que nous croyons qu'ils se sont trompés. L'opinion de M. Ricord, en pareil cas, est assurément d'une grande valeur, et nous l'apprécions autant que personne; mais, enfin, elle ne saurait suffire pour juger sommairement un cas douteux; M. Ricord ne se croit certainement pas infaillible, et s'il avait jamais eu cette faiblesse, l'histoire de la syphilis pendant ces dernières années l'en aurait certainement guéri. Ce qui nous fait croire à une maladie autre que la syphilis, chez M. M..., ce n'est donc exclusivement ni l'impuissance du traitement antisyphilitique, ni l'opinion de M. Ricord, ce sont ces deux circonstances ensemble et réunies à cette autre, que ces plaques blanches et cet aspect glacé de la surface de la langue sont des altérations par lesquelles nous avons vu souvent débuter le cancer de la langue, dans des cas où il a suivi toutes ses phases et où, par conséquent, le diagnostic ne pouvait être douteux. Il est donc infiniment probable, pour ne pas dire certain, que cette maladie aurait suivi son évolution chez M. M..., comme chez beaucoup d'autres, sans l'intervention du traitement phéniqué; de même, il est possible que malgré le remarquable succès obtenu, le même traitement devienne nécessaire pour combattre des récidives possibles, quoique ces récidives me paraissent moins à craindre, lorsque la maladie a été combattue avec succès dès le début, ou, pour parler plus exactement, à une période peu avancée du mal. C'est un point de pratique que je ne saurais trop recommander à l'attention de mes confrères.

ONZIÈME OBSERVATION

Mme M...., femme du précédent, me consulte le 28 septembre pour une maladie semblable à celle de son mari, et dont elle a commencé à souffrir il y a trois mois. Elle se croit certaine qu'elle a contracté la maladie de son mari, et se préoccupe beaucoup de ses suites. Le pourtour et le dessus de la langue sont lisses, et comme très-légèrement enfoncés; il semble que l'épithélium seul ait été aminci, si l'on peut ainsi dire. La douleur est supportable; il y a une légère salivation.

Je pratique une première cautérisation à l'acide phénique, le 28 septembre même, avec pulvérisation préalable; je renouvelle les mêmes pulvérisations tous les douze ou quinze jours pendant trois mois, et je prescris l'acide phénique à l'intérieur.

Au bout de ce temps, toute apparence morbide a disparu, et la guérison a été définitive jusqu'à ce jour (juin 1868).

Rᴇᴍᴀʀǫᴜᴇs. — Les cas comme celui de Mme M...., quoique légers, n'en sont pas moins dignes de la plus grande attention. Les circonstances dans lesquelles la maladie se développe dans ces cas, semblent, d'abord, mettre hors de doute ou tout au moins rendre très-probable la contagion du cancer épithélial, dans certaines conditions; ensuite, et par cela même que, dans ces cas, l'origine de la maladie, — et par conséquent sa nature cancéreuse, — ne sont guère contestables, les résultats thérapeutiques obtenus semblent aussi donner la preuve, à peu près péremptoire, qu'on arrêterait promptement, au moins dans la plupart des cas, la maladie, si l'on appliquait le traitement phéniqué, dès que les premiers symptômes du mal apparaissent. A tous ces points de vue, je crois pouvoir appeler la plus sérieuse attention de mes confrères sur le fait qui précède, et sur les trois autres faits semblables que renferme ce travail.

DOUZIÈME OBSERVATION

La domestique des deux précédents malades, âgée d'environ trente-huit ans, après le traitement de son maître et pendant le traitement de sa maîtresse, se plaignit de sentir trop vivement et douloureusement l'impression du chaud et du froid sur la langue. Sa maîtresse, dont l'attention était nécessairement très-éveillée sur les phénomènes qui peuvent se passer du côté de la langue, m'amena aussitôt sa domestique. Je constatai au centre de la moitié gauche de la langue une étendue de quelques centimètres carrés, où la muqueuse présentait cet aspect glacé qui lui donne l'apparence d'une surface enduite d'un vernis luisant et où toute papille semble avoir disparu; il n'y avait, d'ailleurs, point d'induration, et seulement un léger excès de salivation.

Je prescrivis néanmoins le traitement phéniqué, mais seulement en lotions avec la solution aqueuse d'acide phénique, solutions répétées plusieurs fois par jour. Au bout de quelques semaines, la muqueuse était revenue presque tout à fait à son état normal. Je conseillai, néanmoins, la continuation du traitement pendant quelque temps encore, et je n'entendis plus parler de cette malade.

REMARQUES. — Après la manière dont nous nous sommes expliqué au paragraphe du diagnostic, on suppose bien que notre prétention n'est pas de donner ce fait comme un exemple d'affection organique confirmée. Nous admettons parfaitement, au contraire, que cette malade aurait pu guérir par l'application de tout autre moyen que l'acide phénique, et peut-être même spontanément. Aurait-elle guéri aussi rapidement? Cela me paraît plus douteux. Ce glaçage de la langue, quoique dû probablement à une simple congestion ou hypérémie des capillaires de la muqueuse, s'observe assez fréquemment dans les affections les plus incontestablement organiques, pour devoir appeler toute l'attention des praticiens et exciter toute leur sollicitude, sinon leurs craintes. Si l'on ajoute à cette circonstance que l'altération s'est produite, ici, chez une personne en relations permanentes avec deux autres, atteintes de la même maladie, on comprendra que nous ayons donné place à ce fait, dans ce recueil. Relativement aux relations, nous devons ajouter que rien, ni avantages physiques, ni autre chose, ne doit faire supposer un contact direct des parties malades, entre le maître et la domestique; si celle-ci a pris le mal par contagion, ce doit donc être par contagion médiate. Pour le surplus des remarques, nous renvoyons à celles qui suivent l'observation précédente, et qui sont, de tout point, applicables à celle-ci.

TREIZIÈME OBSERVATION

M. D..., âgé d'environ cinquante ans, espagnol, fumant la cigarette, commença à éprouver, en 1862, une douleur à la pointe de la langue; M. Nélaton constata qu'il n'y avait aucune altération apparente; plus tard, il se manifesta sous le filet à droite de cet organe, mais non sur le point douloureux, une excroissance indurée, qui fut enlevée en novembre 1862, par M. Nélaton, par trituration, dit le malade. La cicatrisation se fit facilement, mais la douleur persista à la pointe de la langue.

En 1863, le mal récidiva sur place, et fut encore détruit par M. Nélaton, à l'aide d'un jet de flamme produite par un mélange d'oxygène et d'hydrogène.

En 1864, nouvelle récidive toujours sur place, persistance de la douleur à la pointe, mais sans altération apparente au point douloureux; opération le 11 novembre, par M. Demarquay, à l'aide de l'instrument tranchant. Nouvelle récidive, nouvelle opération, par M. Demarquay, en janvier 1865. Après que la cicatrisation de la plaie de cette dernière opération est complète, une petite ulcération apparaît à la pointe de la langue, et la petite tumeur récidive, toujours sur place et sur la cicatrice même.

Je vois le malade le 4 septembre 1865, et je constate une ulcération sur le filet et à sa droite; de nombreuses cicatrices se voient en outre au bout de la langue, qui est raccourcie et recourbée en dessous, retenue par des brides cicatricielles rayonnées, la plus antérieure de ces brides est également ulcérée; entre la langue et les gencives, dans la profondeur du sillon qui les sépare, à droite, existe une petite tumeur du volume d'un noyau de cerise, semblable à celle que portait M. Poulat, ulcérée; la pointe, à la jonction de la cicatrice la plus antérieure avec la partie saine, petite ulcération; enfin, sur la langue, dans le sillon formé par les replis de la muqueuse, se voit une ulcération longitudinale. Salivation modérée. Il n'y a pas eu d'hémorrhagie. Pas de ganglion engorgé à gauche. A droite, ganglion assez volumineux, mais peu dur.

Dès la première visite de M. D..., je commence le traitement : pulvérisations, répétées tous les jours; cautérisations phéniquées, tous les deux, trois ou quatre jours; acide phénique à l'intérieur.

Le 30 septembre, les ulcérations ont changé de couleur et pris un bon aspect; à la fin du mois suivant, elles sont guéries, mais la douleur persiste; la petite tumeur, quoique cicatrisée, ne diminue pas de volume ; le ganglion, au contraire, a diminué. Mais le malade se lasse du traitement et l'abandonne, un peu pour ce motif, un peu par un autre motif, qui fait assez souvent perdre de vue, aux médecins, un certain nombre de leurs clients, et que je n'ai pas besoin d'indiquer autrement. J'ai rencontré, par hasard, ce malade en mai 1868; il m'a appris, en quelques mots, qu'il s'est fait opérer de nouveau par M. Demarquay, à la fin de 1867.

REMARQUES. — J'ai regretté beaucoup de ne pouvoir continuer mes soins à ce malade, chez qui j'avais tout espoir de conduire jusqu'à la guérison les améliorations que j'avais obtenues. Ce sera un fait précieux de perdu pour la médication phéniquée, à moins que les circonstances ne ramènent le malade à ma consultation; car on doit être bien convaincu, maintenant, que ce n'est pas dans les récidives d'opération qu'il trouvera son salut.

Ce fait nous présente un des exemples assez rares où le début de la maladie semble pouvoir être fixé avec une quasi-certitude; le malade est, en effet, fort intelligent, et il n'est pas possible de douter du renseignement qu'il donne, sur le résultat de sa première visite à M. Nélaton. Il n'est pas davantage possible d'admettre que ce chirurgien n'eût pas aperçu une lésion physique de la langue, si elle eût existé. Il paraît donc constant que le premier phénomène morbide a été, dans ce cas, une douleur, et le second une petite excroissance qui, chose singulière, ne s'est pas manifestée sur le point douloureux.

QUATORZIÈME OBSERVATION

M. Zucato, anglais, cinquante-cinq ans, santé habituelle très-bonne, n'ayant jamais été malade, vient me voir le 2 novembre 1865, sur l'indication de notre distingué confrère, M. Cullerier.

La maladie remontait à quatre ans et demi, et avait débuté par de petits aphtes, sur le côté gauche de la langue, lesquels avaient ensuite passé sur le côté droit.

Ces aphtes furent cautérisés avec le nitrate d'argent par notre infortuné et distingué confrère, le docteur Deville, qui exerçait alors à Londres, — pour des motifs que tout le monde connaît. — Loin de s'améliorer, la maladie s'étend et se complique. Le docteur Barrozhi, de Londres, pratique des cautérisations avec un liquide non connu du malade, et qui lui cause d'atroces souffrances; il lui est prescrit, en outre, des pilules de muriate d'or, dont il prend deux ou trois par jour; il en a pris, en tout, cent cinquante.

Au bout de deux ans et demi, les deux tiers antérieurs de la langue sont entièrement pris. Le malade vient à Paris. M. Ricord, consulté, juge que la syphilis est étrangère à la maladie. — Lotions d'alcool camphré.

Plus tard, M. Nélaton croit reconnaître un caractère vénérien; il adresse le malade à M. Cullerier, qui touche la langue avec l'alcool camphré et prescrit l'iodure de potassium dans un sirop dépuratif. Ce traitement dure cinq mois. Le malade va passer une saison aux eaux d'Aix, puis, l'année suivante, aux Eaux-Bonnes.

Quand il vint me voir, la langue était le siége de nombreuses ulcérations à base fortement indurée; il y avait une exagération modérée de la sécrétion salivaire, et des douleurs supportables. L'état général était peu altéré; néanmoins, la nutrition paraît avoir souffert depuis quelques mois. Le malade a eu autrefois un violent eczéma.

J'applique, chaque jour, une longue pulvérisation d'acide phénique, suivie, tous les trois ou quatre jours, c'est-à-dire chaque fois que tombe la pellicule blanche produite par la cautérisation précédente, d'une cautérisation avec un pinceau imbibé d'acide phénique. Enfin, je prescris à l'intérieur le sirop phéniqué et les capsules fondantes.

Ce traitement est suivi rigoureusement jusqu'au 26 mai 1866, époque où l'état de la langue est revenu à sa consistance et à son aspect normaux.

J'ai revu le malade le 10 janvier 1867; aucune récidive n'avait eu lieu, la langue s'était ratatinée et était plus petite qu'à l'état normal; on y voyait de nombreuses cicatrices blanchâtres, mais elle était restée dure en certains points.

Le malade était venu me consulter, à cette époque, pour le retour d'un eczéma des plus intenses sur tout le corps, les jambes surtout. L'acide phénique en fit complète justice, après deux mois de traitement.

REMARQUES. — Ballotté, pendant quatre ans et demi, de chirurgien en médecin et de médecin en chirurgien, ce malade, qui avait eu le malheur de lire plusieurs traités de chirurgie, au chapitre *Maladies de la langue*, se croyait voué à une mort prochaine si certaine, qu'il avait vendu l'établissement qu'il possédait dans son pays, quoiqu'il eut peu de fortune. Il commença donc le traitement phéniqué, par acquit de conscience, et dans les plus mauvaises conditions morales. Ce traitement n'en produisit pas moins des effets aussi heureux que rapides, et le malade, au comble de la joie, put repartir pour son pays, pour y jouir de ses économies, me promettant chaleureusement de me donner de ses nouvelles, si le besoin d'un nouveau traitement se manifestait. Il n'y a guère à douter de sa parole, en cette conjoncture, en sorte que, n'ayant rien reçu de lui, jusqu'à ce jour (juillet 1868), je crois pouvoir considérer la persistance de sa guérison comme certaine.

Je n'insisterai pas sur les différences de diagnostic qui se sont produites, à propos de M. Zucato, chez divers chirurgiens des plus éminents; ces différences d'appréciations sont tellement fréquentes en ce qui touche le cancer de la langue, qu'elles ne valent guère la peine d'être mentionnées, si ce n'est de temps en temps, pour montrer combien peu d'avantages encore la clinique retire des découvertes microscopiques.

Nous croyons utile de faire observer, en terminant, que la forme de la maladie, chez M. Zucato, n'était pas, malgré son ancienneté, de celles qui enlèvent presque tout espoir : les douleurs, la salivation étaient modérées, le sommeil médiocrement troublé, et la nutrition à peine altérée, et depuis peu de temps. Dans ces conditions, le succès doit être fréquent, et tout me porte à croire que si le traitement phéniqué avait été appliqué deux ou trois ans plus tôt, deux ou trois mois auraient suffi pour rétablir la santé, au lieu de près d'une année qu'il a fallu.

Ce fait prouve hautement l'intérêt qu'a la pratique médicale à ce que ma méthode de traitement soit promptement répandue.

Je ne voudrais pas affirmer que le violent eczéma qui a suivi la guérison du cancer de la langue chez M. Z... ait été un phénomène critique de cette maladie; mais c'est un fait qu'il est pourtant bon de ne pas passer sous silence, et de ne pas laisser tomber dans l'oubli.

QUINZIÈME OBSERVATION

M. Michel, soixante ans, jardinier, 293, rue du Faubourg-Saint-Antoine, homme très-intelligent et très-énergique, d'un tempérament sec et nerveux, sept ou huit fois médaillé, pour des travaux relatifs à sa profession, n'a jamais été malade. Il s'aperçoit, pour la première fois, d'une ulcération sur la partie latérale *droite* de la langue, au mois de mars 1865. Cette ulcération est traitée par le chlorate de potasse, par l'iodure de potassium, par des cautérisations au nitrate acide de mercure, et une fois avec le nitrate d'argent; le docteur Poncet arrache des dents, qu'il suppose pouvoir entretenir l'ulcération. Finalement, feu le docteur Bauchet proposait l'opération, que M. Marjolin, qui s'intéressait au malade, n'approuvait pas, ne lui trouvant aucune chance de succès.

Je vois le malade, pour la première fois, le 8 novembre 1865. La langue était épaissie, dure, d'apparence squirrheuse, et détruite à peu près dans le quart de son volume; malgré la forme squirrheuse, il y a de petites hémorrhagies chaque fois que le malade mange; pour ce motif, il se prive, pour

ainsi dire, complétement de manger, et refuse néanmoins l'usage de la
sonde œsophagienne. Le malade éprouve de temps en temps et depuis le
début de la maladie, des douleurs lancinantes.

Je pratique les pulvérisations d'acide phénique, suivies d'une cautérisation
avec un pinceau imbibé du même acide ; ces cautérisations sont extrêmement douloureuses ; il n'y a pas de salivation, symptôme qui fait si souvent le tourment des malades, dans les cas de cette espèce. J'obtiens une
amélioration qui a duré un mois ; les hémorrhagies ont été arrêtées et les
douleurs calmées, l'état général, rendu meilleur, et le malade s'est levé ;
il pouvait avaler une purée de viande dans du bouillon ; l'espoir lui était
revenu. Mais vers le 15 décembre, il se manifeste une aggravation suivie
d'une amélioration nouvelle ; enfin, au mois de mars, une nouvelle rechute
a lieu, et Michel, tout à fait désespéré, malgré les instances et les soins
dévoués et de tous les instants de Mme Michel, refuse de manger, et meurt
en grande partie d'inanition, le 11 mai 1866, sans présenter aucun symptôme de cachexie.

REMARQUES. — L'état si grave dans lequel se trouvait le malheureux Michel, quand j'ai été appelé à le voir, et qui avait fait juger,
avec raison, à M. René Marjolin que toute opération serait inutile, ne
pouvait évidemment me laisser beaucoup d'espoir de le conserver à
la vie. Je n'en ai pas moins regretté vivement qu'on n'ait pu sur-
monter le désespoir dont il a été saisi à sa dernière récidive. Le
soulagement que j'avais apporté à son état ne me paraissait pas
avoir atteint la limite de ce qu'on pouvait espérer, et j'aurais été
heureux d'obtenir une amélioration plus grande, non-seulement pour
le malade, qui était digne du plus grand intérêt, mais encore pour
donner à l'honorable chirurgien des hôpitaux qui s'intéressait à lui,
une preuve plus frappante de ce que peut le traitement phéniqué.

Je ne sache pas que des fragments de la langue de Michel aient été
examinés au microscope ; mais à la manière dont sa maladie a débuté,
il ne me paraît pas douteux que son cancer n'appartînt à la variété
épithéliale ; or, s'il était besoin de démontrer une fois de plus l'extrême malignité que peut revêtir cette variété, surtout quand elle a
pour siége la langue, le cas du malheureux Michel serait une preuve
aussi irrécusable que triste des illusions que les micrographes se sont
faites, et dont la plupart d'entre eux, du reste, pour ne pas dire tous,
commencent à revenir, s'ils n'en sont déjà revenus.

SEIZIÈME OBSERVATION

Mme P..., âgée de soixante et un ans, sans aucun antécédent syphilitique vient me consulter pour la première fois le 9 mars 1866. Elle est atteinte d'une affection de la langue qui a débuté, il y a vingt-trois ans, par un bouton à la partie antérieure et supérieure de la langue; ce bouton, plus tard, se transforma en une ulcération, qui a successivement acquis les caractères que nous constatons aujourd'hui. — Il fut d'abord cautérisé avec le nitrate d'argent, puis avec le nitrate acide de mercure, par le docteur Vosseur, qui donna, le premier, des soins à la malade, pour cette affection, pendant plus de deux ans. — M. Velpeau, consulté ensuite, prescrivit la tisane de salsepareille et l'iodure de potassium, qu'il fit suspendre et reprendre huit fois, à des intervalles variables. — M. Pouget, du Gros-Caillou, qui succéda à M. Velpeau, prescrivit plusieurs sirops dépuratifs, divers gargarismes, et revint encore à l'iodure de potassium.

Le jour où je vis la malade, elle portait sur la moitié gauche de la langue, six ulcérations profondes réunies autour d'une septième ulcération centrale; l'ulcération la plus externe occupe tout le bord longitudinal de l'organe; toutes reposent sur une base indurée, il y a peu ou point d'augmentation de volume. La moitié droite de la langue, au contraire, est épaissie, faisant au-dessus de l'autre une légère saillie; elle est d'un rouge cerise, à peine dénudée de son épithélium, mais extrêmement douloureuse. La langue est très-dure. Il existe une salivation abondante. Dans la région sous-maxillaire, une seule glande est engorgée et passablement dure, mais mobile.

Considérant comme depuis longtemps épuisée la médication antisyphilitique, j'applique à Mme P... la médication phéniquée, pulvérisations phéniquées prolongées et répétées tous les jours, cautérisations à l'acide phénique, d'après les règles précédemment tracées; sirop phéniqué à l'intérieur, capsules phéniquées fondantes; régime tonique.

Après six mois de traitement, les ulcérations sont complétement cicatrisées, mais les douleurs persistent.

Plusieurs récidives ont eu lieu jusqu'à ce jour; toutes ont été combattues avec succès, mais non sans une courageuse opiniâtreté, car les cautérisations à l'acide phénique ont toujours été très-douloureuses.

Remarques. — Au moment où j'écris ces lignes (août 1868), Mme P... continue toujours son traitement, et malgré plusieurs nouvelles tendances à la récidive, l'amélioration se maintient et me permet d'espérer la guérison, même prochaine. En effet, l'extrémité libre de la langue et le bord externe sont non-seulement cicatrisés et paraissent l'être solidement et définitivement, mais la muqueuse y a repris sa teinte naturelle à ce point que, sans la photographie qui rappelle l'état antérieur, jamais on ne pourrait croire qu'il ait existé là des ulcérations aussi profondes ; l'induration a complétement disparu sur tous les points cicatrisés ; elle a beaucoup diminué sur les portions où des ulcérations récidivées persistent encore; sur ces portions, qui se trouvent réunies au milieu du tiers antérieur de la langue, supérieurement, il existe une sensibilité anormale, parfois très-vive, mais généralement exagérée. Malgré la lenteur du progrès vers la guérison définitive, ce progrès est incessant depuis plusieurs mois, aussi bien au point de vue de l'induration que de l'ulcération et de la sensibilité; c'est pourquoi tout doit faire présager une heureuse et prochaine terminaison.

Certes, lorsque l'on considère la longue patience qu'il a fallu à cette très-intéressante et très-courageuse malade et les longues souffrances qu'elle a dû éprouver, pour arriver au point où elle en est, on pourra regretter comme je le regrette moi-même que la science ne possède pas un traitement plus actif que celui dont les préparations phéniquées forment la base. Mais si, d'un autre côté, l'on considère que, sans ce traitement, Mme P... aurait inévitablement perdu aujourd'hui la totalité de sa langue, si ce n'est la vie; que l'opération aurait très-probablement hâté une issue fatale, tellement, qu'aucun des médecins qui ont traité la malade avant moi, bien que parmi ces médecins se trouvât M. Velpeau, n'ont même proposé une opération, on trouvera que la médication phéniquée constitue une précieuse conquête pour l'humanité.

Si l'observation de Mme P... est un bel exemple qui doit apprendre aux malades la persévérance dont ils manquent si souvent, et dont le défaut leur coûte si souvent la vie, cet exemple doit aussi encourager les médecins à persister dans une médication dont l'utilité est démontrée, au lieu de voltiger d'une médication à une autre, en attendant du hasard un heureux événement qu'il ne donne à peu près jamais. C'est en insistant énergiquement sur ce précepte que nous terminerons ces réflexions.

DIX-SEPTIÈME OBSERVATION

M. P..., secrétaire du prince D..., fumant modérément, sans apparence d'antécédents héréditaires, a eu à la verge, au mois d'avril 1866, une ulcération de mauvais aspect, située sur le bord du prépuce, à cheval sur la muqueuse et sur la peau, large comme l'ongle, sans limites nettement arrêtées, couverte de bourgeons grisâtres saillants et d'enfoncements, fournissant une sécrétion sanieuse, saignant dès qu'on y touche ; le prépuce était en outre épaissi. Cet ulcère ne paraissait pas avoir d'origine vénérienne. Des lotions et cautérisations d'acide phénique en amenèrent, au bout de trois mois, la cicatrisation et en même temps une rétraction telle du prépuce, qu'il y eut phimosis et impossibilité des soins ordinaires de la toilette.

Peu de temps après cette cicatrisation, M. P... éprouva de la gêne sur les côtés de la langue en parlant et en mangeant, puis des douleurs revenant par élancements ; il lui sembla qu'une dent en était la cause, il se mordit plusieurs fois la langue pendant le repas ; il s'y forma une grosseur accompagnée de douleurs lancinantes, qui l'effraya d'autant plus, que, pendant son traitement pour l'ulcère de la verge, il avait vu à ma consultation des cas très-graves de maladies de la langue. Il y avait une salivation abondante.

Pour des motifs auxquels j'ai déjà fait allusion à propos de M. D..., M. P... ne vint pas me voir pour cette nouvelle maladie. Il consulta M. le professeur Nélaton, qui lui délivra l'ordonnance suivante, où la prescription est précédée du diagnostic du célèbre chirurgien :

Induration hétéromorphe de la base de la langue se propageant jusqu'à la base de l'organe. — Ganglions carotidiens et sous-maxillaires engorgés.

Je conseille :

1° De faire de fréquents lavages avec de l'eau tiède, à laquelle on ajoutera par verre deux gouttes d'acide phénique.

2° De prendre matin et soir une des pilules ci-dessous :

> Conserve de roses. . . . . 1 gramme,
> Chlorure de (1) et de sodium. . . 10 centigrammes.

Pour vingt pilules.

(1) Le nom du premier constituant de ce sel double est resté au bout de la plume de l'éminent consultant.

Faire chaque soir une friction au-dessous de la mâchoire, avec gros comme le bout du doigt de la pommade suivante :

> Axonge. . . . . 30 grammes.
> Iodure de plomb. 5   —

NÉLATON.

15 octobre 1867.

M. P... suivit avec ponctualité ce traitement, et ne voulut rien faire de plus. Il succomba à un dépérissement rapide, dans d'atroces souffrances, le 14 janvier 1868, sans avoir éprouvé aucune hémorrhagie, ni aucune apparence de tumeur au loin.

REMARQUES. — L'induration de la langue était-elle réellement produite chez M. P... par une production hétéromorphe? Il y a peu d'intérêt à le discuter, en présence de l'impossibilité de toute preuve ; seulement, il me paraît infiniment probable, si je rapproche la maladie de la langue de celle de la verge, comme cela me paraît très-légitime, de conclure que l'une et l'autre étaient dues à la même cause, et par conséquent identiques ; or, il me paraît certain que l'induration et l'ulcère du prépuce n'étaient point dus à une production hétéromorphe.

Mais comme nous savons déjà que certaines formations homœomorphes ne sont pas moins funestes que celles dites hétéromorphes, la question, je le répète, n'a, dans ce cas particulier, que peu d'importance. Ce qui en a beaucoup, ce sont les remarques auxquelles peut donner lieu le mode d'emploi de l'acide phénique adopté par le savant praticien consulté par M. P.... M. Nélaton a conseillé des lavages avec un verre d'eau contenant *deux gouttes* d'acide phénique, ce qui veut dire sans doute deux gouttes de solution d'acide phénique. Or, à de telles doses et par un tel procédé, il n'est pas étonnant qu'on n'ait absolument rien obtenu de ce puissant modificateur. Si l'on veut bien comparer cette méthode à celle que je mets en usage, on comprendra sans peine la différence radicale qui les distingue, et comment on peut obtenir avec l'une des effets impossibles avec l'autre. Je ne saurais donc trop le répéter : tant qu'on n'appliquera pas l'acide phénique largement, d'après les principes que j'ai posés, on n'obtiendra qu'une très-faible partie des résultats que ce précieux médicament peut donner, et dans les cas aussi graves que celui de M. P..., on n'ob-

tiendra rien. Je suis, certes, bien loin de prétendre qu'en appliquant à
M. P... ma méthode, on aurait prévenu un événement fatal ; mais je ne
doute pas qu'on n'eût obtenu, pour le moins, un ralentissement de la
marche de la maladie, des améliorations temporaires, une atténuation
des douleurs et une prolongation de la vie. Que de fois la médecine ne
se considère-t-elle pas comme triomphante quand elle obtient tout
cela ! que de nouvelles et puissantes raisons, quand on voit un praticien aussi éminent que M. le professeur Nélaton, manier ainsi l'acide
phénique, pour désirer que cet opuscule tombe dans toutes les mains
médicales !

DIX-HUITIÈME OBSERVATION

M. C..., âgé de trente-sept ans, négociant, d'un tempérament lymphatico-sanguin, d'une bonne santé habituelle, sans antécédents héréditaires
supposables, fumant habituellement, vient me voir le 12 mai 1866. Il porte
sur la langue des plaques blanches déprimées, comme si le tissu de la
langue avait été légèrement refoulé par un corps dur qui aurait laissé son
empreinte ; néanmoins, les bords de ces dépressions sont légèrement frangés ; leur base, ou pour mieux dire le tissu qui les supporte, est induré ;
sur d'autres points, la langue est lisse et comme glacée ; çà et là existent
des rigoles étroites et profondes séparant la langue en divers îlots ; toutes
ces parties, déprimées ou non déprimées, sont très-douloureuses ; il y a
une salivation abondante ; la salive coule en parlant ; la couleur des plaques paraît due à ce qu'elles sont couvertes d'une sorte de mycellium ;
gêne considérable de la mastication. Les digestions sont bonnes cependant ;
il y a seulement une constipation opiniâtre.

J'appliquai à M. C... le traitement ordinaire complet et énergique en lui
associant, à certains moments, l'usage de la poudre antihémorrhoïdale, et
pendant quelques jours l'addition du sublimé corrosif au liquide des pulvérisations pour détruire les champignons de la langue, qui ne cédaient
que difficilement à l'acide phénique seul. Après diverses améliorations,
suivies de récidives, la cure parut enfin définitive, le 18 décembre 1866.
Depuis cette époque, en effet, je n'ai plus revu le malade qui, étant mon
voisin, n'aurait probablement pas manqué de venir me voir, si le mal avait
reparu.

DIX-NEUVIÈME OBSERVATION

Le 18 octobre 1866, je me rendis chez M. M.-D..., âgé de trente-cinq ans environ, lieutenant de vaisseau dans la marine de l'État, pour une affection de la langue à peu près absolument identique à celle du malade de l'observation 27, dans sa période ultime, et que cette ressemblance peut me dispenser de décrire. Cette affection avait débuté, au dire du malade, par une ulcération sur le côté de la langue. La salivation était si abondante, que le malade couchait sur des nappes de caoutchouc. Il ne pouvait sortir de sa chambre.

Cependant la constitution se maintenait encore; l'alimentation était substantielle et bien supportée, le malade dormait, malgré la salivation, grâce aux nappes de caoutchouc, et tout faisait présumer au moins une assez longue résistance au mal terrible dont le malade était atteint. Il n'en fut rien. Comme d'habitude, le traitement phéniqué diminua la salivation et fit disparaître la fétidité des sécrétions buccales, mais le malade mourut quasi-subitement, le 26 novembre, après un mois de traitement, sans que rien pût faire présumer un événement aussi prochain.

REMARQUES. — C'est surtout cette circonstance d'une mort si prompte et si imprévue qui m'a fait rapporter cette observation, laquelle confirme la remarque générale que j'ai précédemment faite sur ce genre de mort, assez fréquente dans le cancer de la langue et que je ne sais à quoi attribuer.

Au point de vue qui m'occupe spécialement dans ce travail, celui de la curation, l'observation précédente est à peu près sans intérêt, puisque ce malade a pu commencer à peine le traitement phéniqué, lequel, du reste, a produit quelque bien, mais dont la gravité du cas ne nous permettait guère d'espérer de meilleur résultat.

VINGTIÈME OBSERVATION

Don José de Santa-L..., âgé de cinquante ans environ, Espagnol fixé au Brésil, fut envoyé, le 19 décembre 1866, aux eaux d'Aix-la-Chapelle pour des duretés douloureuses dans la langue qui, d'après l'extrait d'une longue note écrite que nous a remise le malade, remontaient à plusieurs mois. Le docteur Reumonel avait prescrit des frictions mercurielles, des sudorifiques, des purgatifs. Il y eut d'abord de l'amélioration, mais au bout de neuf jours, les duretés augmentèrent et surtout les douleurs reparurent ; le quinzième jour du traitement, une salivation se manifesta ; on prescrivit alors les bains de vapeur. Aucune amélioration n'étant obtenue, le docteur Reumonel déclare la maladie très-rebelle et conseille de consulter le médecin *colonial*, puis, un certain docteur Heken, qui répond de la guérison. Pendant quarante-sept jours, le malade prend des iodures, puis des bromures, les duretés et les douleurs diminuent, mais il survient de la suppuration ou du moins l'excrétion d'une matière blanche qui se mêle à la salive.

A partir du 1er avril 1867, cautérisations très-douloureuses avec le nitrate d'argent et d'autres caustiques plus forts. Le résultat est l'agrandissement des ulcérations et l'accroissement des douleurs qui deviennent insupportables.

Outre ces divers traitements, le malade a pris cent quarante bains, dont vingt de vapeur.

Je vois le malade le 5 mai 1867, son état moral est des plus tristes ; M. S... me déclare que son désespoir sera complet si je ne puis lui promettre de le guérir comme j'ai guéri son ami, M. A... (mais d'une maladie différente).

Le 11 mai 1867, je constate l'état suivant : odeur infecte, quand le malade ouvre la bouche ; écoulement continuel de salive ; douleurs vives dans les mouvements de la langue, parfois élancements spontanés ; parole à peu près inintelligible ; impossibilité d'écarter suffisamment les mâchoires pour qu'on puisse voir l'intérieur de la bouche.

Je pratique néanmoins des pulvérisations phéniquées ; la fétidité est détruite instantanément et les douleurs sont calmées. Les parois de la bouche reprennent un peu d'élasticité, et je puis constater une énorme excavation causée dans la moitié gauche de la langue ; le fond en est grisâtre, sanieux, et les bords renversés. Le morceau de langue qui reste en relief, en bas, a échappé à l'ulcération et à l'induration, ce dont j'ai vu un second exemple plus curieux encore — chez M. C..... (obs. 26).

Au centre, la langue est épaissie, tuméfiée en forme de cône dont le milieu offre un trou profond, ce qui lui donne, comme chez M. Mathey, un aspect cratériforme. Partout, excepté sur le pourtour, qui est resté souple, le tissu de la langue est induré. Les dents sont saines. Un ganglion, de la grosseur d'un œuf de pigeon, existe du côté gauche ; il est adhérent à la mâchoire.

Du 11 mai 1867 au 2 juillet, je continue l'application du traitement phéniqué ; pulvérisations, cautérisations et acide phénique à l'intérieur.

Le 1er juillet, Don J... avait été rappelé au Brésil, par une succession importante ; sa présence étant indispensable, je le laisse partir d'autant plus volontiers, que je n'ai à peu près aucun espoir de le guérir. Il promet, d'ailleurs, de revenir dès qu'il aura fait l'indispensable. Au moment de son départ, la plaie du cône cratériforme et la grande plaie se sont réunies ; un second paquet de ganglions sous-maxillaires s'est engorgé ; la pointe de la langue s'est ulcérée légèrement.

Néanmoins, le malade a recouvré des forces, et le moral est infiniment meilleur ; il a l'espoir de revenir dans quelques mois ; les douleurs habituelles ont disparu, mais les élancements, qui reviennent de temps en temps, ont persisté.

Remarques. — Il s'est manifesté chez ce malade, quelque temps avant son départ, un symptôme que j'ai reconnu être très-fâcheux dans le cancer, ainsi que je l'ai déjà dit ailleurs. C'est l'insomnie sans cause, c'est-à-dire sans douleurs qui l'expliquent. Les opiacés deviennent promptement impuissants contre cette insomnie, et ils ont de graves inconvénients en diminuant la force de résistance contre la cause morbigène, ainsi que je l'ai dit, dans les généralités. C'est là, du reste, un inconvénient inhérent à l'opium, dans toutes les maladies organiques, c'est-à-dire les maladies d'épuisement, et contrairement à un usage, par malheur, très-généralement adopté par les médecins, il faut, dans le traitement de ces maladies, être très-sobre d'opiacés.

J'ai à peine besoin de faire remarquer une fois de plus que, malgré la gravité du cas, la médication phéniquée produit ici une amélioration remarquable et qui montre tout ce qu'on peut en attendre dans des cas moins désespérés.

VINGT-UNIÈME OBSERVATION

M. M..., négociant, à Bordeaux, âgé de quarante-huit ans, fumant, vint me consulter le 8 mars 1867. Il avait éprouvé, depuis plusieurs années, une sécheresse de la langue et de la gorge et une sensation constante de piqûre ou de brûlure à la base de l'organe, sur lequel il se développait fréquemment de petites ulcérations qui disparaissaient au bout de quelque temps. Il avait suivi de nombreux traitements.

Je constate une hypertrophie des papilles ; la muqueuse est rouge et lisse, comme vernie ; au centre, les papilles sont élevées au-dessus du reste de la muqueuse. Même état de l'arrière-gorge et des piliers. Persistance des douleurs déjà accusées; difficulté de la déglutition, salivation assez abondante.

J'applique le traitement phéniqué complet; une amélioration rapide en est le résultat; puis la maladie reste stationnaire pendant assez longtemps, malgré la persévérance dans le traitement qui est suivi à distance; enfin, elle reprend une marche rétrograde, et après neuf mois, c'est-à-dire à la fin de l'année 1867, une guérison complète est obtenue.

REMARQUES. — A ne voir que l'état anatomique seul, ce cas devrait être considéré comme une bien légère affection de la langue, dont la guérison ne peut faire qu'un honneur médiocre au traitement phéniqué. Je ne voudrais pas, assurément, prétendre que j'eusse affaire là à une altération profonde, comme chez MM. Poulat, Mathey, Zucato et plusieurs autres. Cependant, tous les cliniciens qui ont observé les maladies de la langue, qui en connaissent la gravité, quand elles durent depuis un certain temps, et qui réfléchiront que chez M. M..., les débuts de la maladie remontaient, quoique légers en apparence, à plusieurs années, seront d'avis, nous n'en doutons pas, que le succès obtenu chez M. M... est fort à considérer, et que, sans le traitement que ce malade a subi, cette légère mais persistante hypertrophie des papilles serait devenue un épithélioma comme toutes les autres, ou plutôt qu'elle était un épithélioma commençant, mais à marche plus lente que d'habitude, quoique cette lenteur ne soit pas extrêmement rare.

P. S. — Au moment où je corrige l'épreuve de cette feuille, j'apprends que M. M... a succombé à une maladie aiguë étrangère à celle de la langue, qui était restée guérie. Mais je n'ai pu, jusqu'à présent, me procurer des détails sur celle à laquelle il a succombé.

VINGT-DEUXIÈME OBSERVATION

M. d'E. ., âgé de trente-deux ans, capitaine, arrivant du Mexique, d'un tempérament lymphatico-sanguin, fumant rarement, sans antécédents héréditaires, vint me consulter, le 11 mai 1867, pour une tumeur avec ulcération de la langue, dont l'origine remonte au commencement de 1866. Ce malade, dont je soigne la famille depuis quinze ans, n'a, je le répète, aucun antécédent héréditaire, il a eu plusieurs écoulements et de légères écorchures à la verge qu'on a cautérisées et qui ont disparu très-promptement sans laisser de traces; un traitement antisyphilitique fut néanmoins entrepris, puis abandonné avant son entrée au régiment. Au Mexique, étant dans les hauteurs, il eut une éruption de boutons sur tou le corps qui lui fit garder la chambre pendant vingt-cinq à trente jours, il eut ensuite des aphtes à la langue, aux gencives, aux joues, au palais, lesquels se localisèrent plus tard à l'extrémité et au côté gauche de la langue; puis, M. d'E.., se mordait, en mangeant, du côté malade, et des douleurs vives en étaient la conséquence.

Au Mexique, les aphtes sont cautérisés avec le sulfate de cuivre, et il fait usage de divers gargarismes; il éprouve des alternatives de mieux et de plus mal; un médecin étranger au régiment juge le mal syphilitique et drescrit un traitement en conséquence. M. d'E... descend dans les terres chaudes et éprouve beaucoup de mieux; il croit que le traitement a réussi; plus tard il remonte dans les plateaux élevés, et le mal revient tout aussi intense. On cautérise avec l'acide chlorhydrique, et l'on prescrit l'iodure de potassium; aucune amélioration ne se manifeste. Le malade revient en France, à Angers; il suit un traitement mercuriel rigoureux, est cautérisé avec divers caustiques et se gargarise avec le chlorate de potasse; pendant quelque temps, le mal paraît céder un peu; on augmente les doses d'iodure, mais en vain, la maladie augmente.

Quand je vis le malade, je constatai sur le côté gauche de la langue tuméfiée une tumeur très-saillante de la grosseur d'une forte noisette, dure, couverte de plusieurs petites ulcérations; les dents sont imprimées sur les deux tiers du pourtour de la langue, même à droite; les ulcérations sont saignantes. La pointe de la langue paraît rétrécie, elle est aussi le siége de quelques ulcérations.

J'administre le traitement phéniqué complet, les pulvérisations sont faites avec l'acide phénique de 25 à 50 et plus p. 1000.

A la fin de mai, une amélioration considérable était déjà obtenue; les ulcérations étaient cicatrisées, la tumeur diminuée de volume, lorsque les exigences du service obligent le malade à suspendre son traitement. Je lui donne cependant les instructions et les objets nécessaires pour continuer le moins mal possible les pulvérisations. Mais il les a cessées dès que le mieux lui a paru définif, pressé, d'ailleurs, par les exercices du camp de Châlons.

Je le revois le 10 juin 1868; la dureté a disparu à la pointe de la langue; on voit les traces des cicatrices obtenues sur les ulcérations, celles-ci sont entièrement cicatrisées, mais il reste des duretés à gauche; le volume de l'organe est normal. Le malade a cessé tout traitement qu'il avait, du reste, été obligé d'interrompre fréquemment par les nécessités du service, qui sont très-grandes en ce moment.

Le 10 juillet, M. d'E... me revient avec une ulcération d'une étendue double de celle qu'elle avait eue primitivement, à aspect grisâtre à base indurée. La langue est d'ailleurs médiocrement gonflée, les douleurs modérées; l'appétit et l'état général sont bons.

Je recommence immédiatement la médication habituelle, et, au moment où j'écris ces lignes, (août 1868), une amélioration sensible est déjà obtenue; tout me fait espérer un heureux résultat.

REMARQUES. — Quelque beau que soit le succès, que le cas de M. d'E... me paraisse devoir apporter à la médication phéniquée, je m'abstiendrai de le compter jusqu'à ce qu'il soit devenu plus concluant. Il me sera seulement permis de faire remarquer que, déjà, le premier résultat a été des plus avantageux, et de rappeler une fois de plus à mes confrères, cette circonstance importante qu'un premier résultat aussi satisfaisant, quoique temporaire, doit en faire présumer un définitif, car, ainsi que je ne saurais trop le répéter, il n'en est pas du traitement phéniqué comme de l'opération : quand le premier soulage ou guérit, il soulage ou guérit réellement; quand l'opération guérit en apparence, ce qui arrive rarement, elle masque le mal pour un temps quand elle ne l'active pas.

P. S. — Pendant la correction des épreuves de cette feuille (9 novembre 1868), je suis informé que la guérison de M. d'E... persiste.

VINGT-TROISIÈME OBSERVATION

M. C. C., âgé de quarante-quatre ans, me consulta par correspondance, le 28 juin 1867, pour une tumeur et des ulcérations très-douloureuses au côté droit de la langue. D'après les renseignements fournis, je prescrivis de fréquents gargarismes avec une solution phéniquée, et j'engageai le malade à venir me voir quand ses affaires le lui permettraient.

Je le vis en effet dans le courant de juillet 1867; il est d'un tempérament sanguin-nerveux, très-sec; il portait une tumeur dure et ulcérée à la partie inférieure de la langue, à la jonction de l'organe à la muqueuse gengivale, et au tiers antérieur. En outre, les papilles étaient ulcérées à gauche; l'organe était douloureux parfois spontanément, et surtout pendant la mastication.

Je pratique quelques pulvérisations et une cautérisation phéniquée, et je prescris à l'intérieur : sirop phéniqué, capsules phéniquées fondantes, purgatifs réitérés.

Le malade ne pouvant rester à Paris, je lui fis acheter un pulvérisateur, pour qu'il pût, tant bien que mal, se donner lui-même des pulvérisations, ce qu'il fit, suivant toute apparence, avec assiduité.

Le 5 octobre, je recevais la nouvelle que la langue était toujours à peu près dans le même état. Mais dans le commencement de novembre, je le revis, et les papilles étaient alors cicatrisées ; l'induration persistait, mais l'ulcération y était plus superficielle et comme limitée à l'*écorce* de la langue ; cet organe paraissait sensiblement grossi du côté gauche. Le malade resta quelque temps à Paris pour se soumettre aux pulvérisations énergiques de mes appareils ; puis il repartit, notablement soulagé, pour continuer le traitement chez lui.

Le 7 février 1868, je reçois de lui la lettre suivante :

« Mon cher docteur,

« Il me serait très-difficile de vous décrire le début de ma maladie. A l'époque à laquelle je m'en suis aperçu, je fumais et j'attribuais cela au cigare ; j'ai cessé de fumer, mais malgré cela la maladie a fait des progrès. A un certain moment, ma langue devint tellement épaisse, que je me décidai à voir mon médecin, qui m'ordonna de prendre des pastilles de Dethan, lesquelles me mirent la langue dans un état pitoyable ; il me la cautérisa au nitrate d'argent, ce qui me fit horriblement souffrir. Fatigué de cet état, je consultai un autre médecin, qui, s'il ne me fit pas grand bien, ne me fit pas de mal ; il me fit prendre de l'eau fraîche plusieurs fois par jour. Je sentis un peu d'amélioration, mais pas assez pour m'en tenir là. Je vins à Paris pour mes affaires ; je vis le docteur Michon, qui ne me dit pas grand'chose. Je consultai un homœopathe : je suivis très-rigoureusement son traitement pendant un an ; mais je n'obtins pas une grande amélioration. Découragé, je restai pendant quelque temps à ne rien faire, si ce n'est que d'avoir un régime très-doux. C'est alors que je fus vous trouver ; vous savez le reste. Je vais mieux, mais je n'ose pas encore me permettre le moindre extra ; la langue me fait encore souffrir, mais c'est bien loin de ce que j'ai souffert ; je pense qu'il y a environ neuf à dix ans que j'en souffre. Si j'arrivais à être complétement guéri, je serais très-heureux, car j'ai bien souffert physiquement et moralement.

« J'ai quarante-quatre ans..... .

« Je continue mon sirop de café vert de Séverin, mes pulvérisations avec votre solution normale phéniquée et je prends de temps en temps la poudre antihémorrhoïdale.

« Agréez, etc. 				« C. C.

  « 6 février 1868. »

En juin 1868, une nouvelle lettre m'annonce la guérison du malade, dont la langue conserve cependant une sensibilité plus grande qu'à l'état normal.

Cette feuille était sur le point d'être tirée, quand le malade me revient au mois de novembre amenée par une sensation de douleur assez prononcée et un développement papillaire, qui lui faisaient redouter un commencement de récidive. Un groupe de papilles de 2 centimètres carrés environ existait sur ce point, elles étaient saillantes, sensibles et rouges, mais sans induration. Le malade se soumet pendant une dixaine de jours à des pulvérisations phéniquées, suivies d'onctions au glycérolé phéniqué, et il quitte Paris n'éprouvant plus aucun phénomène anormal. Je lui conseille néanmoins de prendre pendant environ deux mois des capsules phéniquées fondantes et de se servir tous les jours d'un dentifrice phéniqué.

VINGT-QUATRIÈME OBSERVATION

Le général C..., baron de B..., âgé de cinquante-huit ans, dit-il, mais en paraissant au moins soixante-cinq, me fut adressé, le 7 août 1867, par mon savant et excellent confrère et ami, le docteur Simas, premier médecin de S. M. le roi de Portugal.

La langue est douloureuse, mais sans élancements violents. La parole est embarrassée ; la mastication et la déglutition encore assez faciles ; il y a une salivation abondante ; l'appétit est encore bon ; cependant le général mange peu, mais surtout par sobriété ; il dit avoir maigri depuis quelque temps : il est effectivement assez maigre. Le teint est bistre foncé, mais non cachectique.

Le général a eu plusieurs attaques de maladie de peau. La première à dix-huit ans, était fixée aux pieds et aux mains ; quelquefois les attaques avaient lieu sur diverses parties du corps, notamment l'année qui a précédé le début de la maladie de la langue, c'est-à-dire pendant à peu près la moitié des années 1863-1864 : il avait aux deux lèvres des ulcérations qui ont persisté près d'une année, et qui ont laissé des traces profondes, des cicatrices blanchâtres ; elles ont paru céder à des pilules dont le général ignore la composition. Depuis 1864, il s'est aperçu que la langue était sensible, *lourde* et plus volumineuse : il y remarqua des tubercules qui poussaient dans les îlots formés par un entrecroisement de crevasses; pour la curation desquelles on lui donna du chlorate de potasse, de l'iodure de potassium, et divers traitements antisyphilitiques pendant dix-sept mois.

Le tubercule situé à l'union du tiers antérieur de la langue avec les deux tiers postérieurs du côté droit, s'élargit plus vite que les autres, situés plus profondément. C'est dans cet état qu'il alla consulter M. le docteur Ricord dont voici la prescription ·

« *Epithélioma des fumeurs.*

« Ablation à faire.

« Ricord. »

Le docteur Simas ne pensant pas qu'une ablation partielle pût guérir le malade, atteint de tubercules profonds, situés en arrière, à peu près inaccessibles à l'instrument, et d'engorgements des ganglions sous-maxillaires, me l'adressa ainsi que je l'ai dit.

A la première visite du général, je constatai l'état suivant :

Sur le tiers antérieur droit de la langue existe un champignon de l'étendue de vingt millimètres sur douze, creusé en cupule, à bords retournés en dehors, et au centre duquel se trouve une ulcération profonde, dans laquelle pénètre toute l'extrémité d'un pinceau en blaireau.

Au milieu de la langue, trois boutons larges, plats, un peu pédiculés; un quatrième à la partie postérieure, presque dans la gorge, ne pouvant être vu qu'avec le laryngoscope ni se sentir, si ce n'est en plongeant le doigt profondément dans la bouche ; enfin un cinquième à l'entrée de la bouche et à gauche, près de la commissure. La langue est encore mobile; elle présente sur le bord droit un renflement en spatule, occupant la place des dents qui ont été sacrifiées. A l'angle de la mâchoire, à droite, existe un ganglion mobile, de la grosseur d'une grosse noisette et au milieu un plus petit.

Je commence immédiatement le traitement phéniqué; mais il est remarquable que, bien que la douleur de la langue ne soit pas excessive, le malade ne peut cependant supporter les pulvérisations avec la solution d'acide à 5 p. 100; je réduis la solution à 1 p. 100.

Le général ayant consenti à laisser prendre la photographie des parties malades, je la fais prendre, dès le lendemain.

Pendant les jours suivants, j'ai voulu tenter quelques cautérisations à l'acide phénique, mais chacune des cautérisations a été suivie presque immédiatement de l'augmentation de volume des ganglions.

Peu à peu le malade a pu supporter une solution plus forte pour les pulvérisations, et le traitement a pu être appliqué régulièrement deux fois par jour.

Néanmoins, en octobre, deux des tubercules ont grossi et se sont ulcérés, le troisième reste stationnaire, celui de la gorge a presque doublé : il gêne la déglutition. Pas de modification de l'état général, continuation du traitement.

En décembre, le tubercule le plus rapproché de l'orifice buccal vient se joindre à celui du côté droit, qui a lui-même envahi le côté de la langue ; l'état général reste le même.

En février, toute la langue est ulcérée, moins le rebord à gauche ; elle est divisée, par des sillons assez profonds, en plusieurs lobes tous, indurés ; son volume est considérablement augmenté, au point de repousser le palais et de gêner même la respiration nasale, au dire du malade, quoique chez lui la voûte du palais soit très-élevée et, par conséquent, la cavité buccale très-profonde ; c'est surtout à la partie centrale postérieure, élevée en forme de dôme, que la pression centrale se fait sentir. L'état général reste néanmoins le même. Continuation du traitement.

Au commencement d'avril, le volume de la langue est le même, à peu près double de l'état normal, toujours élevé en dôme au centre et un peu en arrière ; même dureté ; respiration toujours gênée. Même état général.

Je fais des pulvérisations à l'acide phénique presque caustique. Après quelques pulvérisations, la langue se fend en plusieurs lobes à l'aide de trois crevasses profondes : l'une partant du sommet du dôme se dirigeant vers la base, une autre allant transversalement du bord droit au bord gauche, en passant un peu au devant du sommet du cône ; une troisième se dirigeant de la scissure transversale vers la pointe de la langue, qu'elle divise en deux lobules. Dans les jours qui suivent cette division, il s'opère à la surface des lobes une sorte de délitescence ; de petits fragments de substance blanchâtre, de la consistance d'albumine cuite, se détachent et sont expulsés avec la sécrétion salivaire, qui est toujours modérément abondante ; au fur et à mesure de cette délitescence ou de cette sorte de gangrène moléculaire, la langue diminue de volume et prend un aspect un peu meilleur ; mais quelques jours après cette amélioration, les glandes sous-maxillaires augmentent tout à coup au point d'occuper la moitié du cou, à droite, empiétant même un peu à gauche de la ligne médiane ; de plus, elles deviennent douloureuses, ce qu'elles n'étaient pas auparavant. L'état général reste passable, mais le sommeil est toujours le même. J'en ai augmenté la durée pendant quelques jours à l'aide des opiacés ; mais j'y renonce, ces préparations ayant eu pour effet de diminuer l'appétit et d'affaiblir le système nerveux.

Le 10 avril, on aperçoit dans le fond de chaque sillon qui sépare les lobes de la langue, une couche blanche très-adhérente que l'acide phénique modifie, mais ne détruit pas entièrement; la délitescence continue, les fragments détachés deviennent un peu plus volumineux; au point d'entre-croisement des divers sillons est un infundibulum dont on fait sourdre par la pression de la langue une certaine quantité de pus crémeux. Même état des glandes lymphatiques.

Le 20 avril, les petits fragments gangrenés deviennent plus volumineux, il y en a de la grosseur d'un petit pois ; il existe toujours, entre ces frag-ments et parfois à leur surface, une certaine quantité d'enduit blanc qui se présente au microscope sous l'apparence de longs filaments articulés. Mon ami, M. de Castelnau, qui s'intéressait beaucoup au général, prend un de ces fragments, sur la structure duquel il désire avoir l'opinion de M. Ch. Robin. L'habile micrographe trouve le fragment composé de « cellules d'épithélium pavimenteux; quant aux filaments articulés, ce sont des algues du genre leptothrix, qui se développent sur les produits en voie de mortification. » Plusieurs fragments de la grosseur d'un gros pois ne tien-nent au centre de la langue que par un pédicule, et forment des sortes de pyramides renversées, placées les unes à côté des autres et tenant par leur sommet au centre de la langue.

30 avril. — De gros fragments se sont détachés; le plus gros lobe de la langue, qui a encore le volume d'un petit œuf, est grenu à sa surface, d'une couleur en grande partie rosée, offrant l'aspect d'une éponge fine, e comme celle-ci criblé de petits trous; dans son ensemble, la langue es beaucoup diminuée de volume, elle est à une certaine distance du palais; la respiration est plus libre par le nez et possible en partie par la bouche. En revanche, les ganglions ont continué à augmenter de volume et à s'étendre; il y a maintenant un chapelet qui descend jusqu'au sternum. Il y a toujours des lisérés blancs sur divers points de la langue, notamment dans les sillons interlobaires. Il y a une constipation opiniâtre, que je combats principalement avec l'huile de ricin. Même état général; même insomnie.

Le 2 mai, il s'est détaché de gros lambeaux; la constipation persiste; il y a une fièvre intense et de l'affaissement.

Le 4 mai, la constipation persistant, ainsi que la fièvre, je prescris la poudre purgative anti-hémorrhoïdale.

18 mai. — La constipation a cédé au dernier purgatif prescrit et dont l'usage a néanmoins été continué plusieurs jours; la fièvre est aussitôt tombée; les forces sont revenues au degré où elles étaient. Un nouveau sillon transversal s'est produit, qui semble couper la langue transversale-

ment, vers l'union ou tiers antérieur avec le tiers moyen, et se réunissant à un autre sillon qui avait la même direction, mais un peu oblique.

27. La langue s'aplatit très-notablement et devient molle dans les points voisins du dernier sillon formé et dans toute la partie antérieure à ce sillon, sauf les deux lobules de la pointe qui restent gros et durs.

15 juin. Tout un des lobes a disparu par suite de la délitescence, et a laissé à sa place un vaste vide qui permet de voir que la destruction n'a pas atteint les muscles ou ne les a du moins atteints qu'incomplétement. Les plaques et lisérés blancs pullulent toujours. Depuis quelques jours, le chapelet des ganglions a disparu dans presque tout le cou; ceux de la région sous-maxillaire persistent seuls, et le plus gros, qui avait presque le volume du poing, n'a plus que celui d'un petit œuf de poule. Les pansements répétés et énergiques fatiguent un peu le général, il demande que, pendant quelques jours, on ne lui en fasse qu'un très-doux, ce qui est accordé.

30 juin. L'affaissement des autres lobes a suivi la destruction de celui que nous avons mentionné; la langue est aujourd'hui revenue presqu'à son volume normal; elle est beaucoup moins dure, sauf à la pointe où les deux lobules ont à peu près la même dureté que précédemment. Les ganglions sous-maxillaires ont encore diminué; ceux du cou n'ont pas reparu.

Je reprends les deux pansements; mais dans les premiers jours de juillet, le général me demande la permission d'aller passer quelque temps à la campagne, dans les environs de Fontainebleau; ce que je lui accorde à regret.

Je n'ai plus revu le général depuis ce moment, et c'est avec un profond étonnement que j'ai appris sa mort, par le journal le *Figaro*, dans le courant de novembre 1868.

La manière dont cette mort était annoncée a même exigé une réclamation de ma part, non au *Figaro*, ce que les bienveillants confrères qui m'honorent de leurs calomnies auraient sans doute interprété à mal, mais à une publication scientifique, et je me suis adressé à celle que rédige mon ancien maître et excellent confrère M. Marchal.

REMARQUES. — Quand le général me demanda son congé de villégiature, je devinai sans trop de peine qu'il avait subi l'influence de quelque intermédiaire, qui lui avait fait espérer une guérison assurée et prompte. Un diplomate en évidence passait alors, dans un certain monde, pour être en voie de guérison rapide, par suite du traitement d'un guérisseur exotique, et alors qu'une opération, — parfaitement inutile d'ailleurs, — pratiquée par une sommité chirurgicale avait plutôt hâté que ralenti la marche de la maladie. Ces contes intéressés trouvent toujours du crédit dans l'esprit des pauvres patients. Le général dut y croire, et il alla rejoindre le diplomate, avec qui il avait, au moins indirectement, quelques relations. Le diplomate est parti, non guéri, en congé illimité; j'espérai qu'après son départ, le général me reviendrait dans un état qui permît encore d'espérer une guérison; au lieu de le voir, j'appris la nouvelle de sa mort inattendue.

Cette nouvelle me causa un vif regret, non-seulement parce que le général était un client affectionné de mon excellent ami, le docteur Simas, mais encore parce que l'amélioration obtenue était de nature à en faire espérer une plus radicale; tous les cliniciens qui voudront bien lire avec quelque attention la relation de la maladie du général, trouveront sans doute mes espérances justifiées.

Cette relation nous paraît, d'ailleurs, instructive à bien des égards : la maladie du général nous a offert l'exemple le plus remarquable que nous ayons vu de ces balancements morbides entre la langue et les ganglions, que nous avons signalés dans nos généralités. Ce cas nous a offert, en outre, une forme de maladie qui, vu l'extrême développement de la langue, son induration modérée et le grand développement des ganglions, aurait pu passer, *à priori*, comme un cas d'encéphaloïde, et précisément dans ce cas comme dans le cas analogue de M. Maisonneuve, l'examen microscopique (fait ici par un homme spécial et habile dans ce genre d'observations), fait reconnaître la forme épithéliale. Nouvelle et millième preuve qu'en matière de cancer, la clinique est tout, et la micrographie rien ou peu s'en faut.

Un autre fait remarquable, c'est cette forme de destruction, de gangrène, partie moléculaire, partie en minces fragments, par laquelle le produit morbide semblait devoir s'éliminer, et qui nous a permis de voir au centre de cette effroyable altération le tissu musculaire encore intact ou très-peu altéré ; circonstance qui avait accru les quelques espérances de succès que nous avions conçues, malgré cette insomnie sans motif que nous avons dit être généralement un symptôme fâcheux.

Du diagnostic porté et de la thérapeutique proposée par M. Ricord, nous ne dirons qu'un mot.

Sur le diagnostic, M. Ricord tranche sans façon une question étiologique, pour le moins encore indécise ; il a lestement défini la maladie du général : épithélioma *des fumeurs*. Mais M. Ricord n'a pas encore mis le monde scientifique à même de juger sur quels faits il prétend fonder un pareil diagnostic.

Quant aux mots : *ablation à pratiquer*, dans lesquels le spirituel syphiliographe résume sa thérapeutique, il aurait été assez curieux de savoir ce que l'habile opérateur prétendait enlever, chez un malade dont toute la langue était envahie, même au delà des portions naturellement visibles, et chez lequel des ganglions lymphatiques étaient engorgés et durs ; il serait curieux, surtout, de savoir comment il s'y serait pris pour appliquer le principe si énergiquement posé par M. Lebert, de trancher *largement* dans les parties ; c'est bien dans ce cas, que l'application de ce précepte aurait emporté une grande partie de la tête et du cou. Il faut, ce nous semble, éprouver de furieuses démangeaisons de bistouri pour tenter de pareilles opérations, et il faut, en outre, bien mal comprendre l'intérêt des malades ou en prendre bien peu de souci. Si nous voyions des charlatans proposer de pareilles boucheries, ne les qualifierions-nous pas de véritables assassins, et n'appellerions-nous pas sur eux toutes les rigueurs de la justice ! Sachons donc nous dépouiller de la besace du fabuliste, et habituons-nous à tout voir du même œil ; c'est le meilleur moyen d'accroître notre autorité et la confiance que nous devons inspirer.

VINGT-CINQUIÈME OBSERVATION

M. L..., âgé de cinquante-trois ans, d'un tempérament lymphatico-sanguin, quoique maigre, directeur d'une école du gouvernement belge, homme fort intelligent, comme on va le voir, vient me consulter le 30 août 1867. Il me donne verbalement des renseignements sur sa maladie, qu'il expose, ensuite, dans les termes suivants, dans une lettre qu'il m'adresse :

« Les premiers symptômes de mon mal datent de 1840 ; j'éprouvai quelques ulcères à la gorge, qui ne m'incommodèrent en rien. En 1842, étant élève à l'École militaire, à Bruxelles, j'avais un mal de gorge en même temps que des ulcérations. Je consultai M. Limauge, médecin principal de l'École. Il me dit : Vos ulcères sont des ulcères vénériens. J'avais beau protester que je n'avais eu aucune maladie de ce genre ; il me fit

suivre un traitement mercuriel par le sirop antisyphilitique (sirop de Cuisi-
nier) au sublimé corrosif. J'en pris une telle quantité, que je parus menacé
d'une maladie du cerveau; mes ulcères augmentaient au lieu de diminuer.
M. Limauge et M. Lebeau, médecin principal de l'Hôpital militaire, me
firent subir des cautérisations à la pierre infernale, Rien n'eut d'effet sur
mon mal. On m'accorda un congé d'un mois, et je guéris presque seul par
le bon air de la campagne et une nourriture forte. En 1845, je devins professeur de mathématiques supérieures à .... Là, au bout de deux ans d'enseignement, en 1847, mes ulcères à la gorge reparurent. Je consultai inutilement plusieurs médecins. En 1849, j'allai accidentellement à Spa pour
affaire de service. C'est là que je m'aperçus, pour la première fois, d'un
embarras à la langue. Les médecins que je continuais à consulter, opinaient
pour une légère phlegmasie, avec induration à la langue, etc. Je subis de
nouveau toutes sortes de traitements. Mon mal fit toujours des progrès,
bien qu'insensibles. En 1852, je consultai le célèbre chirurgien Seutin.
Ma langue, dont j'avais encore l'entier usage, était séparée en deux lobes
assez engorgés. M. Seutin me mit entre les mains de M. Thiry, médecin
de l'hôpital Saint-Pierre, à Bruxelles, chargé du service des vénériens.
Ce praticien me prescrivit un traitement à l'iodure de potassium; j'ai
suivi ce traitement au point que mon médecin traitant de Spa me prédit
une fin prochaine, si je ne le cessais pas, à cause de l'anémie qui en
avait été la conséquence. J'ai consulté encore d'autres médecins; les uns
me dirent : ce n'est pas une maladie syphilitique : c'est scrofuleux, c'est
dartreux. J'ai usé de toutes sortes de médicaments. Des gargarismes au
péroxyde de fer, à l'acide muriatique, des tisanes à l'infini ; mon mal
suivait lentement sa voie progressive. En 1859, 1860, survint une légère
salivation, d'abord, en parlant, puis, nuitamment, en dormant; ma langue
était tuméfiée au point que mes dents y étaient imprimées. En 1863,
l'embarras de la langue en parlant devint appréciable pour tout le
monde. J'ai consulté de nouveaux médecins; j'ai pris en quantité les
pastilles de Dethan au chlorate de potasse. Ensuite des badigeonnages au
chlorate pur. En 1866, au mois de mai, une suppuration s'est déclarée
dans la bouche, sur la langue; ma maladie devenait dégoûtante. Je
ne pouvais presque plus ni parler ni avaler. Une expectoration très-
abondante et une salivation très-grande me rendaient un objet de dégoût
pour tout le monde et pour moi-même. En février 1867, je pus consulter
le célèbre professeur de l'Université de Louvain, M. Michaux. Ce praticien
consciencieux me dit, après avoir entendu l'historique de ma maladie :
mal vénérien, mal scrofuleux, mal dartreux, qu'en sait-on? Il me prescrivit le liquide arsénical de Fowler. J'ai pris inutilement ce traitement.

J'ai encore consulté M. Deroubaix, médecin du roi des Belges. Opinion : *maladie scrofuleuse;* traitement en conséquence.

« M. Nélaton : *maladie vénérienne;* traitement iodure de potassium. M. Ricord : *maladie scrofuleuse;* traitement huile de foie de morue avec teinture alcoolique de ciguë; lavage de la bouche à l'acide phénique. »

Quand je vis le malade, le 30 août, je constate que la langue est réduite au volume d'une grosse fraise; la surface en est rugueuse, percée de trous très-rapprochés, comme une sorte de pierre ponce. Toute la muqueuse de la bouche est luisante, ainsi que celle des piliers et du pharynx, laquelle est, en outre, sèche malgré une salivation très-abondante, collante, épaisse, qui fait le désespoir du malade. La langue est à peu près complétement immobile, et c'est avec les plus grandes difficultés que M. L... peut parler; la voix est sourde et nasonnante.

Le malade ne pouvant passer que trois jours à Paris, je pratique chaque jour de fortes pulvérisations prolongées sur le moignon de la langue, et je prescris l'acide phénique à l'intérieur. Après trois jours de traitement, la langue a déjà repris de la souplesse.

Je conseillai de continuer à domicile l'usage de l'acide phénique, *intus* et *extra;* j'y ajoutai l'arsenic et l'iodure d'amidon blanc, la vitelline phéniquée.

Je reçus au bout d'un assez longtemps la nouvelle que l'amélioration continuait; et tout récemment qu'elle augmentait encore, quoique lentement.

Voici la lettre que je recevais, à la date du 25 mai dernier (1868), de ce très-intéressant malade :

« Monsieur le docteur,

« Je m'empresse de répondre à votre honorée et bien accueillie lettre d'hier, 24 du mois. Je vous remercie de l'intérêt que vous voulez bien me témoigner.

« J'ai la satisfaction, je dirai le bonheur, de pouvoir vous dire que l'amélioration que je vous ai fait connaître se soutient, cette fois-ci, sans aucun remède. Je me berce donc de l'espoir d'une guérison, sinon complète, au moins satisfaisante. Il est vrai que le mieux est peu sensible, mais il est réel; cela, après vingt-cinq à trente ans de souffrances de cette affection, qui m'a fait passer une vie on ne peut plus malheureuse, moralement. J'ai eu l'honneur de vous dire, je crois, qu'au début du mal, il consistait dans quelques ulcérations de la gorge, et que ce n'est que deux ou trois ans plus tard, en 1842 ou 1843, qu'est survenue une petite induration à la langue, commencement de ma terrible affection. J'ai consulté tous les médecins à ma portée et toutes les sommités de l'art en Belgique

et en France ; j'ai subi inutilement tous les traitements : les uns voulaient
que ma maladie fût vénérienne, d'autres dartreuse, scrofuleuse, scorbu-
tique, que sais-je ! M. le docteur Nélaton, l'année passée encore, opinait,
malgré ma protestation, pour une maladie vénérienne; M. Ricord pour
une maladie scrofuleuse. Il n'y a que M. Michaux, de Louvain, et vous,
Monsieur le docteur, sans vouloir vous flatter, qui n'ayez pas classé ma
maladie. Aussi m'avez-vous, dès le premier abord, inspiré toute confiance
dans vos lumières; mais le mal est tellement invétéré, qu'il reste rebelle à
toute médication; aussi j'ai cessé tout remède depuis trois mois, et je m'en
trouve bien. Je suis probablement dans une période décroissante de mon
affection, qui est vaincue par ma constitution, non pas forte, mais résis-
tante. Néanmoins, je veux encore bien essayer de votre nouveau remède;
veuillez me le faire envoyer par le pharmacien, ainsi que le dentifrice
phéniqué. Je suivrai scrupuleusement vos prescriptions et je vous tiendrai
au courant des phases de ma maladie.

« Vous pouvez faire usage de mes renseignements et de mon nom selon
votre bon plaisir, en tant que cela puisse servir au soulagement d'autres
malheureux atteints d'affections analogues. Je voudrais être homme de
plume et de l'art pour donner une description détaillée de mon étrange
maladie, afin de prévenir les erreurs dont j'ai été, moralement, une si
grande victime, car physiquement je n'ai pas beaucoup souffert. Il y a
quelques années déjà, deux praticiens distingués déclaraient à ma famille
que je n'avais plus que deux ou trois mois à vivre ; vous concevez les
alarmes.

« Ma santé générale est actuellement meilleure qu'il y a quelques
années. Il est vrai que je lis tous les traités d'hygiène et que je me soigne
beaucoup. Je me figure, pardonnez un ignorant, que ma constitution avec
ces soins se débarrassera d'un mauvais venin que j'ai dans le sang et que,
malgré mes *cinquante-trois ans*, je parviendrai à vivre encore quelques
années, sans être sous le malheur de mon affection. C'est peut-être un
rêve, mais je le poursuis avec persistance. Si votre nouveau remède pouvait réaliser ce rêve, ce serait un miracle.

« Voici mon état actuel : beaucoup moins de salivation, presque plus de
mucosités, même le matin ; mais la langue complétement déformée, sinon
perdue. Il est venu sous le restant de la langue, dans la cavité inférieure
de la bouche, deux morceaux de chair ou lobes remplissant la bouche et
tenant lieu de la langue ; de temps à autre, à quelques jours d'intervalle,
quelques lancements légèrement douloureux, mais toute inflammation a
cessé. Quand l'estomac est tout à fait bien, j'ai le restant de la langue plus

mobile et la parole plus facile. Mais autrement, j'ai peine à me faire comprendre des personnes qui ne sont pas habituées à ma parole.

« Il ne me reste plus de papier, Monsieur le docteur, que juste assez pour vous réitérer, avec mes remercîments, l'assurance de mes sentiments les plus distingués.

« *P. S.* — J'oubliais de vous dire que la déglutition est plus facile, bien que je doive continuer à faire hacher toute viande. Je me nourris bien, mais d'œufs, laitage et bière ; quant au vin, il m'est impossible d'en boire. »

Le nouveau remède dont parle M. L.., et que je lui ai conseillé, est l'acide phénique dissous dans une huile minérale, que j'emploie depuis quelque temps, et comme auxiliaire de l'acide phénique, et comme suppléant, quand je suspends l'usage de celui-ci, comme on est obligé parfois de suspendre tout médicament, pour reposer les organes, ou par suite de l'inaction où tombent momentanément les meilleurs remèdes, longtemps administrés. Le résultat de la nouvelle préparation a été tel chez M. L...., qu'il m'écrivait, à la date du 5 juin 1868, une lettre dont j'extrais les passages suivants :

« Voilà trois jours que j'applique votre nouveau remède à ma langue, après avoir bien lavé ma bouche avec le dentifrice ; je m'en trouve bien. Il me semble que ma guérison approche à grands pas, grâce à ce remède. La salivation ne me gêne plus guère, la déglutition est beaucoup plus facile, les mucosités sont fort diminuées. Puis, à mesure que mon mal diminue, mon tronçon de langue est plus mobile, car vous savez que je n'ai plus qu'un petit restant de ma langue, elle est toute raccornie, raboteuse ; elle est remplacée, comme j'ai eu l'honneur de vous l'écrire, par des excroissances de chair qui ont poussé sous la langue. Quand vous m'avez vu à Paris, ces excroissances existaient déjà, mais très-minces, comme une feuille de figuier. Elles ont grandi depuis, et se trouvent maintenant en avant, au commencement de la bouche, contre les dents de la mâchoire inférieure, d'un demi-centimètre d'épaisseur, comme un bourrelet autour du restant de la langue. Je crois que c'est une prévoyance de la nature, qui ne veut pas laisser ma bouche vide, et je considère ces excroissances comme une nouvelle langue.

« Quant à l'hérédité, j'ai toujours prétendu, contre l'avis de tous les médecins, que c'est d'elle que provient mon mal. Ma mère a eu, pendant trente ans, une plaie analogue au gros du mollet de la jambe gauche. A l'âge de cinq ans, j'ai eu une carie de l'os de la main gauche pendant quatre ans. Je ne sais pas si, là, on ne trouverait pas non plus une première cause de mon affection, parce que je crois me rappeler qu'un médecin de la campagne m'a appliqué pendant longtemps de l'onguent mercuriel, que je puis avoir absorbé par la peau de la main. Je dis cela, parce que plusieurs docteurs de talent n'ont voulu voir qu'une « maladie » du second degré, dans la triste affection dont j'ai souffert pendant vingt-cinq ans.

« Ma santé habituelle est bonne, meilleure maintenant qu'*avant* et pendant ma maladie. Je n'ai jamais fumé ; le tabac et toute boisson alcoolique étaient comme un poison pour moi.

. . . . , . , , . .

« Votre traitement et votre avis l'emportent dans mon opinion sur tout ce que j'ai fait jusqu'à présent. Si j'avais suivi le conseil de ma famille, il y a cinq ans que j'aurais été vous consulter à Paris ; le sort n'a pas voulu me donner cette bonne inspiration. Il est tard maintenant ; j'espère qu'il ne l'est pas trop pour guérir suffisamment, sinon pas complétement. »

REMARQUES. — Nous avons déjà fait ressortir, et les faits suivants la feront ressortir encore, toute la différence qui existe entre le langage des auteurs, lorsqu'ils traitent du diagnostic des maladies de la langue, et l'application qu'ils font de leurs principes, au lit du malade. En théorie, si le diagnostic offre parfois des difficultés, on arrive cependant, à peu près toujours, à les vaincre, et à tirer au clair les obscurités qui peuvent exister, sur le caractère de la maladie ; en pratique, c'est tout autre chose : ce qui semblerait même devoir être le plus clair, reste obscur ou le devient, par suite d'opinions contradictoires, émises par des hommes qui ont une légitime autorité.

Si le suffrage universel était applicable au diagnostic, il est clair que M. L...., serait atteint d'une affection syphilitique ; il devrait même en être atteint encore, si l'on pesait les suffrages, au lieu de les compter : l'affection syphilitique n'a pas, en effet, pour elle seulement les premiers médecins d'armée, qui ont vu la maladie au début, elle compte les suffrages de Seutin, de M. Nélaton et d'un spécialiste distingué de Bruxelles, M. Thiry. Mais sur quelles raisons ces honorables confrères se sont-ils appuyés, pour admettre une syphilis, chez M. L....? Il nous est absolument impossible de le deviner. M. L..... on l'a pu voir, est un homme d'une intelligence exception-nelle. il s'est toujours observé avec le plus grand soin ; il serait insensé de douter de sa bonne foi ; par conséquent, il n'est pas possible de douter de l'exactitude des renseignements qu'il donne sur ses antécédents; ce n'est donc pas en se fondant sur ces antécédents que l'on peut admettre l'existence d'une syphilis. Ce n'est pas non plus sur la coexistence d'autres symptômes syphilitiques, puisqu'il n'en existe absolument aucun. Est-ce sur le caractère même des lésions de la langue? Dans certains cas, je concevrais que l'on restât dans le doute, d'après le caractère des lésions, mais ce n'est pas dans les cas où ces caractères sont ceux qui se sont présentés ou qui se présentent encore chez M. L.... Dans l'impossibilité où nous sommes de deviner les motifs de nos confrères, nous avons donc cru devoir repousser formellement l'idée d'une syphilis.

Y a-t-il plus de raisons d'admettre une scrofule? Nous ne saurions le croire : une affection scrofuleuse de la langue doit déjà être une bien grande rareté; mais une affection scrofuleuse qui se serait toujours bornée à la langue, ou tout au plus à la langue et à la gorge, nous paraît être une rareté plus grande encore, si grande, que je ne pense pas que personne l'ait jamais vue. Si l'on ajoute à cette considération, que la scrofule se manifeste toujours par des productions expansives, si je puis ainsi dire, c'est-à-dire par des productions molles, enflées de lymphe ou au moins de liquides blancs, tandis que chez M. L...., c'est plutôt un état atrophique qui a été observé, et un état dont le caractère principal est l'induration, on aura une nouvelle raison de repousser l'idée de scrofule, non moins que celle de la syphilis.

Faut-il dire, plus modestement, avec le savant professeur Michaux · *Mal vénérien, mal scrofuleux, mal dartreux, qu'en sait-on?* Cette opinion ou plutôt cette absence d'opinion conviendrait peut-être mieux à ma situation; je ne dis même pas qu'elle ne conviendrait pas mieux à mes goûts, s'il n'y avait pas de conclusion pratique à en tirer; mais il y en a une, et M. Michaux n'y a pas échappé ; tout en se montrant modeste et sceptique, dans le langage, il n'en a pas moins prescrit la liqueur de Fowler, ce qui doit signifier, ce me semble, que, pour M. Michaux, la maladie de M. L.... n'est ni syphilitique ni scrofuleuse, mais qu'elle est plutôt dartreuse, si par dartreux on doit entendre, comme je le pense, une disposition organique favorable aux développements parisitaires. M. Michaux était donc, selon moi, dans la bonne voie, et s'il n'a pas obtenu de bons résultats de la liqueur de Fowler, sa prescription n'en était pas moins celle qui convenait le mieux, quand on n'est pas encore familiarisé avec la médication phéniquée. C'est en suivant la même voie que M. Michaux, mais avec des moyens plus efficaces, que je suis parvenu à améliorer l'état de M. L...., que je parviendrai, je l'espère, à l'améliorer encore, autant que le comportent les dommages irréparables déjà causés, et, enfin, à donner à l'amélioration obtenue une fixité qui mettra M. L.... à l'abri de toute récidive.

VINGT-SIXIÈME OBSERVATION

M. C... aîné, directeur d'une grande usine, âgé d'environ trente-cinq ans, d'une constitution pléthorique, père mort d'*une tumeur*, vient me consulter au commencement d'octobre 1867. Il avait une maladie de la langue pour laquelle M. le docteur A. Richard avait pratiqué une opération, au mois d'août précédent. La maladie datait, alors, d'environ dix mois. Un mois s'était à peine écoulé depuis l'opération, qu'une récidive avait lieu.

Au moment où je vois le malade, je constate que la moitié de la partie gauche de la langue est détruite, mais dans sa partie intérieure seulement; l'écorce existe encore et ressemble à une sorte de coquille d'œuf et dans la cavité que forme cette coquille, il entre, en effet, une masse de charpie quasi du volume d'un œuf. A la pointe de la moitié droite de la langue existe une ulcération superficielle de l'étendue d'une pièce de 1 fr.; cette extrémité, en outre, se trouve presque entièrement séparée du reste de l'organe, par un sillon profond assez large, coupant transversalement en deux la moitié restante de la langue; la portion antérieure de cette moitié ne tient presque plus que par le filet. Çà et là, points noirs, sphacélés, odeur de gangrène; la portion postérieure de la langue est dure comme du bois, épaissie jusqu'à toucher au palais; il y existe une ulcération large de couleur grisâtre, très-douloureuse; pas d'hémorrhagies. Ganglions maxillaires tuméfiés à gauche. Salivation abondante; il n'y a pas d'appétit. Prostration extrême. M. C... est amené chez moi dans sa voiture, mais il ne peut monter l'escalier.

La pointe de la langue me paraissant irrévocablement perdue, je propose de l'enlever à l'aide d'un fil de platine, rougi par l'électricité; cette proposition est repoussée.

Je commence, alors, le traitement phéniqué, *intus* et *extra*, et fais deux pansements par jour; perchlorure de fer à l'intérieur. Le traitement est commencé le 8; le 12, toute mauvaise odeur a disparu; la gangrène est limitée; deux trous se sont formés, profonds et réguliers comme s'ils avaient été faits avec une vrille.

Le 20, l'appétit et les forces reviennent; M. C... monte mes deux étages sans s'arrêter.

Le 28, je ne puis plus mettre de charpie dans les deux sillons qui séparaient en deux portions la moitié de la langue droite, ces deux portions se sont réunies.

Le 3 novembre, les ulcérations en surface ou horizontales se sont cicatrisées; mais l'ulcération se fait encore en profondeur, en *clivage*, si l'on me permet cette comparaison, qui a été faite, d'abord, par un de mes malades minéralogiste. Les glandes engorgées diminuent; il en reste une grosse comme une forte noisette.

En décembre, l'amélioration se soutient; il a de l'appétit et du sommeil. M. C... vaque à ses affaires, malgré un froid rigoureux; plusieurs confrères visitent le malade. Malgré ce changement extraordinaire dans son état, un ami de M. C... lui ayant assuré que le docteur noir lui promettait une guérison certaine en trois semaines, il se met, le 3 janvier, entre les mains de ce personnage, à qui il paie d'avance une provision de dix mille francs.

Voici les nouvelles que j'en ai le 18 juin 1868, après huit mois et demi de traitement, qui sont un peu plus de trois semaines :

« Il s'est d'abord trouvé bien du traitement doux (1) du docteur noir, comparativement à celui de l'acide phénique avec lequel il a tant souffert. Mais voici comment la maladie a suivi son cours : deux mois après ce nouveau traitement, c'est-à-dire vers le 8 mars, la langue est devenue noire, et un tiers de cet organe est tombé par la gangrène. Depuis, cette langue est la même, ne diminue pas de volume, ne se cicatrise pas : il n'est survenu ni points de gangrène, ni ulcération. Il ne peut plus manger; il se soutient par les liquides, depuis cinq mois; il a très-bien remué la langue après la chute du bout, par la gangrène; mais, depuis quelque temps, elle ne fait aucun mouvement, elle est soudée. Pour l'instant, on ne s'occupe pas de la langue, mais des glandes qui sont engorgées; cela lui donne quelques élancements dans le cou, mais pas très-douloureux, puisqu'il est toujours assoupi; il dort vingt heures sur vingt-quatre; à

---

(1) Traitement très-doux, en effet, car il se compose uniquement, quant à sa partie active, de nitrate de potasse à faible dose, et des fameuses pilules, à base d'extrait de plantes indiennes, lequel extrait n'est qu'une mystification. Le reste du traitement consiste dans les prescriptions suivantes : viandes blanches, manger peu, et peut se vêtir.

peine puis-je lui faire prendre les médicaments ; sitôt pris, le revoilà à dormir (1). Vous voyez que ses souffrances sont tolérables, et, certes, nous sommes tous deux très-contents du traitement du docteur Vriès, puisque, non-seulement il lui a prolongé la vie, mais a trouvé le moyen de l'empêcher de souffrir, ce qui est le point le plus essentiel. Le guérira-t-il ou ne le guérira-t-il pas? Cela reste à savoir ; mais il ne souffre pas. Les glandes ont beaucoup diminué depuis quelques jours.

« Quant à son moral, il est bien affaibli ; à peine a-t-il conscience de ce qui se fait autour de lui. »

Remarques. — Nous avons signalé l'infidélité du malade de l'observation à la médication phéniquée ; chez lui, l'infidélité n'était peut-être pas tout à fait volontaire ; mais chez M. C..., qui se trouve dans une belle position de fortune, l'infidélité ne se concevrait pas, après la remarquable amélioration que j'avais obtenue dans un cas si grave, si l'on ne savait à quelles aberrations sont exposés des cerveaux affaiblis et troublés par la souffrance, par les plus cruelles appréhensions. D'après l'état décrit dans le fragment de la lettre que nous venons de rapporter, tout espoir de sauver M. C... semble évidemment devoir être abandonné ; mais les modifications si heureuses produites par la médication phéniquée ne doivent pas moins être signalées comme un remarquable succès, qui permettait d'espérer beaucoup, quand le malade s'est livré aux mains d'un empirique, aujourd'hui jugé irrévocablement.

P. S. — Les prévisions que j'exprimais dans les lignes précédentes se sont réalisées plus promptement encore que je ne l'avais supposé : M. C... a succombé le 25 juillet 1868.

On a vu, par ce que j'ai dit aux antécédents, qu'une opération avait été pratiquée sur ce malade par le docteur A. Richard. Les hasards de la pratique m'ayant mis, depuis lors, plusieurs fois en rapport avec cet habile et très-distingué confrère, j'ai cru pouvoir lui demander son avis, sur le diagnostic qu'il avait porté sur la maladie de M. C.

Avant que l'impression de cette feuille ne fut achevée, je pris donc la liberté d'écrire à M. A. Richard le mot suivant :

---

(1) Cet assoupissement tient incontestablement à l'emploi des opiacés dont j'ai signalé les inconvénients, et que le docteur noir associe évidemment aux pilules indiennes.

« 10 novembre 1868.

« Cher confrère et maître,

« Je me proposais, hier, de vous demander si vous avez soumis à l'examen microscopique la portion de tumeur que vous avez enlevée à M. C....

« L'impression de mon livre touchant à sa fin, ce renseignement me serait très-utile.

« En tous cas, et abstraction faite de tout microscope, pensez-vous avoir opéré un cancroïde, un squirrhe ou un encéphaloïde?

« Veuillez agréer, etc. »

Mon savant confrère voulut bien me répondre par le courrier suivant, les lignes que voici :

« 11 novembre 1868.

« Mon cher collègue,

« Tout cela — (c'est-à-dire cancroïde, squirrhe et encéphaloïde) — est la même chose : le type du cancer incurable. C'est ce qu'avait M. C.... L'histologie n'a rien à nous dire à cet égard.

« Compliments bien affectueux.

« Adolphe Richard. »

On voit que l'habile chirurgien de l'hôpital Beaujon est beaucoup plus dédaigneux que nous pour le microscope ; car, sans vouloir comparer les renseignements fournis par cet instrument à ceux de la clinique, nous aurions cependant appris avec intérêt ce qu'il avait permis de voir chez M. C...; mais M. Richard pense que, non-seulement l'histologie n'a rien à nous apprendre, mais même qu'elle n'a rien à nous dire. Voilà à quelles opinions la micrographie, pour avoir trop parlé, conduit les esprits les plus distingués. Malgré l'autorité de M. A. Richard, nous n'irons pas tout à fait aussi loin que lui ; nous admettons que la micrographie pourra, un jour ou l'autre, avoir quelque chose à nous dire, quand elle aura longtemps marché dans la voie que nous lui avons indiquée ; mais nous croyons avec M. Richard qu'elle n'a rien à nous dire, pour le moment, et qu'elle agira sagement en ne parlant point, sans de bons motif.

Quant à M. C..., il avait un *cancer ;* voilà tout ce que nous savons, sans microscope aussi bien qu'avec microscope.

VINGT-SEPTIÈME OBSERVATION

M. R..., âgé de cinquante ans environ, tempérament lymphatico-sanguin, fumant, a habité longtemps le Brésil, et n'a jamais été malade.
A son retour en France, il y a environ un an, il s'est aperçu de la présence d'une dureté avec douleurs faibles à la base de la langue, du côté
droit. Cette induration a été cautérisée d'abord; puis, ayant augmenté,
elle a été enlevée une première fois. Quelques mois après, une récidive
eut lieu; on pratiqua une nouvelle ablation; bientôt seconde récidive et
ablation, par M. Maisonneuve, d'une portion de la langue et de la joue
pour enlever la tumeur. Enfin, en peu de temps, une troisième récidive a
lieu sur place, mais avant cette récidive, les ganglions cervicaux s'étaient
développés et avaient acquis presque soudainement le volume du poing;
ils s'étaient ulcérés.

M. R... me fait alors appeler, et le 18 novembre 1867, je constate l'état
suivant :

L'état général du malade est très-altéré; apparence cachectique; il
pouvait se traîner à peine, ne mangeait plus et ne dormait pas.

La cicatrice, résultat de la dernière opération, porte sur la joue, les
gencives et la base de la langue. Le malade ne peut ouvrir la bouche,
l'introduction complète du doigt y est impossible; ce que l'on peut sentir
est dur et inégal; on aperçoit, vers la partie postérieure du plancher de la
bouche, une production extrêmement dure, en forme de crête de coq qui
représente la langue. Les douleurs sont aujourd'hui assez vives. Salivation
légère.

Au cou, se trouve une sorte de très-gros champignon ulcéré; l'ulcération
mesure 8 centimètres dans un sens et 11 dans l'autre; sa surface est
grisâtre et rougeâtre, fongueuse, à points mollasses, quasi-diffluents, et
exhale une odeur infecte; au centre se trouve une dépression profonde, en
forme d'entonnoir. Le malade ne peut tourner la tête; il éprouve dans ce
gros paquet induré des élancements.

Traitement. — Plusieurs pansements phéniqués par jour; pulvérisations
phéniquées dans la bouche; eau phéniquée à 1 pour 100 à l'intérieur;
sirop de karabé et de café vert.

Le 25, l'appétit est revenu; le sommeil est bon.

Le 30, M. R... vient se faire panser chez moi, et monte deux étages
sans l'aide de personne, quand il pouvait à peine se traîner quelques
jours auparavant. Même traitement, viande crue pilée.

Le 7 janvier, on peut constater une amélioration marquée de l'état général. La grosseur et l'ulcération persistent toujours. J'enlève plusieurs ganglions avec un fil de platine rougi par l'électricité. M. Broca, qui a eu l'obligeance d'en faire l'examen microscopique, me transmet la note suivante :

« L'examen de la tumeur a dû être nécessairement très-incomplet par suite de sa petitesse, et son état de dessication n'a pas permis de reconnaître la forme exacte des éléments. Quand on a voulu la faire macérer dans l'eau, elle s'est dissociée et elle n'a pu être étudiée qu'incomplétement.

« Néanmoins, elle nous a paru renfermer des cellules épidermiques déformées, des noyaux assez volumineux avec une trame fibreuse assez serrée. Elle se rapprocherait donc, par ses éléments, du cancroïde ou épithélioma. »

Le 8, amélioration de la plaie.

Le 15, outre le traitement déjà indiqué, j'éteins plusieurs cautères dans les anfractuosités de la tumeur. L'état général se maintient bon. Le malade éprouve encore quelques élancements.

Le 5 février, un médecin espagnol, dont on me cache le nom, parce qu'il est, dit-on, de ma connaissance, promet, à ce qu'on m'assure, une guérison certaine à M. R..., par l'application d'une pommade secrète que ce médecin applique lui-même. Je cesse de voir M. R... à partir de ce moment. Mais j'en ai des nouvelles par Mme R..., sa femme, et j'apprends qu'à dater du moment où le traitement phéniqué a été suspendu, la suppuration est redevenue fétide et extrêmement abondante. Le malade s'est affaibli de plus en plus, et, enfin, il a succombé le 14 juin 1868.

Remarques. — S'est-il trouvé un médecin qui ait pu promettre une guérison certaine en pareil cas? La chose est possible, quoique nous devions toujours accueillir avec réserve les renseignements qui nous sont donnés par les malades, sur de pareilles questions. Ce n'est pas là, du reste, ce qu'il importe d'éclaircir; il n'est que trop vrai que, si le médecin dont il s'agit n'a pas fait cette promesse, bien d'autres, que les casuistes de la profession ne classent pas encore parmi les charlatans, en font de très-analogues qu'ils sont tout aussi impuissants à tenir. Ce sont là des tristesses du métier, sur lesquelles il faut savoir fermer les yeux et surtout la bouche. Ce qui intéresse la médecine, dans le fait de **M. R...**, c'est, d'abord, les insuccès répétés de l'opération que l'on pourrait considérer même comme moins que des insuccès, car il n'est que trop probable que ces opérations, dont la dernière a été si terrible, ont activé la marche de la maladie, donné en quelque sorte un coup de fouet à ces poussées que nous avons vu être si fréquentes, dans le cancer de la langue. M. R... est déjà au moins le quatrième de nos malades chez qui cette probabilité s'impose à l'esprit de l'observateur. Espérons que, en présence de faits aussi frappants, les chirurgiens deviendront assez sages pour s'abstenir désormais de ces opérations plus qu'aventureuses, et que, si la sagesse ne leur vient pas, les malades deviendront assez éclairés, pour se soustraire à des exercices chirurgicaux inutiles et dangereux, sans parler des souffrances atroces qu'ils occasionnent le plus souvent à ceux qui en sont les victimes.

Une autre remarque, qui n'aura sans doute pas échappé aux cliniciens attentifs : c'est le développement ganglionnaire qui a eu lieu entre la seconde et la troisième récidive, avant toute apparition de cette dernière. Les partisans du transport direct pourront bien admettre que les éléments épithéliaux existaient à l'état latent, avant la récidive, et qu'ils ont, par conséquent, pu être transportés, avant d'être devenus manifestes; mais on pourra bien leur répondre que cette hypothèse est une de ces vues de l'esprit qui ne s'appuient sur rien et qui ne saurait, par conséquent, avoir la moindre valeur, en science.

Je ne tirerai, bien entendu, aucune induction décisive des caractères microscopiques constatés par M. Broca. Cherchant sincèrement des lumières partout où je crois pouvoir en trouver, je profite avec empressement de tous les renseignements que les hommes spéciaux veulent bien me donner; mais tout en remerciant mon distingué confrère de sa gracieuse obligeance, je ne puis m'empêcher de répéter ici, en particulier, ce que j'ai dit en général dans le corps de ce travail, c'est que si l'on n'avait eu que les caractères microscopiques pour apprécier la gravité et la curabilité de la maladie de M. R..., ainsi que le meilleur ou, si l'on veut, le moins mauvais traitement à lui opposer, on aurait pu être à peu près aussi éclairé, en plaçant dans une urne tous les pronostics et tous les traitements, et en tirant un, au sort. Le sort n'aurait probablement pas eu la main aussi malheureuse que les chirurgiens qui ont opéré M. R..., car le numéro portant l'opération était certainement le plus mauvais de tous.

Mais, si nous ne tirons aucune induction pronostique de l'observation de M. Broca, nous croyons pouvoir lui accorder assez de confiance pour en inférer que le cancer de la langue, dont était atteint M. R..., était un cancer épithélial, de consistance plus que squirrheuse; quant au cancer des ganglions, il n'était nullement besoin de microscope pour y reconnaître la forme encéphaloïde type. Voilà donc encore un exemple qui prouve que, sous l'influence de la même cause, une forme anatomique peut se développer dans un organe, et une autre forme, dans une autre. La théorie du transport direct des cellules épidermiques de la langue dans les ganglions ne brille pas plus, comme on le voit, pour la centième fois, devant le microscope que devant l'observation clinique.

VINGT-HUITIÈME OBSERVATION.

M. F.... de Bayonne, âgé de soixante-huit ans, tempérament lymphatico-sanguin, gras, d'une très-bonne santé, avant la maladie actuelle, n'ayant même jamais été malade auparavant, fumant habituellement, donne sur sa maladie les renseignements suivants :

Nulle apparence d'hérédité. Vers la fin de 1866, petite ulcération avec dureté au côté droit de la langue. Divers traitements, notamment cautérisations au nitrate d'argent. La maladie fait des progrès. Le malade vient à Paris et est opéré, vers le mois de juillet 1867, par M. Ricord, en présence de MM. Richet et Calvo, au moyen de la chaîne à écrasement. A la fin du mois d'août, le malade fait une visite à M. Ricord, puis à M. Richet, qui, après avoir constaté que l'induration de la langue recommence, déclare qu'il y a imminence de récidive. En effet, quinze jours après cette visite, une plaie très-étendue s'est formée.

Le 25 septembre, je vois le malade; il portait sur la langue une ulcération profonde occupant toute la base de la langue, et ayant détruit toute apparence de cicatrice. Il existe, en outre, une induration qui, en avant, est limitée par le raphé, mais qui, en arrière, occupe toute la largeur restante de l'organe; la surface de l'ulcération est grisâtre, sanieuse, extrêmement fétide; les bords en sont renversés en dedans, et le dessus de ce bord est aplati sur la plaie. Il y a des douleurs incessantes; salivation extrêmement abondante qui fait le désespoir du malade; la déglutition est presque impossible; ganglions sous-maxillaires de la grosseur d'un gros œuf. Insomnie. Le malade ne peut se lever.

J'applique le traitement phéniqué et fais deux pulvérisations énergiques par jour. Les membres de la famille dont les soins admirables de dévouement adoucissent l'existence du malade, pratiquent sur sa bouche de fréquents lavages phéniqués, et lui ingurgitent des viandes hachées menu, des bouillons, de la viande tendre de foie de canard, etc. Le malade s'est refusé à l'usage de la sonde œsophagienne, comme d'ailleurs tous ceux que j'ai pu voir, dans des conditions analogues.

Le 10 octobre, le malade est tellement soulagé, que son appétit est revenu, et qu'il se promène tous les jours, lorsque le temps le permet.

En novembre, il y a une explosion de la maladie à gauche ; l'épithélium se *lisse* d'abord, puis il se produit des fendillements, vainement combattus, et qui sont promptement suivis d'une ulcération nouvelle. Cette ulcération est cependant traitée avec succès par les applications phéniquées, mais il reste sur la place qu'elle a occupée une sensibilité exagérée.

En décembre, l'état local de la bouche reste le même sans aggravation ni amélioration ; la salivation cesse parfois, puis reparaît, et chaque fois qu'elle a lieu la nuit, l'insomnie est complète. Les forces s'épuisent de nouveau, malgré la persistance de l'appétit et d'une alimentation substantielle. — Je prescris contre l'insomnie, le sirop de karabé, et le naphte, contre la salivation, le tout à peu près sans succès.

La glande tuméfiée se ramollit et menace de s'ulcérer, lorsque du soir au matin du 30 au 31 décembre, elle paraît se résorber ; elle se flétrit, le malade souffre moins ; on croirait à une grande amélioration, si l'on voyait ce phénomène pour la première fois ; mais, malgré cette amélioration apparente, le malade s'affaiblit rapidement, et il succombe le 8 janvier, au milieu de toute sa famille réunie à son chevet.

Remarques. — Je ne puis m'empêcher de faire, à propos de ce fait, une première réflexion, étrangère à l'objet de ce travail, mais que je crois devoir, pourtant, communiquer au lecteur : le médecin qui, plus que personne, est en position d'observer les faits de l'ordre moral aussi bien que de l'ordre physique, ne doit-il pas les constater lorsqu'il les croit utiles à l'étude de l'homme social ?

M. F... était israélite, et ce n'est pas la première fois que je donne des soins à des personnes appartenant à la même confession. Or, je dois dire que je n'ai observé ni dans nos familles catholiques ni chez les protestants, ce dévouement parfait de tous les membres de la famille que j'ai admiré chez les israélites. On trouve quelquefois chez nous un fils, un frère, une sœur, une femme, un mari, dévoués à une personne qui leur est chère ; mais, dans les familles israélites, c'est chez tous les membres de la famille que j'ai observé le dévoue-

ment et le respect, pour leurs parents malades ; quand ce ne serait
que pour déposer, ici, le témoignage de mon admiration, je me serais
fait un devoir de constater le fait ; les moralistes et les sociologistes
en tireront des conséquences, s'ils le peuvent.

Quant aux remarques médicales à faire sur cette observation, elles
ne peuvent qu'être très-brèves, après les développements que nous
avons donnés dans nos généralités : il est évident, pour tout le monde,
que l'opération n'a rendu, dans ce cas, aucun service au patient, et il
n'est pas aussi évident qu'elle n'ait pas hâté l'issue fatale de la maladie, en lui imprimant une activité qu'elle n'aurait peut-être pas
eue, livrée à elle-même. Quand à la médication phéniquée, il est bien
évident, au contraire, que si elle n'a eu que de faibles avantages, ces
avantages ont pourtant été réels, et que dans tous les cas, elle a été
parfaitement innocente. La terminaison fatale de la maladie de M. F...
était certainement à prévoir, mais non dans un temps aussi rapproché, d'une manière aussi brusque, pendant que le malade se nourris-
sait encore très-substantiellement. Ce n'est pas la seule fois que j'aie
observé ces terminaisons peu explicables, et je crois avoir remarqué
qu'elles étaient à craindre surtout, ainsi que je l'ai dit ailleurs, quand
existe une insomnie opiniâtre, elle-même inexplicable. Chez M. F...,
cette insomnie pouvait s'expliquer par la salivation ; mais chez d'autres
malades, elle survient sans salivation et sans douleurs vives, et il m'a
paru que dans ces cas, c'était un fâcheux symptôme. J'ai dit dans mes
généralités pourquoi une telle insomnie ne devait pas être traitée, au
moins d'une manière un peu prolongée, par les opiacés ; je crois inutile
d'y insister ici.

VINGT-NEUVIÈME OBSERVATION

M. G..., de Baccarat, âgé de trente-cinq ans environ, d'un tempérament
sec et très-nerveux, fumeur, vient me consulter le 27 novembre 1857, pour
une maladie de la langue qui présente les caractères suivants :

Ulcération profonde, à base indurée, à bords renversés en dehors, occupant tout le tiers moyen du côté droit et contournant le bord de l'organe,
de façon à atteindre le sillon linguo-gengival ; cette ulcération paraît avoir
débuté par un bouton, il y a environ un an ; la moitié droite de la langue
est beaucoup plus volumineuse que la moitié gauche ; les dents sont mar-
quées sur tout le pourtour droit.

La salivation est notablement augmentée sans atteindre pourtant des limites extrêmes. Douleurs excessives dans la langue, se propageant avec intensité dans l'oreille du côté malade; quelques légères hémorrhagies. Ganglions sous-maxillaires volumineux, durs, comme adhérents au maxillaire et très-douloureux. Odeur fétide de la bouche.

Le sommeil est encore passable, ainsi que l'appétit; la nutrition s'opère assez convenablement.

J'applique immédiatement le traitement phéniqué complet : pulvérisations suivies de temps en temps d'une cautérisation légère, sirop phéniqué à l'intérieur.

Dès les premiers jours, j'obtiens la disparition des douleurs. Du 27 novembre au 18 février, il se produit une amélioration traversée par des alternatives d'exacerbation, par ces poussées que j'ai décrites dans des généralités de ce mémoire. Dans les premiers jours de février, en particulier, il se manifesta des douleurs très-vives, et le malade voulut suivre le traitement de M. Raspail; il le suivit, en effet, tel que l'auteur l'indique dans son *Annuaire*, et je ne revis plus M. G... que le 17 mai dernier (1868). L'ulcération s'est modifiée en ce sens qu'elle s'est portée plus en arrière; mais le fond en est toujours grisâtre, les bords renversés; l'écorce de la langue est entièrement détruite et les muscles sont à nu, dans toute l'étendue de l'ulcération. De plus, la constitution est altérée; le yeux sont cernés; le malade mange avec difficulté des parcelles de viande hachée. Le malade, après m'avoir remercié, dans une lettre, de l'amélioration obtenue par mon traitement, m'exprime le regret de ne pouvoir le continuer, et il quitta Paris, à cette époque, pour aller suivre en province le traitement d'un empirique; il y suit, après, le traitement d'un ancien pharmacien de Paris, dont il paraît que des jus d'herbes forment la base; enfin, il s'est soumis aujourd'hui (juillet 1868) à la direction d'un nouveau guérisseur, qui applique localement du chlorure d'or et de sodium. Ayant de nouveau vu M. G... à cette époque, je constate l'état suivant :

La langue est détruite dans la moitié droite; une plaie, grisâtre, à bords frangés, à surface sanieuse, à odeur infecte, a envahi toute la moitié droite du plancher de la bouche et les gencives. Le bord postérieur de la plaie, situé tout à fait à la base de la langue et qui touche l'amygdale, a communiqué à celle-ci l'ulcération, qui n'a point envahi la muqueuse intermédiaire à l'amygdale et au bord de la plaie linguale.

REMARQUES. — L'impression de ce travail sera probablement achevée avant que je ne revoie ce malade, si je dois le revoir; je vais donc me contenter de présenter quelques remarques sur les faits que j'ai pu noter jusqu'à ce jour. Ces remarques seront fort courtes. Elles porteront uniquement sur ce fait, bien digne d'être noté, qu'une ulcération s'est développée sur l'amygdale droite, au point qui se trouvait en contact avec l'ulcération de la langue. C'est là une sorte de contagion que l'on observe souvent aux grandes lèvres et à l'anus infectés par la syphilis, où l'on voit une ulcération se former précisément dans les points de la lèvre ou de la fesse opposée, qui se trouvent en contact avec l'ulcère initial. J'ai assez insisté sur cette particularité, dans les généralités, pour pouvoir me borner à ce peu de mots.

Je ne dirai rien ici de cette impatience, hélas! bien convenable et bien pardonnable, qui pousse trop souvent les malades à courir après tous les traitements dont on leur fait espérer des merveilles; c'est une disposition qu'on ne peut que plaindre, mais qu'on ne saurait blâmer. Tout ce que nous en voulons dire, en ce qui concerne M. G..., c'est que cette impatience regrettable lui a été fatale, car non-seulement le traitement phéniqué l'a seul soulagé, mais encore le moins que ce traitement aurait fait, c'eût été, j'en ai la certitude, de ralentir, sinon d'arrêter complétement la marche de la maladie.

P. S. — J'ai reçu avant l'impression de cette feuille, la nouvelle que M. G... est mort le 5 septembre 1868.

TRENTIÈME OBSERVATION

Mme C...., ayant des relations intimes avec un des malades dont je ne crois pas devoir rapporter l'observation, éprouve, dans le courant de 1867, une sensation pénible à la langue; le 25 décembre, je constate que les papilles de l'organe sont très-volumineuses, redressées, élargies, aplaties à leur sommet; l'une d'elles est le siége d'une ulcération grisâtre. J'acquiers aussi la conviction qu'outre les douleurs que la malade a éprouvées, elle s'est aperçue que les mouvements de la langue étaient gênés depuis assez longtemps et la déglutition, un peu difficile; de plus, elle a su que, dès qu'elle s'endormait, son haleine devenait mauvaise. Enfin, pendant la mastication, la douleur augmente.

Je prescris l'acide phénique à l'intérieur, les gargarismes phéniqués, et je pratique presque chaque jour une pulvérisation forte et prolongée. Au bout de deux mois, la guérison est obtenue. En mai 1868, il y a des apparences de récidive; les papilles grossissent de nouveau; un court traitement semblable en fait justice. Aujourd'hui (juillet 1868), aucune trace de récidive ne se manifeste.

Remarques. — Ce cas est un des plus légers, que j'aie eu à traiter, et paraît, au premier abord, faire assez peu d'honneur au traitement phéniqué, pour que je me fusse dispensé de le rapporter, sans les circonstances dans lesquelles il s'est manifesté : ces circonstances sont telles que, chez Mme C..., comme chez plusieurs malades semblables, j'ai dû croire à une contagion. En outre, on a vu que malgré l'état peu avancé de la maladie, une légère récidive a cependant eu lieu, et cette récidive ne confirme pas peu le diagnostic, et, par conséquent, le mérite de la médication qui a si promptement guéri M^mo C...

TRENTE-UNIÈME OBSERVATION

M. C..., âgé de cinquante ans, ingénieur, tempérament nerveux, sec, d'une santé généralement bonne, sujet cependant à des vertiges qui, une fois, sont allés jusqu'à le faire tomber; il a été rhumatisant autrefois et a eu de fréquents coryzas; mais ces dispositions ont cessé depuis longtemps; fume fréquemment, a eu la gale il y a longtemps; pas d'autres maladies de peau; atteint du scorbut en 1838, du vomito en 1856, au Mexique, et de fièvres intermittentes qui durèrent six mois. Pas de syphilis. Sa mère est morte d'un cancer au sein, à cinquante-six ans; il n'avait que dix-huit mois quand son père est mort au service, de phthisie pulmonaire. Les grands parents sont morts très-âgés, comme toute la famille du général Bedeau, à laquelle il appartient.

Très-peu de temps après l'Exposition de 1867, il a commencé à éprouver des picotements à la langue, qui devinrent promptement de véritables douleurs. Au bout de deux mois, il fit examiner sa langue par son gendre, le docteur Olivier, qui pratiqua plusieurs cautérisations au nitrate d'argent, sans résultat avantageux; au mois d'octobre, il vint à Paris et consulta le docteur Trichet, qui répéta les mêmes cautérisations, puis des cautérisations avec une pâte caustique. Le mal continua à s'accroître.

Le docteur Girond (qui vient de mourir) conseille au malade de venir me voir; il vient, en effet, et le 24 février 1868, je constate l'état suivant ;

Le tiers postérieur de la moitié droite de la langue, jusqu'aux

piliers du voile, est dur, très-tuméfié et ulcéré ; le malade y éprouve de
telles douleurs, qu'il parle de se suicider ; ces douleurs se repercutent sur
un ganglion du volume d'un petit œuf de pigeon, qui se trouve immédiatement au-dessous du lobule de l'oreille et dans toute la tête ; les deux
tiers antérieurs de l'organe sont peu modifiés ; le côté gauche tout entier
est complétement sain ; salivation et sécrétion abondantes, à odeur
très-fétide, au point de pouvoir être à peine supportée par l'entourage du
malade.

J'applique, dès le jour même, le traitement phéniqué complet et
je le continue tous les jours jusqu'au 16 mars. Dès les premières applications, l'odeur repoussante des liquides buccaux disparaît, les douleurs
sont considérablement diminuées ; le malade se trouve beaucoup mieux.
A cette époque son gendre, qui habite la Bretagne, vient à Pontoise, pour
soigner son beau-père, de concert avec M. le docteur Vigier, médecin dans
cette ville, qu'habite M. C.... Ces honorables confrères lui prescrivent les
lotions avec le chlorate de potasse, et l'iodure de potassium à l'intérieur.

Le 18 mai 1868, je revois M. C...; les douleurs sont redevenues ce
qu'elles étaient avant mon premier traitement ; l'ulcération est plus
profonde ; la langue est comme collée à sa base ; le malade ne peut
manger ; salivation extrêmement abondante et en partie formée d'une
matière très-visqueuse, qui enduit la langue et que l'on peut à peine
détacher avec le pinceau, après une première et énergique douche pulvérisée. Tumeur ganglionnaire de la grosseur du poing, bosselée au-dessous
et en arrière de la mâchoire du côté droit. Le malade ne dort plus du
tout.

Le traitement phéniqué est repris avec une assiduité et est appliqué
énergiquement. Une légère amélioration paraît s'opérer du côté de la
langue, mais un accroissement des ganglions suit presque aussitôt cette
amélioration et ils menacent de s'ulcérer.

Le 19 juin, c'est-à-dire juste au bout d'un mois, le malade a dormi,
pour la première fois depuis plusieurs semaines (sans opium, bien
entendu) ; il mange un peu de viande pilée et des potages fluides. Néanmoins, l'amaigrissement, commencé depuis longtemps, continue, et l'état
général de la constitution s'altère ; le teint prend une teinte bistrée. Je
continue le traitement avec la même activité.

Le 20 août l'amélioration du côté de la langue est tout à fait extraordinaire ; des lambeaux de 2 ou 3 millimètres d'épaisseur sur 1 et 2 centimètres carrés de surface se sont plusieurs fois détachés, en sorte que la
production accidentelle qui dépassait les dents en avant et repoussait la
joue du côté droit a complétement disparu ; la salivation est beaucoup

moindre, quoique toujours gluante; les douleurs sont très-modérées et n'existent plus dans toute la tête et principalement au sommet, où elles étaient souvent très-vives.

Malheureusement, les ganglions prennent un développement rapide et énorme; ils ne forment aujourd'hui qu'une seule tumeur bosselée, du volume des deux poings et dont la bosselure la plus saillante est ramollie et sur le point de s'ulcérer. Il n'y a du reste aucune trace de mauvaise odeur autour du malade, à qui l'on a soin de pratiquer chaque jour un grand nombre d'injections avec des préparations phéniquées.

Le 5 septembre, le volume des ganglions empêchant tout repos, attendu que le malade ne peut se coucher dessus, ni sur le côté opposé, parce qu'alors ils l'étouffent par leur poids, nous nous décidons à les faire tomber, à l'aide de la cautérisation en flèches. Ils sont d'ailleurs ulcérés en quatre endroits différents, d'un aspect fougueux, type de l'aspect encéphaloïde, saignant au moindre contact, mais n'ayant cependant pas donné d'hémorrhagie. Nous ne faisons, néanmoins, cette opération palliative qu'à regret, malgré la continuation de l'amélioration du côté de la langue; notre principal but est seulement de rendre un peu de sommeil au malade, qui en éprouve le besoin et ne peut le satisfaire.

Une petite portion diffluente de la tumeur ganglionnaire examinée au microscope a paru entièrement formée de corpuscules ou noyaux sphéroïdaux; on a fait cinq préparations différentes, et dans trois seulement, on a trouvé une ou deux cellules ovoïdes, de 20 à 21 sur 28 à 30 dix millièmes de millimètre, à noyau à peu près central, de 10 1/2 à 11 dix millièmes de diamètre; tout le reste des préparations était composé de corpuscules sphéroïdaux, uniformes, de 10 1/3 à 11 1/2 dix millièmes de millimètre de diamètre.

Le malade s'alimente encore de potages et de viande pilée.

Au bout de douze jours, la plus grande masse de ganglions se détache; l'opération a produit à peine une légère réaction; mais, jusqu'à la chute de la masse ganglionnaire, le malade n'a pu reposer que quelques heures, il n'y a pas eu d'hémorrhagie. La plaie résultant de l'opération a un assez bon aspect, sans présenter néanmoins aucune tendance à la cicatrisation. L'état de la langue continue à s'améliorer, mais l'affaiblissement fait des progrès.

Le 21, en se réveillant, après un assez bon sommeil, une hémorrhagie a eu lieu par la langue; elle avait les caractères d'une hémorrhagie artérielle, et elle a inspiré assez de craintes pour que j'aie été mandé à Pontoise par le télégraphe. Cette hémorrhagie s'arrête, après avoir fourni quelques cuillerées de sang, par l'application des bourdonnets de charpie imbibés d e perchlorure de fer, qui étaient toujours préparés près du malade, dans la prévision d'une hémorrhagie.

Le 25, une nouvelle hémorrhagie de même importance se renouvelle par la langue. Elle n'a pas de suite. Mais malgré l'amélioration de l'état de la langue, le malade s'affaiblit de plus en plus; la plaie des ganglions ne fait aucun progrès vers la cicatrisation; l'alimentation est insuffisante; il y a cependant plusieurs heures de sommeil.

Après quelques jours de prostration extrême, le malade s'éteint, le 8 octobre.

Remarques. — M. C... était assurément affecté d'une des formes les plus malignes de cancer, quoique cette forme, à la langue du moins, fût celle du squirrhe ou du cancroïde dur, comme ils le sont d'ailleurs presque tous. M. C... était un homme non-seulement très-intelligent, mais d'une rare force morale, et pour qu'il ait accusé des douleurs comme celles dont il se plaignait, il fallait, si je puis ainsi dire, qu'il les éprouvât deux fois; or, ces douleurs sont arrivées en quelques mois à leur plus haute intensité, de même qu'en quelques mois, la langue a acquis une grande dureté et s'est largement ulcérée. Comme le début de la maladie peut être considéré ici comme à peu près rigoureusement fixé, on ne saurait douter que la marche décrite ne soit bien réellement celle qui a été observée, et que le cancer ne fût, dans ce cas, un des plus actifs. Contre les maladies de cette forme, nous n'osons nous flatter que notre traitement sorte souvent triomphant de la lutte; mais dans ces cas même, il est au moins d'une incontestable utilité, et il est le seul qui soit utile. Chez M. C... cette utilité s'est montrée, d'abord en détruisant, comme dans tous les cas où il a été appliqué, toute fétidité, ce qui est un soulagement inappréciable pour les malades et plus inappréciable encore pour les personnes qui les entourent, même quand ces personnes font preuve d'un grand dévouement. Mais ce n'est pas le seul bienfait que M. C... ait obtenu de la médication phéniquée : lors des premières applications de cette médication, quand la maladie était encore à un degré moyen de développement, les douleurs furent en grande partie calmées, l'état de la langue amélioré, et l'on ne saurait dire jusqu'où cette amélioration aurait été portée, si une fâcheuse inspiration n'avait porté les proches de M. C... à tenter d'autres moyens, dont une irrémédiable aggravation devait promptement démontrer la complète impuissance.

En ce qui concerne le nitrate d'argent, impuissance n'est peut-être pas assez. Plusieurs des observations précédentes, comme celles de M. C..., montrent que des aggravations rapides ont suivi l'emploi de ce caustique, que l'expérience m'a fait proscrire du traitement de toutes les maladies organiques, sans exception. En somme, tout ce qu'on a tenté contre la maladie de M. C... lui a été indifférent ou nuisible; la médication phéniquée seule lui a rendu des services, et ce n'est pas sa faute si ces services n'ont pas été plus grands.

Dirons-nous un mot de notre examen microscopique? Il y aurait peut-être quelque témérité à nous, qui sommes encore loin d'être professeur de physique ou même d'optique. Nous nous croyons cependant assez certain de ce que nous avons vu, sur les cinq petites préparations que nous avons mentionnées, pour oser affirmer qu'il n'y avait que peu ou point de cellules dans deux d'entre elles, et qu'il y en avait à peine quelques-unes dans les trois autres (nous en avons vu en tout quatre). Les ganglions auraient donc été atteints tout au plus de cancer nucléaire ou nucléolaire; il est vrai que, suivant les micrographes, cette variété serait la pire variété du cancer. Le cas de M. C... donnerait un certain crédit à cette opinion, s'il était démontré que les mêmes altérations existassent à la langue et dans les ganglions. C'est ce que nous ne saurions dire; mais ce que nous pouvons affirmer, c'est qu'à l'œil nu, rien ne se ressemblait moins : la langue était dure et peu ou point développée, surtout vers la fin, où la maladie aurait plus volontiers pris la forme du cancer atrophique; les ganglions, au contraire, étaient monstrueusement développés, ramollis, fougueux, et présentaient, en un mot, le type du tissu encéphaloïde. Ce n'est point là une rareté, mais c'est une nouvelle preuve de l'influence des organes sur la forme anatomique du cancer.

TRENTE-DEUXIÈME OBSERVATION

M. Br.-C., âgé de vingt-huit ans, d'un tempérament lymphatico-nerweux, vient me consulter dans les premiers jours de janvier 1868, pour une maladie de la langue qui s'était développée dans les circonstances suivantes :

En novembre 1866, M. Br.-C. mordit, en jouant, dans un morceau de sucrate de chaux cristallisé, qu'il écrasa en partie entre ses dents; il cracha instantanément pour se débarrasser de ce sucre imprévu, mais, soit qu'il en fût resté de petits fragments entre les dents, soit que l'application eût été trop énergique, il en résulta une vive douleur et une violente cautérisation de la langue, qui fut suivie d'une plaie dont la durée ne dépassa pas une quinzaine de jours et disparut spontanément.

En juillet 1867, le malade éprouva de vives douleurs dans les points qui avaient subi la cautérisation, et il s'aperçut d'une imperceptible fissure, mais qui étant écartée était assez profonde, pour qu'on y pût loger tout le blaireau d'un pinceau. Après un traitement de trois mois, ce trou étroit mais profond se ferma, et les douleurs disparurent à peu près complétement.

Environ deux mois après, toute la partie qui avait été autrefois cautérisée par le sucrate de chaux se couvrit d'une pellicule blanchâtre ; puis, cette pellicule se fendit en plusieurs sens, et une vive inflammation s'ensuivit ; trois des fentes devinrent des ulcérations ou plutôt des divisions étroites mais profondes comme la première : les ganglions sous-maxillaires deviennent gros et douloureux ; la déglutition est pénible et difficile.

Appelé loin de Paris, pour des affaires urgentes, au moment où il allait entreprendre un traitement, au mois de janvier, M. Br.-C. ne rentre qu'au mois de mars, et je le vois alors dans un état moral fort triste, disposé à se faire arracher toutes les dents à la pression desquelles il était, alors, porté à attribuer sinon la cause première de son mal, du moins son aggravation, et, en tout cas, les douleurs qu'il en éprouvait.

Au moment où je le revois, M. Br.-C. me donne les renseignements suivants, outre ceux qu'il m'a précédemment donnés par écrit :

En 1865, en présence de quelques cas de variole, M. Br.-C., qui n'avait jamais été malade, se fit vacciner ; le vaccin prit parfaitement, mais après la disparition des boutons, une éruption se déclara sur toute la région de l'omoplate droit, éruption de vésicules qui donnaient lieu à une sécrétion abondante ; cette éruption guérit après quelques semaines, mais elle fut suivie de pareille éruption avec fortes démangeaisons derrière les oreilles. Celle-ci disparut encore, après un traitement de quelques semaines ; mais dans le courant de 1866, une éruption d'une sorte de *gale* se manifesta au bras droit, puis au bras gauche, et le malade se décida à entrer à l'hôpital Saint-Louis, pour y subir un traitement spécial. Au bout de quinze jours, M. Br.-C. n'avait encore éprouvé aucune amélioration, tout au contraire, lorsque des affaires l'appelèrent hors de Paris. Il fit pendant son voyage des onctions avec le glycérolé phéno-albumineux, dont il avait emporté un pot, et, sans aucun régime spécial, son éruption et les affreuses démangeaisons disparurent. C'est à la fin de cette année, comme on l'a vu, que M. Br.-C. se livra à cette plaisanterie qui lui coûta si cher. Il faut ajouter que dans l'intervalle qui s'écoula entre la cautérisation de la langue et l'apparition des ulcères spontanés et de l'induration de l'organe, M. Br.-C. contracta un chancre induré, pour lequel il suivit un traitement spécial, pendant quatre-vingt-dix jours, et qui disparut sans laisser de traces apparentes, locales ou générales.

Quand je revis le malade, au mois de mars, il avait sur tout le tiers postérieur droit de la langue une ulcération à base fortement indurée et dont la profondeur, que l'on peut constater en y enfonçant un pinceau, s'étend jusqu'aux attaches de la langue ; douleurs vives à la mastication et à la déglutition, qui sont très-difficiles ; douleurs spontanées de temps en temps, s'étendant jusque dans les oreilles des deux côtés ; il n'y a pas de ganglions engorgés.

Dès les premiers jours de mars, traitement phéniqué ; pulvérisations quotidiennes ; cautérisations phéniquées tous les quatre, cinq ou six jours ; amélioration prompte des douleurs et de l'aspect de la plaie ; dans le courant de mai, cicatrisation complète et disparition de l'induration ; très-légères apparences de récidives (inflammations légères), promptement réprimées par les pulvérisations phéniquées et les gargarismes. Au moment où j'écris ces lignes (août 1868), une cicatrice à peine visible pour des yeux prévenus est la seule trace qu'ait laissé la maladie de M. Br.-C.

Remarques. — Il est sans doute inutile de dire que la cause de cette maladie, pour le malade, qui est un homme fort intelligent, est dans la cautérisation accidentelle produite par le sucrate de chaux ; les observateurs qui aiment à se hâter de conclure ne peuvent échapper à ce rapprochement des faits, et je ne crois pas me tromper en avançant que beaucoup de médecins partageront l'avis du malade. Quant à moi, tout en accordant que l'accident éprouvé par M. Br.-C. a pu être, a même été, si l'on veut, l'occasion de la maladie, je n'en suis pas moins convaincu qu'elle tient, au fond, à d'autres conditions qu'à l'inflammation simple qui a dû suivre la cautérisation. Sans vouloir forcer le rapprochement que l'on peut établir entre les éruptions qu'a éprouvées M. Br.-C. et l'état de sa langue, on ne doit cependant pas négliger ce rapprochement, que nous avons eu l'occasion de faire un si grand nombre de fois ; et l'on ne doit pas négliger, non plus, de remarquer que ces éruptions n'ont pas reparu depuis que la langue s'est prise. Toutes ces circonstances, auxquelles il faut ajouter les légères récidives qu'a éprouvées M. Br.-C., doivent nous faire penser

que son affection était analogue, sinon absolument semblable, à toutes
celles que nous avons rapportées dans ce recueil, c'est-à-dire dans
lesquelles les chirurgiens ont considéré le bistouri comme la seule médication possible, quoiqu'elle ne réussisse jamais ou du moins qu'elle
n'ait jamais authentiquement réussi, appliquée à la langue.

TRENTE-TROISIÈME OBSERVATION

Dans le courant de mars 1868, M. P..., négociant à Londres, me demanda,
par correspondance, mes conseils pour une maladie de la langue, sur
laquelle on me donnait des détails, dans la note suivante annexée à la
lettre :

« Un homme âgé de quarante-quatre ans, d'habitudes régulières, remarqua une légère douleur sous le côté droit du bord de sa langue, à peu près
en juillet 1866.

« En novembre de la même année, le docteur habituel de la famille dit
qu'il y avait une petite ulcération; il la frotta avec du sulfate de cuivre;
le mal empira en mars 1867, époque à laquelle le malade sentit une petite
dureté au bout de la langue; il fit des lotions de sulfate de cuivre, prit de
l'iodure de potassium pendant un mois sans résultat; il appliqua du nitrate
d'argent sans effet.

« Alarmé de sa position, il consulta l'opinion de divers chirurgiens de
Londres, qui qualifièrent le mal de *epithelial cancer*, et recommandèren
une opération, qui fut faite le 29 mai 1867. La langue se cicatrisa rapidement, le malade se sentit parfaitement bien jusqu'au 10 août, époque où
le mal se déclara de nouveau, accompagné de certaines duretés autour de
la partie cicatrisée de la langue. Le chirurgien qui avait opéré espérait que
ce ne serait pas sérieux et ne prescrivit aucun remède.

« A peu près le 20 septembre 1867, se développa une petite enflure sur
le côté droit du cou, les glandes jusqu'alors ayant été déclarées saines et
inaffectées. La langue continue à devenir de moins en moins mobile, quoique sans ulcération ni douleur.

« Le malade commença à avoir de grandes douleurs névralgiques dans
les côtés du visage et autour des oreilles, seulement vers la fin d'octobre,
et se mit alors sous les soins d'un nouveau docteur jusqu'à la fin de janvier. Son traitement était de faire *absorber et de disperser à travers* le système; sa médecine était principalement de l'iode à l'intérieur et du nitrate
de potasse dans du lait et du cognac, trois fois par jour. Extérieurement,
les mêmes médecines; avec des lotions sur la langue et des frictions sur la

glande, qui étaient composées avec l'oxyde de zinc et autres forts absorbants. La dureté de la langue diminuait par moments, mais néanmoins restait très-sensible. Une ulcération se déclara à la place où l'opération avait été faite, mais elle se cicatrisa, quoique le bout de la langue ne se cicatrisât pas ; et il se forma en arrière de cette plaie une dureté pareille à celle qui existait avant l'opération. Pendant ce temps, la glande grossissait graduellement, devint très-grosse et s'ouvrit à deux endroits ; la suppuration était peu abondante, composée particulièrement de sang et d'un peu de matière.

« Beaucoup de douleurs à l'épaule et au bras. Le malade peut boire quelque liquide, mais, incapable de manger aucune nourriture solide.

« A peu près à cette époque, il se déclara un nouveau symptôme sur le côté gauche de la langue, consistant en une forme conique entourée de duretés, d'ulcérations, d'une couleur rouge tirant sur bleu, avec une sensation de brûlure et d'écorchure.

« Le malade est maintenant sous un tout autre traitement, la glande a sensiblement diminué, mais la dureté de la langue a augmenté. La suppuration est maintenant beaucoup plus grande, et consiste en sang décomposé et matières acqueuses. Il y a eu une très-faible hémorrhagie depuis que la glande s'est ouverte, il y a de grandes douleurs et un état de faiblesse qui empire chaque jour.

« Ce cas est-il de la nature où l'on puisse appliquer l'acide phénique avec espoir de guérison ? y a-t-il à Londres un docteur qui comprenne et applique ce traitement ? »

Cette note me parvint par l'intermédiaire d'un très-honorable négociant de Paris ; elle fut promptement suivie d'une lettre du malade lui-même, ajoutant quelques renseignements, notamment que les douleurs produites par la tumeur ganglionnaire s'irradiaient d'une manière si vive jusque dans le bras, qu'elles en empêchaient tout sommeil.

La faiblesse extrême du malade ne lui permettant pas de faire le voyage de Paris, je lui envoyai les indications nécessaires pour appliquer, autant que cela est possible à distance et sans les appareils appropriés, la médication phéniquée ; mais cette application fut impuissante, et le malade succomba, le 4 mai, avant même d'avoir pu m'envoyer une photographie de son mal, qu'il m'avait annoncée, et qui devait être faite par un photographe français résidant à Londres, M. Bondonneau.

Remarques. — Je serai sobre de réflexions sur ce fait qu'il ne m'a pas été donné d'observer. Mais il est deux points que je crois pouvoir relever, parce qu'ils ressortent assez clairement des détails précis et évidemment dignes de foi relatés dans la note qu'on a lue.

Le premier est relatif au diagnostic; des chirurgiens éminents de Londres ont reconnu un épithélioma; l'ensemble des phénomènes observés confirme ce diagnostic. On ne peut donc douter que telle ne fut, en effet, la variété de ce cancer; mais je dis cancer, car vit-on jamais maladie mériter à un plus haut degré cette sinistre dénomination?

Maintenant, quel a été le résultat de l'opération sur ce mal terrible? Voici des dates qui répondront :

La maladie a fixé l'attention du malade pour la première fois en juillet 1866; elle existait donc depuis plus ou moins longtemps, à ce moment; elle met, *depuis le moment* où on l'a constatée, onze mois pour arriver à un état qui paraît nécessiter une opération; entre le jour de l'opération et la récidive, il s'écoule soixante-douze jours, pendant lesquels le malade se trouve soulagé, mais après ces soixante-douze jours, une récidive, qui ne permet plus l'opération, se déclare et emporte le malade en huit mois. Existe-t-il un chirurgien assez osé, pour prétendre que l'opération ait, dans ce cas, prolongé la vie du malade, pour affirmer même qu'elle ne l'ait pas abrégée? J'aime à croire que non. Quant à moi, je n'hésite pas à déclarer que tout, en pareille circonstance, condamne l'opération, et je n'hésite pas davantage à affirmer que, si la médication phéniquée avait été appliquée, seulement au moment où M. P... a subi l'opération, son existence aurait été prolongée et rendue moins pénible. Je ne saurais donc trop énergiquement ni trop souvent appeler sur cette médication l'attention des confrères entre les mains de qui tombera cet écrit.

TRENTE-QUATRIÈME OBSERVATION

M. B..., âgé de soixante ans, ancien négociant, d'un tempérament sanguin, d'une constitution extrêmement robuste, n'ayant jamais été malade avant la maladie dont il est actuellement atteint, sans aucune apparence d'antécédents héréditaires, fumant beaucoup et souvent avec des pipes à court tuyau, vint me consulter pour une maladie de la langue dont l'origine remonte à huit ou dix ans; elle paraît avoir débuté à la langue par une tache blanche, douloureuse, large comme la moitié d'un cen-

time, siégeant au côté droit et à la face supérieure; le malade a cautérisé
fréquemment cette tache, mais très-irrégulièrement et seulement quand il
souffrait par trop et que la douleur le gênait pour fumer. La douleur était,
du reste, généralement légère et ne devenait un peu vive que lorsque le
malade mangeait. La tache blanche a fini, il y a environ un an, par se
cicatriser, dit le malade, car il considérait la tache comme recouvrant une
ulcération superficielle. Il est néanmoins toujours resté quelques points
recouverts de *tartre*. Il y a cinq mois, la maladie a reparu à la joue, a pris
une marche rapidement progressive, et est arrivée au point où elle en est.
Le malade note qu'il a eu, il y a vingt ans environ, une *dartre dans les
deux mains*, qui a disparu seule à la longue.

Le 3 juin 1868, je constate l'état suivant, que je fais représenter, dans
la mesure du possible, par la photographie :

Une vaste cicatrice longitudinale, blanchâtre, s'élargissant vers la
pointe, en descendant dans le sillon linguo-gengival, occupe le bord
gauche de la langue; celle-ci, sans être sensiblement indurée, est plus
volumineuse qu'à l'état normal, et porte à son pourtour l'empreinte des
dents.

Une vaste ulcération, commençant à la commissure gauche des lèvres,
qui est détruite intérieurement jusqu'à la peau retournée en dehors,
occupe toute la muqueuse de la joue depuis le rebord alvéolaire supérieur
jusqu'à l'inférieur; elle est traversée par de profondes crevasses, qui
divisent toute l'épaisseur de la joue jusqu'à la peau; en arrière, l'ulcération se termine en angle à la rencontre des deux sillons gengivaux; la
surface ulcérée est fongeuse, saignante, et fournit fréquemment du sang
en assez grande quantité, même sans aucune irritation extérieure, mais en
particulier toutes les fois que le malade écarte les lèvres.

Je fais, le jour même de la première visite du malade, une application
des pulvérisations phéniquées qui provoquent l'écoulement de sang, pour
peu que la douche de poussière phéniquée soit énergique, et je prescris
des préparations phéniquées à l'intérieur avec quelques laxatifs.

Dès le 10 juin, toute tendance à l'hémorrhagie a cessé; la pulvérisation
la plus énergique ne produit plus d'écoulement sanguin, non plus que
l'écartement modéré des lèvres.

Glande sous-maxillaire de la grosseur d'un œuf de pigeon.

Je continuais le traitement assez irrégulier de ce malade, quand une
lettre de lui, que je vais faire connaître, vint l'interrompre tout à fait;
mais je dois noter, d'abord, qu'à la date du 14 juillet, après six semaines
de ce traitement, les modifications suivantes avaient été obtenues :

1° La partie de l'ulcération s'insinuant en dedans de la lèvre supérieure était en partie cicatrisée ; le bord lui-même de la lèvre, à la commissure, se rétrécissait : la peau de la partie de la joue correspondant à l'ulcération interne était moins rouge, moins menacée d'ulcération ; le ganglion était moins volumineux. Le 16, je reçus de ce malade, vu quelques jours auparavant par M. le docteur Broca, qui a trouvé le cas des plus graves, la lettre suivante :

« Monsieur Déclat,

« Ne trouvant point d'amélioration pour ma position et ne prévoyant pas l'époque où je pourrais être guéri, j'ai jugé opportun de suspendre mes consultations qui me sont par trop onéreuses pour ma position. Je suis le traitement d'une bonne femme, comme l'on dit, qui consiste à me graisser les parties malades avec une pommade de sa composition ; elle a répondu de me guérir, elle en a déjà guéri un entre autres qui était à la lèvre inférieure et dans une position plus triste que la mienne. J'espère. Dans tous les cas, si j'ai besoin d'avoir recours à un médecin, ce sera à vous, monsieur, que je m'adresserai, si vous voulez bien me redonner vos soins.

« Veuillez recevoir, etc.
« Signé : B.... »

REMARQUES. — Que ce malade ait été pris d'une de ces impatiences bien naturelles et que nous constatons si souvent dans notre pratique, il n'y a rien là qui doive nous étonner, quoique le moment de l'impatience ne fût certainement pas encore arrivé pour M. B..., après six semaines de traitement fort irrégulier. Qu'il ait même méconnu une amélioration parfaitement évidente, et qu'il avait reconnue spontanément quelques jours auparavant, cela ne doit encore nous étonner que médiocrement, car dans ces terribles affections, il est bien rare que l'amélioration marche au gré des trop légitimes désirs des malades.

Ce qu'il y aurait de plus triste dans l'histoire de ce malade, ce serait qu'un médecin eût pris sur lui de donner à M. B..., qui est, à ce qu'il paraît son ami, le conseil de renoncer au traitement phéniqué, sous prétexte qu'il est trop long, quand ce traitement est, dans l'état actuel de la science, le seul sur lequel on puisse fonder quelque espoir. C'est ce conseil qui aurait été donné à M. B... par le docteur Sailles, que je n'ai pas l'honneur de connaître, à qui je n'ai, par conséquent, pu donner aucun renseignement sur mon traitement, et qui ne peut en avoir connaissance, — si tant est qu'il en ait une quelconque, — que par l'observation de M. Poulat (observ. 1), déjà publiée dans mon travail sur les *Nouvelles Applications de l'acide phénique;* or, depuis que j'ai traité et guéri M. Poulat, les modes d'application de l'acide phénique ont été tellement modifiés, que ce n'est plus les connaître que de savoir ce que j'en dis dans les *Nouvelles Applications de l'acide phénique,*

M. Sailles ne se serait pas contenté, au dire du malade, de prendre sur lui la grave responsabilité de s'exposer à rendre tout à fait incurable la maladie de M. B... dont il est, paraît-il, l'ami, il a ajouté à cette responsabilité celle de substituer lui-même, au traitement phéniqué, le traitement par les caustiques et par le plus mauvais des caustiques, la potasse.

Il ne fallait pas longtemps pour s'apercevoir que ce traitement serait, en effet, beaucoup plus court que le traitement phéniqué, car il ne tarderait pas à faire justice du malade, sinon de la maladie. Enfin, M. Sailles eut le mérite de s'en apercevoir assez promptement pour conduire, dans les premiers jours de juillet, M. B... chez M. Broca, afin de prier ce chirurgien distingué de pratiquer une opération. Seulement, M. le docteur Sailles n'avait pas songé quelle pourrait bien être l'opération à pratiquer sur son ami. M. Broca n'en trouva aucune de praticable, et se borna à prescrire l'iodure de potassium. Il paraît que M. B... a préféré à ce traitement le graissage avec une pommade de bonne femme; il est certain que, quelle que soit cette pommade, elle sera préférable à la cautérisation par la potasse caustique. Seulement, puisque M. le docteur Sailles est de si bon conseil, il devrait bien user de tout son crédit auprès de son ami, pour lui persuader que le graissage, s'il est moins long que les applications d'acide phénique, sera aussi moins efficace, et que ce graissage compromet on ne peut plus sérieusement la vie du malade crédule. Dans le cas où son ami se rendrait à ses raisons, je donnerai volontiers à M. le docteur Sailles toutes les indications nécessaires pour qu'il applique le traitement lui-même; peut-être sera-ce un bon moyen pour qu'il le trouve moins long.

Il est sans doute inutile de faire remarquer que, malgré les irrégularités que M. B..., a dû apporter dans son traitement, avec ces consultations et traitements intercurrents, il n'en a pas moins éprouvé une amélioration marquée, qui était un favorable présage pour l'avenir.

Avant de terminer ces remarques, je dois répondre à une question que le lecteur se sera déjà faite, assurément : M. B... n'a pas un cancer de la langue ; pourquoi avoir fait figurer son observation dans ce travail? Mais ceux qui se seront fait cette question se seront probablement fait aussitôt la réponse : si M. B... n'a pas actuellement un cancer de la langue, il l'a eu et il en éprouve actuellement les suites : ces suites sont dues à cette sorte de contagion que nous avons déjà remarquée plusieurs fois dans les faits précédents, mais dans lesquels l'affection consécutive n'a pas pris les mêmes développements que chez M. B.... Cette contagion, du reste, a donné lieu à ces sortes de déplacements de la maladie, que nous avons observés aussi, qui sont favorables ou fâcheux, suivant que la migration se fait d'un organe plus important à un organe moins important, et *vice versâ*. Chez M. B..., on peut considérer la migration comme heureuse, jusqu'à un certain point, car si la cause morbide s'était exercée jusqu'à présent sur la langue, l'état de M. B... serait assurément plus triste. Mais ces migrations, ainsi que nous l'avons dit, sont, dans une certaine mesure, favorables à un autre point de vue, c'est qu'ils sont un indice que le traitement aura une certaine prise sur la cause morbifique. L'état de M. B .. est donc, sous ce rapport, relativement bon, et il serait bien regrettable qu'un caprice irréfléchi ou des conseils malheureux vinssent détruire ce que ces conditions devaient laisser d'espoir.

P. S. — Au moment de donner le bon à tirer de cette feuille, nous apprenons que l'opération que M. Broca avait trouvée impraticable, un médecin de province, plus hardi, l'a pratiquée. On nous informe que le résultat en a été moins bon que d'habitude, car il paraît que le malade n'est même pas en voie de guérir *de son opération*.

TRENTE-CINQUIÈME OBSERVATION

M. P..., chimiste distingué, âgé de trente-neuf ans, fumeur, d'une santé robuste, directeur d'une fabrique de produits de goudron de houille, constitution vigoureuse, caractère énergique, sans antécédents héréditaires, vint me consulter, le 25 août 1868, pour une affection de la langue qui le faisait souffrir depuis quatre ans, mais qui s'était beaucoup aggravée depuis quelques mois.

Si l'on avait guéri ce malade au début, on aurait bien supposé que ce n'était pas un cancer.

La maladie avait débuté en 1864, par des aphtes qui se manifestaient, tantôt sur un point, tantôt sur un autre de la langue, et qui, finalement, se sont fixés autour, c'est-à-dire sur les bords de l'organe.

Aujourd'hui, la maladie se présente avec les caractères suivants : à droite se trouvent plusieurs ulcérations peu profondes, occupant la pointe et le côté droit, de manière à former un fer à cheval, mais toute la hauteur du côté n'est pas envahie, une ligne horizontale très-marquée sépare la langue en deux parties à peu près égales dont la supérieure seule est malade.

A gauche existent plusieurs petites ulcérations sur le pourtour, et, sur la face supérieure, une ulcération profonde, en forme de cratère, comme chez le malade Mathey (Obs. 4.), d'où rayonnent plusieurs sillons profonds, mais dont les bords sont en contact, en sorte qu'on les aperçoit à peine, à l'œil ; on n'en constate la profondeur qu'en y passant un fin stylet ; la langue, dans ce cas, comme dans plusieurs analogues, se sépare, par une sorte de clivage, en plusieurs îlots. La base de toutes ces lésions est légèrement indurée ; il y a une salivation modérée.

Le malade souffre beaucoup ; parfois, il lui semble que sa langue est paralysée, tant il éprouve de gêne, et lorsqu'il parle, il n'est pas toujours maître de la direction que prend sa salive.

Ce malade ne paraît pas, du reste, inquiet de sa maladie, et ne la croyant pas assez grave pour sacrifier au traitement régulier les devoirs de ses fonctions, je lui donne les indications pour suivre le moins mal possible le traitement chez lui, dans l'établissement qu'il dirige.

Le 29 juillet 1868, je revois ce malade, et je trouve son état notablement aggravé. Une ligne d'ulcération étroite mais assez profonde, contourne presque toute la langue, en passant par la pointe ; elle part à peu près de l'extrémité antérieure du quart postérieur du côté droit, pour aboutir à peu près au même niveau du côté gauche ; mais sur ce trajet se trouvent plusieurs points où le sillon étroit s'élargit tout à coup, pour former une ulcération plus large d'où rayonnent plusieurs autres fentes très-étroites ; au centre, de deux de ces ulcérations élargies, se trouve une petite île, sous forme de bouton, où les tissus ont conservé à peu près leur caractère normal ; vers l'extrémité postérieure gauche, le sillon ulcéré se prolonge sur la face supérieure de la langue, tandis que partout ailleurs, ce sillon se rapproche davantage de la face inférieure. Vers la pointe, le sillon est interrompu et remplacé par une ligne blanchâtre de tissu cicatriciel, mais sur lequel se voient trois petits points ulcérés.

La langue est mobile, mais douloureuse, surtout pendant les mouvements. Le malade a remarqué qu'il éprouvait des picotements de la langue, comme si on lui enfonçait les poils d'une brosse, quand il mange des pommes de terre ; les substances acides, au contraire, ne lui font éprouver aucune sensation désagréable. Salivation abondante, par instants.

Les apparences du malade sont encore des plus robustes ; cependant, il a un peu maigri ; il est nerveux et maladif. D'après mes avis, il paraît se décider à compter avec sa maladie et à entreprendre prochainement un traitement méthodique.

REMARQUES. — Je n'aurais rien à dire sur ce malade chez qui aucun traitement sérieux n'a encore été fait, si je ne voulais mentionner cette circonstance assez singulière, qu'il vit dans une atmosphère où existent, quoique à un faible degré, des émanations de goudron minéral. Cette circonstance ne paraît pas faite, assurément, pour donner une grande confiance dans le traitement phéniqué ; mais on remarquera, cependant, que les émanations d'un magasin ou parfois d'un laboratoire ne peuvent avoir qu'une bien faible action, comparée à celle de la méthode phéniquée telle que je l'applique. Cependant, la loyauté qu'on doit toujours mettre à publier tout ce qu'on observe et non pas seulement ce qui peut flatter nos idées, exigeait que je signalasse un fait qui semblerait être en opposition avec mes opinions. Si M. P... se décide à suivre, enfin, avec persévérance, un traitement méthodique, nous verrons bien si l'on peut accorder quelque importance aux apparences que nous nous sommes fait un devoir de signaler.

P. S. — Depuis que ces lignes sont écrites, M. P... s'est soumis à un traitement assez régulier ; mais je ne puis indiquer, en détail, dans cette feuille, les résultats obtenus. Je constate seulement que ces résultats sont bons.

TRENTE-SIXIÈME OBSERVATION

M. R..., cinquante-huit ans, fumant surtout la pipe, me fait demander mon avis par correspondance, le 18 juin 1868. Après une courte correspondance, et quelques soins donnés sur mes indications, le malade, qui n'était pas d'abord transportable, est amené à Paris, et je constate les faits suivants :

Père mort d'une maladie de la gorge ; mère morte à soixante-quinze ans, d'une maladie indéterminée. — Bonne santé habituelle. Très-maigre jusqu'à trente ans, puis engraissement rapide. Depuis cinq ans, cystite chronique; il y a quatre ans, douleurs de tête pendant la nuit, ayant duré un certain temps. Nul antécédent syphilitique.

Au mois de mars 1867, il éprouve, pour la première fois, une douleur assez vive dans l'oreille, laquelle a persisté et est devenue parfois extrêmement intense. Il lui semblait que ce qu'il avalait sortait par l'oreille. Quelques mois après (en octobre), il aperçut, un jour, en se rasant, une petite plaie dans la bouche, et il chercha si cette plaie ne communiquait pas avec l'oreille douloureuse. A partir de ce moment, il demanda des conseils médicaux; il fut cautérisé avec le nitrate d'argent et la teinture d'aloès; il prit de la liqueur de Fowler, de l'iodure de potassium (pendant trois mois), divers dépuratifs (sirop de fumeterre, de salsepareille, etc.) et subit l'application de plusieurs emplâtres de ciguë.

Dès les premières cautérisations, les ganglions sous-maxillaires se sont tuméfiés, et il s'est développé une tumeur à la partie postérieure droite de la langue. La parole, qui avait toujours été douloureuse, devint très-difficile, la mastication et la déglutition presque impossibles. En vue de l'application d'un moyen chirurgical, il vient à Paris, en décembre, consulter un chirurgien des hôpitaux, qui ne juge pas une opération praticable, et prescrit de nouveau l'iodure de potassium et la teinture de Fowler. En dernier lieu, il y a eu trois hémorrhagies, à huit jours d'intervalle l'une de l'autre.

Le 22 juin 1868, je constate l'état suivant : langue dépassant les dents, surtout à droite; elle est fixée immobile au plancher, et il est impossible de voir ni sa face inférieure ni ce qui est au-dessous d'elle; en l'examinant par sa face supérieure, on voit que sa surface est rouge, bosselée, lisse et comme glacée; sa dureté paraît considérable partout, mais je n'ose m'en assurer qu'incomplétement, le moindre attouchement occasionnant un écoulement de sang. Large ulcération à droite avec destruction d'une partie de l'organe; petite ulcération sur l'amygdale droite, dans le point correspondant à l'ulcère de la langue. Salivation extrêmement abondante; odeur intolérable de l'haleine et des sécrétions buccales; déglutition extrêmement difficile, qui me fait songer, dès l'abord, à l'emploi de la sonde œsophagienne; parole non moins difficile; la nutrition se fait très-mal; amaigrissement considérable; insomnie; grand affaiblissement des forces. — Les ganglions sous-maxillaires sont tuméfiés à droite. Douleurs violentes aux oreilles, principalement à droite.

Le malade a été conduit, le 22 juin, en voiture jusqu'au perron de la maison que j'habite, et il monte péniblement, avec le secours d'un bras, mes deux étages, sans entre-sol. J'applique néanmoins deux fois par jour des pulvérisations phéniquées aussi prolongées que possible; je fais prendre des capsules phéniquées fondantes.

Le 27, M. R... vient à pied de la rue des Bons-Enfants au n° 80 de la rue Taitbout, et, le 29, il vient de nouveau à pied et s'en retourne de même. Il continua ainsi jusqu'au 4 juillet. Ce jour-là, il éprouva, en sortant de mon cabinet, un peu de faiblesse et un sentiment de froid ; il s'en retourna en voiture et se coucha, ayant mangé très-peu. Vers minuit, il fut pris d'un épouvantable accès de fièvre pernicieuse, que je ne pus constater, — ayant passé la nuit du 4 au 5 auprès d'un client en villégiature, à quelques lieues de Paris, — et il succomba à neuf heures du matin, le 5 juillet; je ne pus arriver que pour constater le décès. Je n'avais pas été prévenu que M. R... avait déjà éprouvé un accès pernicieux, et je ne l'appris que par la lettre suivante que je reçus plus tard de son médecin ordinaire, à qui j'avais antérieurement écrit, pour avoir des renseignements sur M. R... :

« Monsieur et honoré confrère,

« Lorsque M. R... s'est adressé à vous, il y avait neuf à dix mois que les premiers symptômes de l'affreuse maladie dont il était atteint s'étaient manifestés. Dès l'abord, la nature de son mal n'a été douteuse pour aucun des médecins qui l'ont vu, le diagnostic a été le même pour tous, et par suite le pronostic le plus fâcheux a été porté par les uns comme par les autres.

« Il est très-vrai qu'à une époque que je ne puis préciser, le pauvre malade a été pris d'un accès de fièvre intermittente semblable à celui qu'il a eu à Paris et auquel il a succombé. J'avais donné alors, à haute dose, le sulfate de quinine en prévision d'un second accès pernicieux. L'événement est venu justifier nos craintes.

« Comme vous le savez et comme vous me le dites, les fièvres intermittentes sont fréquentes dans le Nivernais, elles y sont endémiques . . .

. . . .

« Roy, Dr M. P. »

REMARQUES. — L'honorable confrère qui avait traité M. R... de son accès de fièvre avait recommandé au malade de se pourvoir de quelques doses de sulfate de quinine et d'en prendre une, à l'apparition du moindre symptôme ressemblant à ceux des fièvres d'accès. Nul doute que si cette sage recommandation avait été suivie, le 4 juillet, lorsque M. R... éprouva le premier frisson, l'accès qui emporta ce malheureux malade n'eût été prévenu. Que serait-il advenu sans cette fâcheuse complication, qu'il eût été si facile d'empêcher? M. R. . aurait-il triomphé dans la terrible lutte qu'il avait à soutenir contre une maladie qui avait déjà fait d'effroyables ravages? Je n'aurai pas la témérité de l'affirmer; mais je ne suis nullement certain, non plus, que sa situation fût désespérée et au-dessus des nouvelles ressources de l'art. Ce que je crois pouvoir affirmer, c'est que les symptômes pénibles auxquels M. R... était en proie et qui dès les premiers jours de mon traitement avaient déjà éprouvé une si heureuse modification, se seraient améliorés encore, et que la vie du malade, tout en devenant plus supportable, aurait été pour le moins prolongée d'un temps qu'il est impossible de préciser. C'est là un résultat que la thérapeutique ne saurait dédaigner et qui remplit, en définitive, le but de la médecine, car lorsque celle-ci réussit le mieux possible, fait-elle autre chose que de prolonger la vie? Je n'abuserai pas des répétitions, en insistant sur la suppression instantanée de toute mauvaise odeur, dans les sécrétions morbides, obtenue chez M. R..., comme chez tous ses compagnons d'infortune; c'est là un résultat avec lequel le lecteur est désormais familiarisé, mais, quelque habitué que j'y sois, je ne puis vraiment m'empêcher, tant il est en quelque sorte merveilleux, d'être étonné, chaque fois que je le constate, et de répéter que, fût-il le seul bien produit par la médication phéniquée, il suffirait pour établir la supériorité de cette médication et pour justifier les efforts que je fais afin de la propager.

TRENTE-SEPTIÈME OBSERVATION

M. l'abbé X..., aumônier de ...., âgé de soixante-quatre ans, d'une santé habituellement bonne, fumant beaucoup la pipe, d'antécédents héréditaires excellents, me consulte, dans le courant de mai 1868, ou plutôt un de ses amis me consulte pour lui, pour une maladie de la langue sur laquelle il donne à cet ami, d'après ma demande, les renseignements suivants :

Il a senti les premières atteintes de son mal, dans la première quinzaine de février 1868; c'étaient des picotements sous la langue, causés par la présence de petits boutons blancs dont quelques-uns avaient le volume d'un grain d'orge ; ces boutons ont disparu depuis un mois, et d'autres, qui existaient au bas de la bouche, disparaissent peu à peu. Aujourd'hui, il n'en voit plus qu'un, hier il y en avait deux.

Dans les deux premiers mois de la maladie, le malade manquait de salive pendant la nuit; la sécrétion s'est rétablie depuis.

Des glandes se sont développées du côté droit du cou, et ont pris un rapide accroissement.

Il s'est promptement déclaré de vives douleurs, qui, dans le courant de mai, sont devenues *horribles*, suivant l'expression du malade, qui est cependant très-courageux et très-résigné. Elles sont moindres en ce moment.

Divers traitements ont été suivis, et l'on est arrivé à lui conseiller l'opération; il se rend dans ce but, auprès d'un éminent praticien de Lyon, et le malade décrit ainsi à son ami l'opération qui lui est proposée :

« Et quelle opération, mon cher ami ! mon beau-frère, qui m'avait accompagné à Lyon, en frissonne encore : il s'agissait, par une incision, partant de la lèvre inférieure, de séparer en deux la mâchoire ; puis, la place ainsi faite, enlever la moitié de la langue et racler complétement le bas de la bouche. »

Avant de se décider, le malade, qui avait éprouvé depuis quinze jours une légère amélioration, demanda une prescription au savant praticien de Lyon, pour voir si cette amélioration ne se continuerait pas.

C'est sur ces entrefaites que son ami entendit parler du traitement phéniqué et qu'il vint me consulter. Le traitement fait à distance ayant causé quelque soulagement, M. X.... vient à Paris, et le 8 juin 1868, je constate l'état suivant :

Dentition spéciale dont je parlerai dans les remarques.

Il est très-difficile au malade d'écarter assez les mâchoires pour qu'on puisse bien voir la partie supérieure de la langue : on aperçoit cependant que toute sa moitié antérieure est recouverte supérieurement d'une ulcération ; la langue est tellement collée au plancher buccal que même avec un releveur, on peut à peine entrevoir l'ulcération du dessous ; la surface de l'ulcère saigne facilement, moins cependant qu'autrefois, à ce qu'il paraît. Il existe deux ganglions sous-maxillaires tuméfiés, l'un de la grosseur d'un œuf de pigeon, l'autre d'une petite amande. Douleurs vives, lancinantes, s'irradiant jusque dans l'oreille; salivation assez rare. Le malade assure que l'ulcération actuelle n'est pas la continuation de celles qui ont commencé la maladie ; celles-ci se sont cicatrisées et sont représentées par des parties blanches. Difficulté extrême de la parole.

Le malade porte au milieu du front, un peu à droite et à un travers de doigt de la naissance des cheveux, une cicatrice profonde et blanche, qui a succédé à la destruction d'une tumeur du volume de l'extrémité du petit doigt, et dont l'origine remonte à peu près à la même époque que les premiers symptômes éprouvés du côté de la langue.

Cette tumeur avait été cautérisée en vain, un grand nombre de fois, par divers caustiques, lorsqu'on songea à la cautériser avec l'*acide phénique;* au bout de neuf ou dix cautérisations la tumeur disparut, et fut remplacée par une prompte cicatrice que l'on constate aujourd'hui; il est évident, d'après la profondeur de cette cicatrice, que le derme a été détruit.

Le 9 juin, la médication phéniquée est appliquée *intus et extra :* pulvérisations phéniquées énergiques, suivies tous les trois ou quatre jours de cautérisation à l'acide phénique; sirop phéniqué à l'intérieur.

Dès le vendredi, 12, le malade sent une certaine mobilité de la langue, mobilité absente depuis longtemps.

Le samedi, 13, mobilité plus grande, qui permet au malade de remuer la langue en tous sens, et de lui faire toucher les dents, en avant.

Le dimanche, la pointe de la langue peut être relevée vers le palais et le toucher.

Le mardi, 16, la langue peut être avancée jusqu'à couvrir la lèvre supérieure. Ce même jour, le malade, qui s'observe avec une extrême attention, a ressenti, dans l'après-midi, à l'extrémité de la mâchoire inférieure, une légère et agréable démangeaison. Ce même jour une raideur du cou, qui empêchait le malade de tourner la tête du côté droit, diminue aussi, et la tête peut être tournée et inclinée de ce côté. Les douleurs sont moindres.

Le malade est obligé de retourner à son poste, le 27 juin 1868; l'amélioration persistait, et il se propose de continuer le traitement le moins mal possible, chez lui, en attendant qu'il puisse venir le reprendre à Paris.

Je revois le malade le 17 juillet, il vient reprendre le traitement pendant quelque temps.

L'ulcération de la langue a commencé à droite, a gagné le raphé et détruit le frein; il se manifeste également un empâtement ganglionnaire à droite.

Le 21, le même empâtement se manifeste à gauche, et une glande mobile a tout à coup grossi et est devenue assez adhérente.

Le 23, l'empâtement a disparu à droite, tandis qu'à gauche, la glande a le volume d'une petite noix. L'ulcération a notablement diminué à droite; mais il s'en est fait une autre, profonde, sous le frein, décollant le dessous de la langue qui, auparavant, était dans l'immobilité. Dans chaque mouvement de la langue il se produit une légère hémorrhagie.

Dans les jours suivants, le tissu de la langue devient un peu moins dur et l'organe acquiert une certaine mobilité, pas de nouvelles hémorrhagies ; l'ulcération et l'empâtement continuent à diminuer à droite ; à gauche, tout reste stationnaire. Les douleurs sont très-modérées, la salivation peu abondante ; le sommeil et l'appétit sont assez bons.

Le 30 juillet, un commencement de cicatrisation s'observe au centre de la plaie, très-légère diminution d'induration à gauche ; sous la langue ulcération de 3 centimètres carrés, profondes.

Le 4 août, hémorrhagie qui a duré environ trois quarts d'heure et s'est arrêtée par un léger tamponnement avec des bourdonnets de charpie sèche. Rien de notable d'ailleurs.

Le 8, nouvelle hémorrhagie qui a duré cinq heures, malgré le tamponnement combiné avec le perchlorure de fer. On suspend pendant quelques jours le traitement externe. Le malade ne se sent nullement affaibli, après cette petite saignée, et le traitement est repris et appliqué énergiquement pendant quelques jours, après lesquels le malade va reprendre son poste, le 23 août. L'amélioration augmentait lentement, mais sensiblement ; la cicatrisation gagnait du terrain, l'induration diminuait, ainsi que l'immobilité.

Cette amélioration continue tout le mois de septembre et la cicatrisation est à peu près complète, dans la première quinzaine d'octobre.

Mais bientôt apparaît un nouveau phénomène : des ampoules de la grosseur d'un petit pois se forment sur les bords et surtout à la pointe de la langue ; arrivées à un certain développement, ces ampoules éclatent, et pendant quelques heures, la portion de langue qu'elles occupaient est le siége des plus vives douleurs.

Les douleurs deviennent plus intenses dans les oreilles où elles sont à peu près permanentes et où elles acquièrent parfois, mais presque inévitablement après chaque repas, une intensité qui est un véritable « supplice. » Le malade est cependant très-résigné et très-courageux ; il ne paraît donc nullement exagérer ses souffrances. Le gonflement de la langue se porte vers la base de l'organe, et rend la déglutition difficile. Néanmoins la cicatrisation se maintient, et l'ulcération profonde de la face inférieure de la langue, notamment, ainsi que le plancher de la bouche sous-jacent, sont, d'après ce qu'écrit le malade, « en très-bon état. » Dans le courant de novembre, plusieurs hémorrhagies ont lieu, dont quelques-unes paraissent avoir été très-sérieuses et ont exigé de la part du médecin de l'établissement, l'application persévérante du perchlorure de fer. Le traitement phéniqué que le malade continuait de son mieux, a été suspendu à la suite de ces hémorrhagies.

Je reçois encore des nouvelles le 11 décembre, au moment de donner le bon à tirer de cette feuille; les hémorrhagies ont encore reparu, mais pas depuis plusieurs jours. La face inférieure de la langue et de la bouche est toujours « en très-bon état, comme avant la maladie; la langue est toujours enflée et dure à droite, un peu enflée à gauche; le milieu forme comme une petite rigole où se trouve une très-petite plaie, par laquelle s'écoulent, de temps en temps, quelques gouttelettes de sang. » Il se forme toujours des ampoules, qui suivent la même marche que précédemment, avec cette différence qu'elles ne font plus souffrir le malade quand elles éclatent. Les douleurs d'oreilles persistent aussi intenses, surtout la nuit, où elles reviennent par crises longues et violentes. Les ganglions sont à peu près dans le même état. Pendant ses hémorrhagies, tous les flacons du malade ont été mêlés et confondus; il me fait demander des instructions que je lui envoie, pour continuer le traitement.

REMARQUES. — Si j'avais rédigé quelques mois plus tard le chapitre de ce travail consacré à la symptomatologie, j'aurais modifié, quoique bien légèrement, ce que j'ai dit des hémorrhagies. Voici, en effet, un cas dans lequel des hémorrhagies, qui paraissent avoir été sérieuses, se sont répétées plusieurs fois, et dont une, la première, a eu lieu en ma présence. Cependant aucune de ces hémorrhagies n'a offert, à aucun moment de sa durée, une abondance qui ait pu faire craindre des conséquences fatales immédiates, comme celles qui sont mentionnées dans les auteurs.

Une autre remarque que le lecteur aura certainement déjà faite à l'occasion de ces hémorrhagies, c'est que la forme de l'affection, chez M. l'abbé X...., est loin d'être celle dans laquelle les hémorrhagies sont signalées comme fréquentes et abondantes. Cette forme appartient à la catégorie qu'on pourrait appeler la catégorie des *langues de bois*, c'est-à-dire au squirrhe par excellence. Nos lecteurs doivent, du reste, être désormais bien fixés sur ce fait, s'ils ont eu la patience de parcourir les observations qui précèdent. Une circonstance assez remarquable, que j'ai apprise, par l'ami de l'abbé X...., qui l'a visité quelque temps après son dernier départ de Paris, c'est que la cicatrisation de la langue était complète, environ quinze jours ou trois semaines au plus, après que l'abbé m'eut quitté; complète, pas tout à fait, cependant; il restait encore une petite ulcération centrale « moins grande qu'une lentille, » et c'est par cette ulcération que les hémorrhagies se sont produites. On remarquera aussi que c'est pendant cette cicatrisation ou peude temps après, que la base de la langue s'est tuméfiée, par cette sorte de balancement sur lequel nous avons insisté.

Outre ces hémorrhagies exceptionnelles, l'épiphénomène saillant, chez M. l'abbé X..., est constitué par ces douleurs auriculaires affreuses, qui ne le quittent ni le jour ni la nuit; je n'ai cependant pas voulu conseiller contre ces douleurs les opiacés et surtout les opiacés à haute dose, car l'appétit et même le sommeil, dans les intervalles des douleurs, sont assez bons. J'ai la conviction que le premier serait en grande partie perdu, si l'on avait administré les opiacés.

J'ai signalé, dans le cours de l'observation de M. X.... la disposition de ses dents, dont la surface horizontale est absolument plane et sur un même niveau, dépourvue, par conséquent, des sinuosités que présente ordinairement la couronne des dents. Je ne sais et je ne vois pas quelle relation peut exister entre une telle disposition du système dentaire et la gravité des maladies organiques de la langue, mais il est au moins curieux que je l'aie constaté quatre fois sur les malades dont je viens de rapporter les observations et toujours dans des cas d'une extrême gravité (obs. 26 et 31).

Quelle a été, en résumé, chez M. X...., le résultat du traitement phéniqué, si fâcheusement interrompu, en partie, par les obligations du malade? Il serait difficile de méconnaître que ce résultat a été avantageux, quand même l'avenir ne lui réserverait rien de plus. Je ne pense pas que personne puisse supposer que l'état de M. X.... serait aujourd'hui meilleur, s'il avait subi, au mois de mai dernier, la terrible amputation décrite ci-dessus. Quant à moi, je suis convaincu qu'à l'heure présente, le pauvre patient en serait à sa dernière récidive, et probablement même aurait cessé d'exister, car la récidive, après une mutilation aussi considérable que celle qu'on lui proposait, c'est à peu près inévitablement une marche rapide vers une issue fatale.

Quel que soit l'avenir réservé à M. X...., il est donc certain qu'il a retiré un précieux bénéfice du traitement phéniqué, et j'espère bien que ce bénéfice ne s'arrêtera pas là, comme je suis convaincu qu'il aurait été plus grand encore, si le malade avait pu suivre le traitement complet d'une manière plus régulière.

TRENTE-HUITIÈME OBSERVATION

M. F., célibataire, âgé d'environ quarante-cinq ans, sans aucun antécédens héréditaire, fumant la pipe, d'une vie très-régulière, mon client depuis plut de dix ans, vient me consulter le 3 avril 1868, pour une affection de la langue qui offre les caractères suivants :

A l'union du tiers antérieur avec le tiers moyen du côté droit, près du bord, je constate un point très-circonscrit, qui paraît avoir la dureté de la pierre; en pressant la langue en divers sens, on s'assure que ce point dur n'est que le sommet d'une induration de 7 à 8 millimètres de diamètre, qui occupe toute l'épaisseur du bord de la langue, moins cependant la muqueuse. Celle-ci, même sur la partie qui recouvre l'ulcération, a l'aspect tout à fait sain et l'induration ne paraît pas l'intéresser. Il n'existe de douleur ni spontanément ni pendant la mastication. Les ganglions lymphatiques n'ont aucun développement anormal ; seulement le malade a éprouvé dans la région où ils se trouvent une petite gêne, qui a été une des causes qui l'ont décidé à me demander des conseils.

Le premier phénomène que le malade ait ressenti, est une sensation douloureuse, une sorte de cuisson en mangeant du fromage ; cette sensation s'étant renouvelée plusieurs fois, le malade cessa de faire usage de cet aliment; il fait remonter à huit ou neuf mois le moment où il éprouva la première sensation. Ayant examiné avec soin, à quelque temps de là, le point où il éprouvait surtout cette sensation, il y aperçut une saillie très-petite, qu'il compare à une pointe d'épingle. Il ne constata pas autre chose ; plus tard, il sentit une légère dureté, et c'est alors qu'il vint me voir. Le malade n'ayant jamais eu aucune apparence d'accidents syphilitiques, je le soumets immédiatement à la médication phéniquée.

Il ne put suivre le traitement extérieur que pendant neuf jours, entraîné par des affaires impérieuses; mais déjà il avait éprouvé une légère amélioration. Au bout de deux mois, il y eut une rétrogradation, et le malade revint me voir, le 9 juillet; il suivit exactement le traitement jusqu'en octobre. Les pulvérisations combinées avec des cautérisations légères à l'acide phénique, ont fait tomber l'épiderme qui s'est comme émietté peu à peu, et avait entièrement disparu, le 9 août; on a pu voir ce jour-là, la surface sous-épidermique d'apparence saine, mais donnant encore au doigt une sensation de résistance inaccoutumée. Cette sensation persiste encore en s'affaiblissant, après que l'épithélium s'est reformé; on la sent, jusque vers le milieu de septembre. Depuis que le malade a suspendu le traitement, on a encore senti deux ou trois fois une imperceptible résistance, quand on presse le bord de la langue entre le pouce et l'index; quelques pulvérisations phéniquées en font justice et, au moment où ces lignes s'impriment, aucune nouvelle apparence morbide ne s'est manifestée.

REMARQUES. — On ne saurait faire de longues remarques sur ce fait qui, de même que tous ceux où les maladies organiques sont prises au début, peut laisser du doute dans l'esprit, quant au diagnostic. Pour moi, ce diagnostic ne saurait être douteux : une maladie dont les premiers symptômes remontent à neuf mois, qui continue sa marche lentement, mais sans relâche, chez un malade exempt de tout antécédent syphilitique, — ce dont j'ai l'entière certitude, — cette maladie est une affection organique de la langue ; maintenant fallait-il, suivant les injonctions de M. Lebert (auquel lui-même n'obéit pas), enlever une portion de l'induration pour y rechercher les cellules hétéromorphes ou les cellules homœomorphes ? Je pense que tous les cliniciens jugeront inutile une réponse à cette question, d'autant plus inutile, que hétéromorphe ou homœomorphe, les moyens à diriger contre la cellule auraient été les mêmes, et qu'ils auraient été les mêmes encore, quand bien même on n'eût trouvé aucune cellule anormale, ce qui aurait bien pu arriver, à un degré aussi peu avancé de la maladie. En résumé, le cas de M. F... nous semble être un exemple de guérison rapide d'affection organique commençante, un exemple précieux pour les malades qui voudront le suivre, et qui préviendront souvent, ainsi, un développement morbide trop souvent réfractaire à toutes les ressources actuelles de la thérapeutique.

TRENTE-NEUVIÈME OBSERVATION

M. St..., âgé de trente-cinq ans environ, négociant à Constantinople, ne fumant pas, n'ayant pas d'antécédents héréditaires ni syphilitiques, vient me consulter, le 5 octobre 1868, pour une maladie de la langue, sur laquelle il me donne les renseignements suivants :

Depuis environ un an, il éprouvait souvent sur la langue des picotements et un sentiment de brûlure ; cette sensation se manifestait surtout, lorsque M. St... mangeait certains aliments, et, notamment des fraises ; d'autres aliments, au contraire, le calmaient, tels que le cédrat et l'ananas ; les mets acides et épicés donnaient assez d'acuité à ses douleurs, pour que le malade ait été obligé de changer tout son régime ; une circonstance que le malade dit avoir constatée maintes et maintes fois, c'est que toutes les fois que le baromètre monte, il souffre, tandis que les douleurs s'apaisent, quand le baromètre descend.

Son médecin et ami, le docteur Cousowictz, un des praticiens les plus répandus de Constantinople, qui a souvent examiné la langue de M. St... l'a plusieurs fois cautérisée avec le nitrate d'argent fondu et le sulfate de cuivre, mais sans aucun résultat avantageux ; il a essayé, sans plus de succès, le chlorate de potasse, et divers gargarismes et lotions, notamment au borate de soude, au sublimé, etc.

Le 5 octobre 1868, M. St... se présente à ma consultation, et je constate l'état suivant :

La langue est volumineuse, et lorsque le malade la sort, on remarque des fendillements en divers sens, des enfoncements rayonnés, et des papilles grossies et saillantes; la saillie de quelques-unes allait jusqu'à trois millimètres passés. Sur presque toute sa moitié droite, la langue offre un aspect blanchâtre, comme produite par un enduit léger, analogue à celui du blanc de rosier; dans cette surface, il y a des plaques, plus enfoncées, rouges, comme si l'enduit blanchâtre et l'épithélium y avaient été enlevés; dans ces surfaces, la muqueuse est comme à vif, quoique nullement saignante. Au toucher, le côté droit de la langue offre une légère dureté, mais seulement dans sa partie la plus superficielle, comme si l'épithélium seulement était épaissi ; on sent qu'au-dessous de cette mince couche, le tissu de la langue est très-souple; mais pendant qu'on la presse, la forme que prennent les fendillements fait songer involontairement à certaines écorces d'arbres malades, et à certaines autres écorces qui ont normalement des formes analogues, telles que l'orme galeux et le chêne-liége.

Depuis le jour de sa première visite jusqu'au 10 novembre, c'est-à-dire pendant plus d'un mois, M. St... est soumis deux fois par jour aux douches pulvérisées, et quelquefois à de très-légères cautérisations phéniquées, à des applications de poudre phéniquée hydrargyrique et à l'usage du sirop phéniqué et des capsules phéniquées fondantes, à l'intérieur.

Dès le huitième jour du traitement, l'aspect blanchâtre parasitaire de la langue s'était déjà considérablement modifié ; les parties rouges, comme à vif, avaient repris le niveau de la muqueuse environnante ; les douleurs et les picotements étaient moindres.

Cette amélioration marcha, à peu près sans interruption, et le 10 novembre, l'état normal était, depuis plusieurs jours déjà, à peu près complètement rétabli, assez bien rétabli, pour que nous ne vissions aucun inconvénient à ce que M. St... retournât à Constantinople, où l'appelaient ses affaires.

Remarques. — Ma prétention, on le suppose bien, n'est pas de donner comme un exemple de guérison de maladie organique, l'observation de M. St.... L'art du diagnostic n'est malheureusement pas assez avancé, pour que nous puissions affirmer, d'une manière positive, nous ne dirons pas quelle était la *nature*, mais quelle était l'espèce à laquelle appartenait la maladie de M. St.... Ce que nous pouvons dire, c'est qu'elle avait, à nos yeux, un tel caractère, qu'il y avait une certaine importance à ne pas la négliger. Comme le malade était de cet avis, et qu'il se préoccupait même de son état, peut-être plus que de raison, je profitai de sa disposition d'esprit pour m'éclairer de l'avis de quelques confrères distingués, et j'engageai M. St.... à consulter, isolément, M. le docteur Panas, M. Barth et M. A. Richard. J'eus seulement le tort de songer à cela un peu tard, et lorsque l'état de M. St.... était déjà très-notablement modifié; l'espèce d'enduit blanchâtre avait disparu, ainsi que les plaques rouges où la muqueuse était enfoncée; il ne restait qu'un développement papillaire, assez prononcé en quelques points, et les fendillements qui eux-mêmes étaient modifiés.

Tous ces honorables confrères assurèrent à M. St.... que son affection, si même c'en était une, n'avait aucune importance, et qu'il ne fallait ni s'en préoccuper, ni même s'en occuper. Cependant, M. A. Richard émit l'avis que l'affection était sous la dépendance d'un état anormal des voies gastriques, et M. Barth prescrivit des pastilles soufrées; ce qui semble indiquer que, dans son esprit, M. St... était sous l'influence d'une disposition herpétique. Nous croyons que ces honorables confrères avaient parfaitement raison; seulement, nous ajoutons que, pour nous, herpétisme ou état gastrique, autrefois état saburral, signifie, soit disposition au parasitisme, soit parasitisme commençant; et nous avons la conviction que, chez M. St..., le parasitisme était déjà commencé. Notre opinion est donc que de pareils états méritent toute l'attention des malades et des

médecins, car nous croyons que, lorsqu'on les combattra avec énergie et persévérance, on empêchera un bon nombre de maladies organiques, sinon toutes, d'arriver à un état incurable. Aussi, dans la
consultation que, sur sa demande, je donnai à M. St..., au moment
de son départ, insistai-je pour que le traitement fût continué pendant quelque temps, à titre de précaution, et même repris énergiquement, en cas de récidive. J'ai omis de dire que mon très-distingué
confrère, M. A. Richard, avait lui-même prévu, dans sa consultation,
la possibilité et même la probabilité des récidives, preuve qu'il considérait l'état de M. St... comme tenant à une altération au moins
opiniâtre, sinon profonde. Il serait, du reste, difficile de ne pas partager cette opinion, quand on voit que, malgré leur peu d'importance,
anatomiquement parlant, les lésions constatées chez M. St... n'en
duraient pas moins depuis un an. Quelle que fût leur peu de gravité,
on trouvera sans doute qu'un traitement qui en a triomphé en un
mois, ne saurait être un traitement inactif.

Nous avons observé chez M. St... une de ces bizarreries que nous
avons signalées dans nos généralités, touchant l'action irritante de
certaines substances qui, pour l'immense majorité des individus, sont
absolument indifférentes. C'est ainsi que les fraises excitaient les
picotements, tandis que le cédrat et l'ananas les calmaient; jusqu'à
présent, nous avons considéré ces bizarreries comme des idio-syn-
chrasies nerveuses; mais il serait très-possible qu'elles tinsent
à une action de ces substances sur des microzoaires ou des mycro-
phytes; l'avenir nous réserve probablement de grandes révélations,
sous ce rapport.

FORMULAIRE PARASITICIDE SPÉCIAL

N° 1. — Solution parasiticide phéniquée normale

Pr.   Acide phénique pur, blanc, cristallisé.   5 parties
      Alcool à 90° cent.   10   —
      Eau distillée.   100   —

On verse, d'abord, l'acide phénique dans l'alcool, afin qu'il se dissolve parfaitement, et l'on verse ensuite la solution alcoolique dans l'eau, en agitant un peu. Si l'on dissolvait l'acide directement dans l'eau, une partie pourrait rester en suspension, et s'attacher aux parois du vase. Il en résulterait non-seulement que la solution serait imparfaite, mais que les particules non dissoutes déposées sur la langue et, en général, sur la muqueuse buccale, par la pulvérisation, agiraient comme caustique.

M. A.— Pure ou additionnée d'eau, cette solution sert aux pulvérisations, aux lotions et aux pansements des indurations et plaies cancéreuses, et des plaies en général.

N° 2. — Solution parasiticide phéniquée caustique

Pr.   Acide phénique. ⎱
      Alcool à 90°. . ⎰ aa parties égales.

Mêlez.

M. A. — Cette solution sert à cautériser les surfaces qu'on veut modifier et sur lesquelles les douches pulvérisées, les lotions et les pansements n'agissent pas avec une suffisante énergie. Dans les ulcères cancéreux, syphilitiques invétérés, l'emploi de ces cautérisations est souvent indispensable. Pour les pratiquer, on trempe dans la solution un pinceau en martre, qu'on passe sur la plaie, une ou plusieurs fois, suivant qu'on veut produire une cautérisation plus ou moins complète. Cette cautérisation ne pénètre, du reste, jamais très-profondément, et elle a l'inappréciable avantage de ne pas pousser à la suppuration, tout au contraire. Pour ne cautériser exactement que l'étendue voulue, il faut avoir soin de ne pas trop imbiber le pinceau, parce que le liquide a une grande tendance à s'étendre en surface.

No 3. — Poudre parasiticide phéniquée hydrargyrique

Pr.	Acide phénique pur, blanc et cristallisé.	5 parties
	Calomel	2 —
	Poudre de guaco.	4 —
	Poudre de sucre ou d'amidon. . . .	10 —

Mêlez intimement.

M. A. — En applications avec un pinceau fin, sur les productions parasitaires blanchâtres de la langue, et en général sur toutes les efflorescences des muqueuses et de la peau. Pour les applications sur la langue, on choisit la poudre au sucre, et pour les autres muqueuses et la peau, la poudre à l'amidon.

No 4. — Poudre sédative

Pr.	Iodoforme . . .	5 parties
	Poudre de guaco.	5 —
	Sucre.	10 —

Pulvérisez finement l'iodoforme dans un mortier, et mêlez intimement au guaco et au sucre.

M. A. — En applications avec un pinceau fin, humide, sur les plaies ou surfaces trop sensibles pour supporter immédiatement les pansements ordinaires, qui sont toujours plus ou moins excitants. La poudre au sucre est réservée pour les applications sur la langue.

No 5. — Autre

Pr.	Bromure de potassium.	5 parties
	Poudre de guaco. . .	5 —
	Sucre d'amidon.	10 —

No 6. — Glycérolé parasiticide iodo-phéniqué, caustique

Pr.	Teinture d'iode.	2
	Acide phénique pur, blanc et cristallisé.	2
	Glycérine pure	10

Agitez, pour que l'acide phénique ne surnage pas; et renouveller l'agitation chaque fois qu'on s'en servira.

M. A. — En applications légères sur la langue avec un pinceau, après les pulvérisations, quand les cautérisations, même légères, à l'acide phénique pur ou à la solution phéniquée caustique sont très-douloureuses.

Ce caustique est excellent contre le lupus, et supérieur à la teinture d'iode qui est, cependant, elle-même d'une grande utilité dans cette maladie. Les cautérisations au glycérolé iodo-phéniqué ont le très-grand avantage de ne pas laisser de traces; ce caustique est, pour ce motif, préférable à tous les autres, dans tous les cas d'ulcères cutanés. — Ce caustique mêlé à l'eau, dans la proportion de 2 à 5 p. 100, donne un liquide qui forme la meilleure injection que je connaisse contre la vaginite chronique. Cette injection peut même être employée contre la blennorrhagie, mais avec beaucoup de précaution, parce qu'elle est presque aussi douloureuse que celle au nitrate d'argent; seulement, elle est beaucoup plus efficace, et n'occasionne jamais de rétrécissements.

N° 7. — Glycérolé parasiticide phéno-albumineux.

Pr.   Acide phénique pur, blanc, cristallisé. 20 grammes
      Glycérine. . . . . 50 —
      Jaunes d'œufs bien frais . . . . . 50 —

Battez parfaitement les jaunes d'œufs et la glycérine, et ajoutez après l'acide phénique, qu'on battra également assez pour rendre le mélange intime.

M. A. — Pour pansements des plaies cancéreuses et même de toutes les plaies en général. Ce glycérolé a l'avantage de tempérer l'action de l'acide phénique, mais en même temps de la prolonger beaucoup, ce qui est un avantage considérable, en ce qu'on peut rendre les pansements moins fréquents.

N° 8. — Liniment parasiticide oléo-calcaire phéniqué.

Pr.   Liniment oléo-calcaire ordinaire . . 100 grammes
      Acide phénique pur, blanc, cristallisé. 2.50 —

Mêlez intimement.

M. A. — Ce liniment est extrêmement précieux pour le pansement des plaies par occlusion. Tout le monde apprécie, aujourd'hui, les avantages des pansements rares ou très-rares dans les plaies; mais quelque soin qu'on prenne pour empêcher l'accès de l'air, il arrive souvent que la fermentation putride s'y développe, et oblige à renouveler les pansements. Avec l'usage du liniment oléo-calcaire phéniqué, cet inconvénient est supprimé; il suffit d'arroser, de temps en temps, les appareils de pansement, sans les déranger, avec du liniment n° 8, pour empêcher tout mouvement de putréfaction, et pour continuer pour ainsi dire indéfiniment l'occlusion, si on le juge nécessaire. Les pansements avec ce liniment appliqué aux brûlures donnent des résultats vraiment merveilleux.

N° 9. — Sirop curatif parasiticide phéniqué simple

Pr.   Acide phénique pur, blanc, cristallisé.   1 gramme
        Sirop de sucre. . . . . 200 —

Mêlez.

M. A. — Une cuillerée à bouche toutes les trois ou quatre heures, dans la journée. Dans les cas graves, où l'on peut être pressé d'agir très-énergiquement, on peut doubler la dose; mais il ne faut augmenter la dose qu'en augmentant le nombre des cuillerées; si on augmentait la proportion de l'acide dans le sirop, on produirait presque inévitablement une céphalalgie spéciale qui obligerait à suspendre le médicament.

Ce sirop n'est pas seulement utile dans les affections cancéreuses; il trouve son indication dans toutes les maladies dartreuses, ainsi que le suivant.

N° 10. — Sirop curatif parasiticide phéniqué composé

Pr.   Acide phénique pur, blanc, cristallisé.   1 gramme
        Arséniate de soude. , ...   6 centigr.
        Sirop de sucre. . . . . 200 grammes

Mêlez.

M. A. — Mêmes indications que le précédent, avec lequel on le fait alterner, quand le traitement dure longtemps, ou lorsque l'amélioration tarde à se manifester. Il est préférable de faire prendre ce sirop pendant les repas.

N° 11. — Autre

Pr.   Acide phénique pur, blanc, cristallisé.   1 gramme
        Bichlorure de mercure. . . . . . 15 centigr.
        Sirop de sucre. . . . . 250 grammes

M. A. — Pour alterner avec le précédent, en cas de non amélioration, ou d'emblée, quand on peut supposer une influence syphilitique. Il est, du reste, utile, dans les cas de cancer, comme dans tous les cas de parasitisme, de varier les médications parasiticides.

Nº 12. — **Capsules parasiticides phéniquées fondantes.**

Pr.   Acide phénique pur, blanc, cristallisé.   1 gramme
       Éther ou Naphte d'Orient.   100   —

Agitez et faites, selon l'art, 150 capsules.

M. A. — De trois à six par jour, soit concurremment, soit alternativement avec l'un des sirops précédents. L'amélioration nous a souvent paru
prendre une marche très-favorable sous l'influence de ces capsules, dont
nous avons également obtenu de bons résultats dans les maladies dartreuses de la peau.

Nº 13. — **Sirop d'iodure d'amidon blanc**

Pr.   Teinture d'iode. 1.50
       Eau d'amidon.   100
       Sucre q. s. pour faire un sirop.

M. A. — Cette préparation est indiquée toutes les fois que la maladie
organique existe sur des tempéraments lymphatiques et à plus forte
raison scrofuleux. Mais on peut l'essayer, aussi, parfois avec avantage,
lorsque cette complication n'existe pas. On sait que l'iode seul est déjà
un parasiticide assez puissant. Il est inutile d'ajouter que ce sirop trouve
son emploi dans tous les cas où les iodiques sont indiqués. Ce sirop ne
peut nullement être comparé au sirop que l'on prépare avec l'iodure violet
ou noir, lequel a une saveur d'iode insupportable, et qui, de plus, a le
grave inconvénient de ne pouvoir être toléré par l'estomac, dont il trou-
blerait sérieusement les fonctions, si l'on en prolongeait l'usage. Il sera
donc indispensable, quand on croira devoir prescrire cette préparation, de
désigner le sirop d'iodure d'amidon *blanc*.

Nº 14. — **Sirop de café vert fraxiné de Séverin.**

Chaque cuillerée de ce sirop représente, d'après l'auteur, la macération
de 3 à 6 grammes de café moka, dans l'eau distillée, et de 3 grammes de
décoction de feuilles de frêne mâle cueillies en automne, plus 3 centig.
d'acide phénique.

Ce sirop, destiné spécialement à combattre la goutte, nous réussit comme
dépuratif diurétique.

Nº 15. — **Purgatif salin naturel de Loeches**

M. A. — Ce purgatif étant formé naturellement ne peut être préparé.

Il a l'avantage de pouvoir être pris à toutes les doses, sans jamais occasionner de coliques. Une cuillerée à bouche suffit souvent, mais on peut en prendre autant qu'on veut, sans le moindre inconvénient. Trois cuillerées sont la dose ordinaire pour un adulte.

Nᵒ 16. — Liqueur sédative au valérianate d'ammoniaque

Pr.   Valérianate d'ammoniaque.   4 grammes
        Eau distillée.   125   —

Mêlez.

Une cuillerée à bouche toutes les deux, trois ou quatre heures, contre les accidents nerveux, et même l'insomnie, dans les cas d'affections organiques.

N. B. — Nous préférons de beaucoup, cependant, à la solution préparée avec le valérianate isolé, à l'état de sel cristallisé, celle formée par la distillation, après longue macération d'eau ammoniacale sur de la racine de valériane fraîche.

Nᵒ 17. — Sirop parasiticide dépuratif

Pr.   Arséniate de soude 0.15
        Bicarbonate de soude. . . .   10 »
        Acide phénique.   2   »
        Sirop dépuratif du Codex . .   500 »

Mêlez.

M. A. — Dans le traitement des affections cancéreuses, il est parfois avantageux de prescrire ce sirop alternativement avec les précédents. Il est bon de le prescrire pendant longtemps après qu'on a obtenu la cure d'une maladie organique. Dans tous les cas où le sirop dépuratif ordinaire est indiqué, celui-ci est plus actif et, par conséquent, préférable. On le prend à la dose de une à trois cuillerées par jour.

Nᵒ 18. — Parasiticide volatil phéniqué

Pr.   Acide phénique. . . . .   5 gram.
        Éther acétique rectifié   100   —

Mêlez.

M. A. — Verser dans un flacon de guyton de morveau, qu'on place dans la chambre des malades atteints de plaies cancéreuses ou autres, et dans les appartements des personnes bien portantes, en temps d'épidémie.

No 19. — **Parasiticide hygiénique phéniqué**

Pr. Vinaigre aromatique. . . . 500
   Acide phénique. . . . . . 5.

Mêlez.

M. A. — Environ une cuillerée à café dans 500 grammes d'eau, pour la toilette.

No 20. — **Sirop anti-périodique.**

Pr. Picrate d'ammoniaque. 0 25
  Sirop simple à l'eau distillée. . . . . . 250 »

Mêlez.

M. A. — M. E. Rousseau, dont j'ai déjà eu l'occasion de citer avantageusement le nom, et qui n'est pas seulement un fabricant de produits chimiques, mais un physiologiste des plus distingués, a expérimenté avec avantage le picrate d'ammoniaque comme succédané du sulfate de quinine dans les fièvres intermittentes. Mais j'ai constaté que ses propriétés étaient bien plus étendues, et j'en ai obtenu des résultats avantageux, dans tous les accidents nerveux qui peuvent compliquer les maladies organiques, surtout quand ces accidents revêtent la forme intermittente; je l'ai employé aussi avec succès dans quelques cas d'épilepsie; et, enfin, c'est un des meilleurs apéritifs que je connaisse. Il faut seulement en surveiller l'emploi, parce qu'il a quelquefois l'inconvénient de donner une teinte jaune à la peau.

No 21. — **Eau hémostatique de Faucou**

Benjoin. . . . , . . , ... 250 grammes
Copeaux frais de sapin. . . . . 500 —
Alcool à 90°. . . . . 250 —
Eau. . . . . 5.000 —

Laissez macérer pendant douze heures à une douce température; faites bouillir ensuite pendant trois heures, en agitant sans cesse, et remplaçant l'eau évaporée par de l'eau bouillante; filtrez à chaud; laissez refroidir, et filtrez de nouveau à froid; ajoutez :

Solution parasiticide phéniquée normale. 250 grammes

Et mettez en flacons bien bouchés.

M. A. — Quand l'application de bourdonnets de charpie sèche ne suffit pas pour arrêter les hémorrhagies de la langue, les bourdonnets imbibés de cette eau arrêtent ordinairement l'écoulement sanguin, à peu près aussi bien que le perchlorure de fer; et l'eau a sur ce dernier l'avantage d'agir favorablement sur les plaies, et de pouvoir être renouvelée indéfiniment sans aucun inconvénient; il suffit d'en arroser les pièces de pansement sans déranger celles-ci. Cette eau n'est, du reste, qu'une heureuse modification et combinaison de celles de Brocchieri et de Pagliari.

N° 22. — **Bain parasiticide**

Arséniate de soude.	2 grammes
Carbonate de soude cristallisé . . . :	150 —
Acide phénique	100 —
Eau . . . . , ...	200 litres

On dissout successivement les substances dans le bain, en commençant par le carbonate, et ajoutant l'arséniate, puis l'acide phénique.

M. A. — Il faut rester dans le bain le plus longtemps possible, et par conséquent, ne pas mettre toute l'eau d'abord; on en conserve une partie que l'on tient très-chaude afin de maintenir la température du bain, en la versant par fractions. — Ce bain n'a pas seulement de l'utilité contre les affections organiques et cutanées parasitaires; il produit de bons effets dans les cas de rhumatismes, de diathèses paludiques, et en général, de toutes les cachexies.

TABLE DES MATIÈRES